国家卫生和计划生育委员会"十二五"规划教材

全国高等医药教材建设研究会"十二五"规划教材

全国高等学校教材

供卫生检验与检疫专业用

空气理化检验

第2版

主　编　吕昌银

副主编　李　珊　刘　萍　王素华

编　者　(以姓氏笔画为序)

王素华(包头医学院)　　　　吕　毅(吉林大学)

吕昌银(南华大学)　　　　　刘　萍(山东大学)

李　珊(河北医科大学)　　　杨胜园(南华大学)

肖　虹(重庆医科大学)　　　何作顺(大理学院)

余　静(南京医科大学)　　　邹晓莉(四川大学)

周之荣(广东药学院)　　　　原福胜(山西医科大学)

黄明元(广东医学院)　　　　梅素容(华中科技大学)

常　薇(武汉科技大学)

秘　书　杨胜园(兼)

人民卫生出版社

图书在版编目（CIP）数据

空气理化检验/吕昌银主编. —2 版. —北京：人民卫生出版社，2014

ISBN 978-7-117-20000-4

Ⅰ.①空⋯　Ⅱ.①吕⋯　Ⅲ.①空气-检验-高等学校-教材　Ⅳ. ①R122.1

中国版本图书馆 CIP 数据核字（2014）第 266209 号

| 人卫社官网　www. pmph. com | 出版物查询,在线购书 |
| 人卫医学网　www. ipmph. com | 医学考试辅导,医学数据库服务,医学教育资源,大众健康资讯 |

空气理化检验

第 2 版

主　　编：吕昌银

出版发行：人民卫生出版社 （中继线 010-59780011）

地　　址：北京市朝阳区潘家园南里 19 号

邮　　编：100021

E - mail：pmph @ pmph. com

购书热线：010-59787592　010-59787584　010-65264830

印　　刷：北京铭成印刷有限公司

经　　销：新华书店

开　　本：787×1092　1/16　　印张：18

字　　数：449 千字

版　　次：2006 年 7 月第 1 版　2014 年 12 月第 2 版
　　　　　2023 年 8 月第 2 版第 11 次印刷（总第 16 次印刷）

标准书号：ISBN 978-7-117-20000-4/R·20001

定　　价：31.00 元

打击盗版举报电话：010-59787491　E-mail：WQ @ pmph. com
（凡属印装质量问题请与本社市场营销中心联系退换）

全国高等学校卫生检验与检疫专业
第2轮规划教材出版说明

为了进一步促进卫生检验与检疫专业的人才培养和学科建设,以适应我国公共卫生建设和公共卫生人才培养的需要,全国高等医药教材建设研究会于2013年开始启动卫生检验与检疫专业教材的第2版编写工作。

2012年,教育部新专业目录规定卫生检验与检疫专业独立设置,标志着该专业的发展进入了一个崭新阶段。第2版卫生检验与检疫专业教材由国内近20所开办该专业的医药卫生院校的一线专家参加编写。本套教材在以卫生检验与检疫专业(四年制,理学学位)本科生为读者的基础上,立足于本专业的培养目标和需求,把握教材内容的广度与深度,既考虑到知识的传承和衔接,又根据实际情况在上一版的基础上加入最新进展,增加新的科目,体现了"三基、五性、三特定"的教材编写基本原则,符合国家"十二五"规划对于卫生检验与检疫人才的要求,不仅注重理论知识的学习,更注重培养学生的独立思考能力、创新能力和实践能力,有助于学生认识并解决学习和工作中的实际问题。

该套教材共18种,其中修订12种(更名3种:卫生检疫学、临床检验学基础、实验室安全与管理),新增6种(仪器分析、仪器分析实验、卫生检验检疫实验教程:卫生理化检验分册/卫生微生物检验分册、化妆品检验与安全性评价、分析化学学习指导与习题集),全套教材于2015年春季出版。

全国高等学校卫生检验与检疫专业
第2轮规划教材目录

前　言

空气理化检验是人们获取化学性、物理性空气污染物质的种类、迁移、演化和组成信息的重要平台。与其他理化检验课程相比较，由于空气、空气污染物的不同特征，空气理化检验形成了独特而完整的采样、检测理论和技术。

空气理化检验是卫生检验与检疫专业重要的专业课程，2006年出版了《空气理化检验》（第1版）规划教材，在高等学校人才培养过程中发挥了重要作用。近年来，PM$_{2.5}$和雾霾等区域性空气污染现象的不时发生，促使社会广泛认识到空气理化检验工作的重要性，推动了该学科快速发展。我国发布了GB3095-2012环境空气质量标准，制定了一批新的检测标准方法，规范了PM$_{2.5}$等空气污染物的命名和检验检测技术；2013年，我国又修订了工作场所空气中260种有毒物质的测定标准方法。空气理化检验领域形成了一批新成果，同时对教材建设也提出了更高的要求。2013年11月，全国高等医药教材建设研究会、人民卫生出版社在成都召开了"全国高等学校卫生检验与检疫专业规划教材第2轮修订论证会议"，确定按照"三基五性三特定"的原则，修订、编著《空气理化检验》（第2版）等规划教材。

本次修订对教材结构进行了重大调整，并行编著了理论教学和实验教学两种教材。理论教材中删除了实验教学内容，加强了采样、检验方法学的篇幅，突出了理论教材的独立地位；实验教学内容中编入了理化检验实验教材。

新编教材吸纳了近年来的新进展、新技术和发展新动态。在空气污染指数的基础上，增加了空气质量指数内容。加强了PM$_{2.5}$、霾等空气污染物的检测方法学内容，增加了颗粒物中水溶性离子和金属物质的检测方法。跟踪国家职业卫生标准GBZ/T160的最新修订进展，增加了工作场所空气有毒物质的检测种类和方法。在样品采集的章节中，按照HJ/T194的规范要求，加强了采样方法的系统性和理论性阐述，增加了民用建筑工程室内空气的采样内容。在有别于快速检测的前提下，增设了自动化采样方法；增加了物理指标换气率的测定内容。在质量保证方面，突出了国际相关组织和我国对标准物质的管理技术；提升了标准物质量值溯源性和测量不确定度的知识层面。

本教材形成了自身的鲜明特点。坚持以污染物质的存在状态为导向，叙述了气态和气溶胶状态空气污染物的采样理论和技术；坚持以空气污染物的种类为导向，以国家检验标准方法为主线，吸收新理论、新方法和新技术，比较全面地介绍了空气污染物质的光谱学、色谱学和化学等理化检验理论和方法，涵盖了空气物理性指标、无机污染物、有机污染物的检测方法，囊括了采样、前处理、检测分析、数据处理和结果评价等全过程；加强了教材的系统性和可读性。

来自全国14所高等院校的教师参加了编写工作，同时，四川大学、山东大学、河北医科大学、广东药学院和各编写单位给予了大力支持。在此一并表示衷心感谢！

限于我们的学识水平，书中难免存在不足之处，敬请批评指正。

吕昌银

2014年10月

目 录

第一章　空气理化检验概论

空气理化检验(physical and chemical analysis for air)是一门以保护人群健康为目的,应用现代理化科学技术,研究空气污染物(air pollutant)采样和理化检验的原理、方法和技术的科学。它所涉及的空气包括环境空气(ambient air)、工作场所空气(workplace air)、公共场所空气(public place air)和室内空气(indoor air)。空气(air)是人类生存的重要物质条件,空气质量直接影响人体健康和生命安全。空气物理性质的改变、污染物的进入,都可能导致空气质量下降,危害人体健康,影响生态环境。在空气理化检验工作中,人们应用检验标准方法检测空气的物理因素指标和污染物含量,对照空气质量卫生标准(hygienic standard),了解空气状况,分析、评价空气质量,为卫生监督提供科学依据。

第一节　空气理化检验的基本任务和内容

一、空气理化检验的意义

近年来,随着能源消耗的大量增加,空气污染物排放总量增加,区域性空气污染严重。2013 年全国平均霾日数达到了 35.9 天,比 2012 年增加 18.3 天,一些地区的雾霾日数达到50～100 天。我国环境空气污染(air pollution)程度加重,污染特征显著变化,因此加强空气污染物的检测,对社会有效控制空气污染具有重要意义。目前,人类面临的环境问题中大部分都与空气质量有关,世界卫生组织(World Health Organization,WHO)对全球空气质量进行监测,空气理化检验是这一工作的重要组成部分,是判断特定范围内空气质量的重要手段,是实施国家空气质量卫生标准的必要措施,具有三个方面的重要意义:

1. 防止空气污染导致的急性中毒、慢性危害和远期作用　通过开展理化检验工作,人们可以了解空气中有毒有害物质的种类、数量和来源,指导人们控制空气污染,防止空气毒物中毒和慢性危害,保障人群健康。特别是在一些突发事件中,空气理化检验是查明化学物质中毒的主要手段,对拟订抢救方案具有重要指导作用。

2. 评价空气质量状况、评价空气污染控制和管理效果　开展空气理化检验工作,能有效监测室内外和特定环境空气中污染物的种类和浓度,判断空气污染的程度、范围、规律和废气排放的情况;根据有关卫生标准对空气质量进行评价,对污染源排放和净化装置情况进行评价。由于室内空气污染(indoor air pollution)日趋严重,加强室内空气理化检验对保护人体健康具有更加广泛和直接的意义。

3. 为保护人体健康、治理空气污染提供科学依据　根据暴露-反应关系,通过长期监测空气污染物的浓度,人们可以预测空气中有毒有害物质对接触人群健康的影响,预报其对生态系统的影响,为预防和治理空气污染积累资料;应用空气理化检验的综合资料,为制订和修订空气质量卫生标准,为城镇和工矿企业建设的合理布局,为制订废气治理方案以及保护人体健康提供科学依据。

二、空气理化检验的基本任务和分类

空气理化检验的主要任务是应用理化检验手段,查明空气中有毒有害物质的来源、种类、数量、迁移、转化和消长规律,为消除空气污染,改善空气质量,保护人群健康提供科学依据。

根据检验对象的不同,空气理化检验可以分为环境空气质量检验、室内空气和公共场所空气质量检验、工作场所空气质量检验。

1. 环境空气质量检验　环境空气质量检验主要研究环境空气中污染物的组成、浓度变化及其迁移规律。2013 年,依据《环境空气质量标准(GB 3095-2012)》新标准第一阶段的要求,我国对 74 个城市的环境空气质量进行了监测,检测了 SO_2、NO_2、PM_{10}、$PM_{2.5}$ 年均值,检测了 CO 日均值和 O_3 日最大 8 小时均值。结果发现,74 个城市中只有 3 个城市空气质量达到标准要求,95.9% 的城市空气质量未达标;其中,$PM_{2.5}$ 年平均浓度为 $72\mu g/m^3$,是环境空气功能区质量要求二级浓度限值($35\mu g/m^3$)的 2.05 倍,一级浓度限值($15\mu g/m^3$)的 4.8 倍。2013 年,京津冀区域 13 个地级及以上城市空气质量未达标的天数为 62.5%;其中,以 $PM_{2.5}$ 为首要污染物的天数最多,占了 66.6%,以 PM_{10} 为首要污染物的天数占了 25.2%。

大气污染物的卫生检测结果引发了人们对 $PM_{2.5}$、PM_{10} 等空气污染物的高度关注,推动社会以降低 $PM_{2.5}$ 污染为主要目标,大力开展空气污染防治的环境保护工作,加强了对空气质量的监测。随着工业化和城镇化的快速发展,能源消耗迅速增加,空气污染物排放总量随之增大,环境空气质量检验的任务将越来越重要。

2. 室内空气和公共场所空气质量检验　室内空气和公共场所空气质量检验是通过检验某一特定的房间或场所内空气污染物的种类、水平和变化规律,分别以室内空气质量标准 GB/T 18883-2002、"公共场所通用卫生要求"为评价依据,评价污染物浓度是否超过国家卫生标准要求。

人们大部分时间是在室内度过的,老、弱、病、幼、孕在室内的时间更长,室内空气质量的优劣直接影响着人们的身体健康。许多空气污染问题都与室内空气污染有关。在现代居室和公共建筑物中,现代矿物建筑材料可能产生辐射,装饰材料可能长期散发有机污染物,加之现代房屋门窗密封程度高,人们大量使用空调设备,导致室内通风换气次数减少,新风量严重不足,室内空气污染物不断积累,因此,与室外空气污染相比,室内空气污染对人体的危害更大。2014 年,对北京、广州和南京等地进行抽样检测发现,室内空气污染程度比室外严重 2~3 倍;新装修住宅的空气质量严重超标,其中甲醛和总挥发性有机化合物(total volatile organic compounds,TVOC)平均超标率高达 70% 以上;室内空气污染物种类有 300 多种,其中 68% 的污染物可导致人体疾病,有 20 多种可致癌。我国室内空气和公共场所空气的理化检验工作任务越来越繁重。

20 世纪 80 年代以来,我国开始了室内空气理化检验工作,经历了两个阶段。第一个阶段主要检测燃料燃烧产生的室内空气污染物。结果表明,我国燃煤家庭室内空气污染严重,已对人体健康构成危害。第二阶段始于 2000 年,主要检测由建筑材料、装饰材料产生的氡辐射和有机污染物。人们广泛认识了装饰装修导致的室内空气甲醛和挥发性有机化合物(volatile organic compounds,VOC)污染的危害性。目前,室内空气污染监测的重点已扩展到对这类物质的检验,国家颁布了一系列与之相关的卫生标准和法规。

3. 工作场所空气中有害物质的检验　厂矿企业生产活动中排放的废气污染工作场所空气,影响周边环境空气质量,对作业人员和周边居民健康造成长期的危害。对工作场所空气的检验,主要是检验工作场所空气中有毒有害物质的种类和含量,预防急慢性中毒事件的发生,为改善作业场所空气质量、保护人群健康提供依据,为制定作业场所的空气质量卫生标准和相应的法规提供科学依据。由于工作场所往往可能固定地、长期地、集中地排放高浓度空气污染物,对局部空气造成严重污染,对相对固定的人群造成长期危害,因此,检验工作场所空气中的有毒有害物质,一直是空气理化检验工作的重要任务。

2004 年,我国发布实施了国家职业卫生标准《工作场所空气有毒物质测定》(GBZ/T 160—2004)。随着检测技术的发展,我国卫生检测实验室条件不断改善,标准检测方法水平也不断更新提高,2007 年补充了一些工作场所空气中有害物质的检测方法。最近 10 年来,“全国职业卫生监测方法科研协作组”组织研制了 70 多种化学物质的 67 个新标准检测方法,国家标准委员会审定通过了其中绝大多数检测方法。这批新标准检测方法的发布实施,改变了我国对有些物质有“职业接触限值”、无“标准检测方法”的现状。2013 年,我国对职业卫生标准 GBZ/T 160—2004 工作场所空气有毒物质测定进行了修订,提出了工作场所空气中 260 种物质的卫生检测标准方法。

按照检验目的,空气理化检验可分为三类。

1. 环境空气质量监测　主要监测室内外、公共场所和工作场所的空气质量,检验和判断生活、生产环境空气质量是否合乎国家卫生标准。了解和掌握特定范围内空气污染情况,对空气质量进行评价,预报污染范围和程度,为修订、制定国家卫生标准提供科学依据,为治理空气污染提供依据。

由于区域性大气环境中 $PM_{2.5}$、灰霾污染现象的出现,我国特别加强了大气污染防治、监测工作。2013 年制订了《大气污染防治计划》,提出了 10 条 35 项综合治理措施,在 87 个城市新增了空气环境中 $PM_{2.5}$ 的监测工作。

目前,人们重视对空气环境污染监测,特别重视对室内空气中有毒有害物质的卫生检验工作。

2. 特定目的监测　包括事故性监测、仲裁监测、考核验证监测和咨询服务监测。空气中有毒有害污染物质种类很多,不管出于何种监测目的,都不可能对所有污染物质制订卫生标准、制订限制排放标准和实行控制,对所有污染物进行全面的卫生理化检验,只能优先选出一些重要的污染物质进行检验、控制。空气理化检验工作中,往往根据特定目的选择一种或几种污染物进行检验。这种优先选择的有毒有害污染物称为(环境)优先污染物;对优先污染物的监测称为优先(污染)监测。

在污染物暴露对人体健康影响的暴露水平研究工作中,个体接触量监测也是一种特定目的监测工作。通过个体接触量的监测值可以估算出吸入空气污染物剂量的大小,为评价空气污染对健康影响提供依据。

3. 污染源(pollution source)的监测　通过检测污染源排放空气污染物的种类和浓度,判断污染源造成的污染程度,有利于采取相应措施改善空气质量。在污染源的监测工作中,同时要对有害物质排放口净化装置的性能进行评价。通过对污染源的长期监测,为修订现行有毒有害物质的排放标准和环境保护法规提供科学依据。

三、空气理化检验的主要内容

空气理化检验包括两大方面的工作:空气自然环境物理因素的测定和空气污染物的检验,其中最主要的工作是对空气污染物的理化检验。检验工作的原则是,先选择优先污染物,再进行优先(污染)检测。也就是说,要根据污染的程度,选择毒性大、扩散范围广、危害严重的、已经建立了可靠分析方法并能保证获得准确检验结果的污染物作为优先污染物,再对它进行检测分析。当有多种污染物符合上述条件,又难以同时对其进行检验时,应按照下列原则进行优先检验:①污染范围较大的优先检验;②污染严重的优先检验;③对人体健康和生态环境危害较大的优先检验;④具有广泛代表性的样品优先检验。

空气理化检验工作有以下主要内容:

1. 颗粒物(particulate matter)的测定 生产性粉尘(dust)浓度的测定、生产性粉尘分散度的测定、游离二氧化硅的测定,一直是工作场所空气理化检验的重要内容;总悬浮颗粒物的测定、灰尘自然沉降量的测定是环境空气理化检验的重点内容之一。近年来,$PM_{2.5}$的测定、PM_{10}的测定、颗粒物成分及其影响的测定研究已经成为了空气理化检验十分重要的内容。

2. 无机污染物的测定 例如铅、锰、汞、二氧化硫和氮氧化物的测定。

3. 有机污染物的测定 空气污染物主要是有机污染物,对有机污染物的检测是空气理化检验的主要内容。2013 年修订职业卫生标准 GBZ/T 160 时,新增检测的 70 种物质都是有机污染物。

4. 空气污染物的快速测定(rapid analysis) 快速测定是处理突发事件最常用的检验手段,是工作场所防止急性中毒的重要预防措施。近几年来,突发空气污染事件及其应急调查和检测受到重视,为了满足突发事件应急检测的需要,加强了直接进样气相色谱等快速检测方法的应用研究。

5. 气象参数的测定 为了准确评价空气污染的程度及其影响因素,空气理化检验工作中还需测定气温(air temperature)、气压(atmospheric pressure)、气湿(air humidity)、风速(wind velocity)等气象参数(meteorological parameter)。

目前,从检验工作的重点来看,国内外空气理化检验的工作内容正在由主要对室外空气污染物的检验扩展到主要对室内空气污染物的检验,由主要对无机污染物的检验扩展到主要对有机污染物的检验。室内空气理化检验的主要内容包括对化学污染物和颗粒物的检验,针对氡等放射性检测已经引起人们的重视。常见的室内化学污染物和放射性污染物共有 14 项,包括一氧化碳、二氧化碳、二氧化氮、二氧化硫、氨、臭氧、甲醛、苯、二甲苯、总挥发性有机化合物(total volatile organic compounds,TVOC)、苯并[a]芘、可吸入颗粒物和氡等。在这些室内空气污染检测项目中,检测室内甲醛和 VOC 具有重要意义。室内甲醛的来源很多,对室内空气污染严重。当室内空气质量与人的呼吸无关,而与建筑材料、装饰材料和日用品散发的有害物质有关时,TVOC 是表征室内空气污染程度的一项很好的综合性指标。

近年来,环境空气中的 $PM_{2.5}$、室内空气中的甲醛和 VOC 已经成为社会广泛关注的重要检测内容。2013 年修订的职业卫生标准 GBZ/T 160,对工作场所空气有毒物质测定的内容由原来的 85 个增加到 260 个,推荐了 340 个标准检测方法,涵盖了对工作场所空气中 360 多个化学污染物质的卫生检测。

四、空气理化检验的基本步骤

空气理化检验的项目很多,但各项检验工作步骤大体相同,有六个基本步骤。

(一)现场调查、收集资料、制定采样方案

空气污染物的形态、迁移、转化和二次污染物的形成,都受时间、空间、气象条件和地理等因素的影响。为了正确选择待测污染物,确定采样点,制订检验方案,应对现场空气污染背景进行下列调查:①调查污染源分布、排放情况,主要掌握污染源的类型、数量、位置,了解污染物种类和排放量。有生产活动的还要了解生产原料、燃料及其消耗量,了解生产单位执行环境保护法规和废气排放标准的情况,了解废气回收利用和净化效果。要注意区分是一次污染物(primary pollutant)还是二次污染物(secondary pollutant)。二次污染物是在大气中形成的,其高浓度可能在远离污染源的地方,应在相应的地点设计采样点;②收集气象资料,主要收集风向、风速、气温、气压、相对湿度资料,有时还要收集气温的垂直梯度、降水量、日照时间等资料。利用气象资料分析污染物在空气中的扩散、输送和理化性质的改变;③收集地形资料,地形对风向、风速和大气稳定度影响很大,因此地形资料是指导设计采样点的重要因素;④收集土地利用和功能分区等情况;⑤收集人口分布和人群健康情况;⑥收集以往的卫生检验资料。

检验人员应根据现场资料制订采样方案。

(二)确定检验项目

空气污染物种类很多,应根据优先监测原则,选择一些危害大、涉及范围广、已建立了成熟测定方法并有卫生标准可供比较的项目进行检验。

各国对空气环境污染例行监测的项目大同小异,我国规定的必测项目有二氧化硫、二氧化氮、一氧化碳、臭氧、PM_{10}和$PM_{2.5}$,这些项目是全国广泛开展的监测项目;选测项目有总悬浮颗粒物、铅、氟化物和苯并[a]芘及其他有毒有害有机物,这些项目不是在全国广泛开展的监测项目,根据各地的具体实施方式不同作为选测项目。

当检验目的、检验任务十分明确时,可按照国家规定的空气质量卫生标准,根据现场污染物排放的特点确定检验项目。

(三)设计采样点、采样时间、采样频率和采样方法

采样点(sampling site)设置合理是决定检测结果正确性的重要因素之一,必须根据待测污染物特点和现场实际情况合理布设采样点。要根据检验目的、污染物分布特征和人力、物力等因素来设计采样时间和采样频率。污染物不同,采样时间和采样频率要求可能不同,有的按规定可多次短时间采样,有的要连续不断地、长时间地一次性采样。采样时间太短,试样没有代表性,检验结果不能反映现场污染物浓度随时间的变化情况。短时间采样只适用于现场初步调查和污染物浓度很高的事故性污染等应急检测。合理选用采样方法是保证样品测定结果可靠性的又一个重要因素。制订样品采样方案时,要根据污染物的理化性质、存在状态、污染程度以及分析方法的灵敏度来选择采样方法。

(四)样品的保存和预处理

空气样品(air sample)有三种保存方法:①密封保存:将样品放在干燥洁净的容器中,封口保存;②冷藏保存:对于一些易挥发、易变质的样品应冷藏保存;③化学保存法:在样品中加入化学试剂,抑制微生物生长、防止沉淀生成、阻止样品分解,以便稳定待测组分的组成和形态。空气样品应该尽快分析,保存时间越短越好。

为了消除干扰,使待测物形态、浓度适应检验方法要求,检验工作中还要根据样品类型和待测污染物特征,选择适当的预处理办法处理样品。待测物是无机物时,一般选用无机试剂进行提取;待测物是有机物时,一般采用有机溶剂提取。具体处理方法有湿法(溶解法)、干法(熔融法)和特殊分解法,应选择使用。

(五) 样品的分析测定

对样品进行分析测定是空气理化检验工作的主要内容。应根据样品特征、待测组分的特点,选择适宜的检验方法。空气理化检验方法主要分为化学分析法和仪器分析法两大类。

化学分析法的主要特点是:准确度高,相对误差一般小于0.2%;仪器设备简单;灵敏度较低,只适用于测定常量组分。仪器分析法的共同特点有:①灵敏度高,适用于微量、痕量、超痕量组分的检测;②选择性好,对试样预处理要求简单;③响应快速,易实现连续自动监测;④可几种仪器联用,能发挥多种仪器的优势,目前主要依赖现代化高精度大型仪器检验分析复杂样品;⑤准确度不太高,相对误差较大,通常达到百分之几,有的甚至更差。因此,要特别注意仪器分析的局限性。这种准确度水平虽然完全满足空气样品中低含量组分的检验要求,但分析常量污染物时,不如滴定分析、重量分析方法准确。另外,仪器分析法一般都需要用一种或多种标准物质进行校准,而很多标准物质又需要先用化学分析方法进行标定;加之仪器价格昂贵,设备复杂,选用分析测试方法时要根据情况,取长补短,配合使用。

目前,应用最多的检测方法是分光光度法和气相色谱法。实际工作中按照以下原则选择空气理化检验方法:

1. 选择国家标准方法(national standard method)、推荐方法。没有这两类方法时,可以选择国外的标准方法。选用统一的方法检验样品,其结果具有可比性。若一个待测组分有几个标准方法时,可根据具体条件选用。

2. 根据样品中待测组分的含量选用分析方法。分析常量污染物时选用化学分析法,否则选用仪器分析法。

3. 分析多组分样品时,尽可能选择既可分离组分又可测定组分的分析方法,如色谱法等。

4. 有条件时,尽可能选择具有专属性单项成分检验仪器(如甲醛检测仪等)进行检验。

5. 在经常性的检验工作中,尽可能选用连续自动测定仪。有些污染物还可以采用生物学方法进行检验。

(六) 数据处理与结果报告

空气理化检验的整个实验过程始终存在误差,影响检验结果。为了获得准确的检验结果,必须先对检验的原始数据进行数理统计处理,再将结果与国家卫生标准进行比较,做出卫生评价,报告检验结果。

五、空气理化检验的发展趋势

我国空气理化检验工作经历了四个发展阶段:①为了保护居民的健康,20世纪50年代后期开始进行了居民区大气监测,主要是监测、评价由工厂排放的烟气和废气对周围环境所造成的大气污染状况;②为了保护生态环境和健康,20世纪80年代初开展了大气监测,监测、评价环境空气质量;③1987年以来,开展了公共场所空气监测,以确保公共场所空气质量;④21世纪以来,我国快速发展室内空气质量监测。

在这四个历史发展阶段中,我国空气理化检验工作取得了较大成就:建立了规范化的空气理化检验方法;参加了全球大气监测,动态监测了我国大气质量状况;开展了个体接触量监测,更好地反映了污染物与疾病之间的剂量-效应关系;大力开展了室内空气质量卫生检验工作,室内空气污染问题更加受到重视;大力开展了空气采样仪器、检测仪器和气体标准物质的研究开发工作,为我国空气理化检验工作的质量保障创造了物质条件。

2011 年以来,我国充分认识了 $PM_{2.5}$ 是形成灰霾天气的首要污染物之一,大力提高了对 $PM_{2.5}$ 的检测能力,特别重视对大气环境中 $PM_{2.5}$ 等颗粒物的监测、报告,在 74 个城市设立了 496 个监测点,按照环境空气质量的新标准,开展了颗粒物和臭氧等项目的监测,发布检测结果。

空气理化检验呈现以下发展趋势:

1. 标准检测方法更加具有先进性、科学性和可行性 随着检测方法和技术水平的提高,空气污染物的检测方法也不断增加,人们通常按照满足要求、准确可靠、简便易行和经济实惠四个依据评价检测方法的水平,吸收新方法为国家标准检验方法。与 GBZ/T160—2004 比照分析可见,2013 年修订的 GBZ/T160 新标准显示出以下变化趋势:①吸收了更先进、更科学的检测方法和技术:可见、紫外、红外和荧光四大分光光度法占方法总数的比例大大减小,由原来的 35% 下降至 21%;而灵敏准确的 GC、GC-MS、HPLC 和 IC 四大色谱方法大量增加,用色谱法检测空气污染物的种类数由原来的 83 个增加到 223 个,方法数量比重由原来的 48% 增加到 66%。GC-MS 法既可以定性分析,又可以准确地进行定量分析,是空气有机污染物最现代化的检测技术,新修订的 GBZ/T160 中吸收 GC-MS 法为国家检验标准方法;②淘汰了一些标准检测方法和技术,例如一些电化学方法被淘汰了;③保留了一些经典的、简便易行的、仪器设备要求不高但又准确可靠的检测方法和技术,例如在 260 多个待测物质中,依然有 2 种待测物保留使用称量法、离子选择电极法进行检测。

2. 检验技术向高度自动化方向发展 我国空气理化检验技术路线的主要发展方向是,以连续自动采样-实验室分析为基础,空气自动检测技术为主导,被动式吸收采样技术和可移动自动监测技术为辅助的技术路线。

3. 主要检验对象由无机物扩展到有机物 重点关注严重影响人体健康的有机污染物,建立了有机污染物的检验方法。从我国开展空气检验工作的四个阶段可见,我国较早开展了对空气中无机物的监测,形成了一套较为完整的检验方法,研制了相关的仪器设备。通过城市空气监测系统,比较清楚地了解了空气中无机物污染状况;但对空气中的许多有机污染物的污染状况还不十分清楚,有的还没有成熟的检验方法和仪器。例如,我国调整燃料结构以来,逐步改燃煤燃料为燃气、燃油燃料,减少了总悬浮颗粒物(total suspended particle,TSP)和 SO_2 等无机物对空气的污染,但新燃料所产生的有机物的污染水平、污染类型、污染特征以及对人体健康有什么影响,人们知之不多。二噁英(dioxin)、多环芳烃(polycyclic aromatic hydrocarbons,PAHs)等有机物质具有致癌、致畸、致突变等毒性作用,严重影响人体健康,急需加强监测。空气中有机污染物种类繁多,成分复杂,含量甚微,应尽快研究相关的采样方法、分离方法和理化检验方法。

4. 主要检验范围由室外扩展到室内 重点关注室内空气污染物对人体健康的影响,完善室内空气质量的卫生标准和检验方法。由于室内装饰、家用化学品的使用以及空调的使用,室内通风量减少,空气污染物扩散稀释速度减慢,室内空气污染严重;加之现代生活方式使人们生活在封闭空间的时间增多,使室内空气污染问题更加突出,空气理化检验工作的主要任务已由主要进行室外空气污染物的检验扩展到主要进行室内空气污染物的检验。主要包括：

（1）建立长期暴露于低剂量空气污染物接触水平的检验监测方法。

（2）充实完善室内空气质量卫生标准和配套的卫生检验方法；制订家用化学品的卫生标准和卫生检验方法；建立规范快速的检验方法，完善、提高室内现场实时检测技术水平，以适应卫生监督、卫生执法和处理现场突发事件的需要。

（3）开展室内装饰装修材料和用品的卫生监测（health monitor）工作及安全评价工作，为制定室内材料和用品的卫生标准、控制室内污染提供科学依据。

（4）建立室内空气净化产品性能的评价方法。

5. 在颗粒物的检验中，由主要开展对 TSP、车间粉尘的检验扩展到主要进行 $PM_{2.5}$ 等细颗粒物的监测。目前，我国城市正逐步由煤烟型污染转变为汽车排气型空气污染，汽车尾气排出的细颗粒物吸附大量有毒物质，进入人体影响健康。特别是 $PM_{2.5}$ 吸附有毒物质，并能直接沉积在呼吸道深部的肺泡内，危害极大。我国对 TSP 污染的研究较多，对其污染水平比较清楚，但对细颗粒物的健康效应研究刚刚起步，2012 年以来，加快了对 $PM_{2.5}$ 的研究步伐。

6. 检测范围不断扩大，检测项目不断增加，检测物种类不断增加。例如，在环境空气监测中，不仅重视了当时的环境空气污染监测工作，而且着眼于未来的环境空气质量；不仅监测直接危害人体的污染因素，而且加强了导致全球大气环境质量下降的全球环境空气问题及间接污染因素的监测。通过 GEMS/Air 系统，实行跨国界、跨区域及全球范围的联合监测，室外大气监测范围不断扩大。

近十年来，为了建立比较完整的环境监测分析方法和技术体系，我国组织了 183 人参加的研究团队，一直在进行"环境监测分析方法与检测技术体系建设"的研究工作，分析我国现行环境监测方法体系与实际需求的差距，转变国际标准化组织（International Organization for Standardization，ISO）等国际标准检测方法和技术，开发急需检验方法，研制空气理化检验的标准质量控制样品。

总的来说，我国空气卫生检验工作已经进入一个新的阶段，主要工作范围从室外扩展到室内，检验工作的主要对象从无机污染物扩展到有机污染物，并侧重于有机污染物、$PM_{2.5}$ 和室内空气污染物对人体健康效应的监测，同时自动化检验技术快速发展。

（吕昌银）

第二节　空气污染及其危害

一、空气污染

自然状态下，空气是无色、无臭、无味的混合气体。空气的主要成分是氮气和氧气，它们占空气总体积的 99.03%；氩气和二氧化碳的含量次之，它们是空气的次要成分；此外，还有微量的气体，如氦、氖、氪、氙、臭氧、一氧化二氮和甲烷等，称为空气的痕量成分。正常情况下，空气各组分的组成是恒定的。

火山爆发产生大量的尘埃、SO_2 和硫化物，雷电产生 NO、NO_2，森林火灾产生烟尘和 CO_2 等，自然因素产生的大量有害物质进入空气，可能引起空气的组成改变，污染空气。一般来讲,自然现象导致的空气污染往往是局部的和短暂的。人类活动,特别是化石燃料煤和石油的大量使用,将烟尘、SO_2、氮氧化物(nitrogen oxides,NO_x)、CO和碳氢化合物(hydrocarbons,HC_S)等许多有害物质排放到空气中,使空气中有害物质的浓度增加,给人类带来了严重的危害。随着城市化和工业化的快速发展,能源消耗迅速增加,人类活动产生的污染物数量越来越多,种类也越来越复杂,如果直接排放到环境中,必将导致空气质量下降。这不仅危害到人类的健康,而且对地球生态系统和国民经济的发展都将造成极大的影响。

空气污染(air pollution)是由于人类活动或自然因素,使一种或多种污染物混入空气中,并达到一定浓度,超过了空气的自净能力,致使空气原有的正常组成、性质发生了改变,对人体健康和生活条件造成了危害,对动植物产生不良影响的空气状况。常见的空气污染物主要有颗粒物、SO_2、NO_x、CO、HC_S(包括多环芳烃)等。空气中对人体健康影响较大的常见微量污染物主要是铅、氟化物、H_2O_2、苯并[a]芘(benzo[a]pyrene,BaP)、二噁英、羟自由基、甲醛和挥发性有机化合物等,其中甲醛和挥发性有机化合物严重影响室内空气质量。近年来,$PM_{2.5}$等颗粒物对我国区域性环境空气质量影响很大,导致雾霾天气增加。

空气污染指数(air pollution index,API)是表示空气综合质量状况的指标。API适用于表示城市短期空气质量状况和变化趋势。计算API时,选择PM_{10}、SO_2、NO_2、CO和O_3为评价因子,其中PM_{10}、SO_2、NO_2为必测因子,API就是将这些常规监测的几种空气污染物浓度简化成为单一的概念性指数值形式。根据API值的大小进行分级,表征空气污染程度和空气质量状况,API值越大,表明空气污染越严重。

2012年2月,我国环境保护部发布了HJ 633-2012环境空气质量指数(AQI)技术规定(试行),用AQI替代API表述空气质量状况。空气质量指数(air quality Index,AQI)是定量描述空气质量状况的无量纲指数;单项污染物的空气质量指数称之为空气质量分指数(individual air quality index,IAQI)。计算AQI值之前,先选定污染物项目SO_2、NO_2、PM_{10}、CO、O_3和$PM_{2.5}$为评价因子,并计算出各污染物项目的$IAQI_P$;AQI是由多个污染物项目的IAQI组成的指数,适用于环境空气质量指数的日报、实时报和预报工作,用于向公众提供健康指引。公众通过AQI值可以判断空气质量的等级。AQI值的计算和评价过程如下:

1. 测定污染物项目P的质量浓度值(C_P,$\mu g/m^3$或mg/m^3) 分别测定现场$PM_{2.5}$、PM_{10}、SO_2、NO_2、O_3、CO等污染物的实际浓度,其中,$PM_{2.5}$、PM_{10}的C_P值为24小时平均浓度值。

2. 计算污染物项目P的$IAQI_P$ 表1-1是污染物项目P的浓度限值与其空气质量分指数之间的对应关系,例如,污染物项目SO_2的24小时平均浓度为$150\mu g/m^3$时,对应SO_2的IAQI=100,如此类推。

表1-1 空气质量分指数及对应的污染物项目浓度限值

空气质量分指数(IAQI)	污染物项目浓度限值									
	SO_2 24小时平均/($\mu g/m^3$)	SO_2 1小时平均/($\mu g/m^3$)[1]	NO_2 24小时平均/($\mu g/m^3$)	NO_2 1小时平均/($\mu g/m^3$)[1]	PM_{10} 24小时平均/($\mu g/m^3$)	CO 24小时平均/(mg/m^3)	CO 1小时平均/(mg/m^3)[1]	O_3 1小时平均/($\mu g/m^3$)	O_3 8小时平均/($\mu g/m^3$)	$PM_{2.5}$ 24小时平均/($\mu g/m^3$)
0	0	0	0	0	0	0	0	0	0	0
50	50	150	40	100	50	2	5	160	100	35

续表

空气质量分指数（IAQI）	污染物项目浓度限值									
	SO_2 24 小时平均/ ($\mu g/m^3$)	SO_2 1 小时平均/ ($\mu g/m^3$)[1]	NO_2 24 小时平均/ ($\mu g/m^3$)	NO_2 1 小时平均/ ($\mu g/m^3$)[1]	PM_{10} 24 小时平均/ ($\mu g/m^3$)	CO 24 小时平均/ (mg/m^3)	CO 1 小时平均/ (mg/m^3)[1]	O_3 1 小时平均/ ($\mu g/m^3$)	O_3 8 小时平均/ ($\mu g/m^3$)	$PM_{2.5}$ 24 小时平均/ ($\mu g/m^3$)
100	150	500	80	200	150	4	10	200	160	75
150	475	650	180	700	250	14	35	300	215	115
200	800	800	280	1200	350	24	60	400	265	150
300	1600	(2)	565	2340	420	36	90	800	800	250
400	2100	(2)	750	3090	500	48	120	1000	(3)	350
500	2620	(2)	940	3840	600	60	150	1200	(3)	500

说明：(1) SO_2、NO_2 和 CO 的 1 小时平均浓度限值仅用于实时报，在日报中需使用相应污染物的 24 小时平均浓度限值；(2) SO_2 1 小时平均浓度值高于 $800\mu g/m^3$ 的，不再进行其空气质量分指数计算，SO_2 空气质量分指数按 24 小时平均浓度计算的分指数报告；(3) O_3 8 小时平均浓度值高于 $800\mu g/m^3$ 的，不再进行其空气质量分指数计算，O_3 空气质量分指数按 1 小时平均浓度计算的分指数报告

应用 C_P 值和表 1-1 数据，按下式计算污染物项目 P 的空气质量分指数 $IAQI_P$：

$$IAQI_P = \frac{IAQI_{Hi} - IAQI_{Lo}}{BP_{Hi} - BP_{Lo}}(C_P - BP_{Lo}) + IAQI_{Lo}$$

式中，$IAQI_P$ 为污染物项目 P 的空气质量分指数；C_P 为污染物项目 P 的质量浓度值，$\mu g/m^3$ 或 mg/m^3；BP_{Hi} 为表 1-1 中与 C_P 相近的污染物浓度限值的高位值；BP_{Lo} 为表 1-1 中与 C_P 相近的污染物浓度限值的低位值；$IAQI_{Hi}$ 为表 1-1 中与 BP_{Hi} 对应的空气质量分指数；$IAQI_{Lo}$ 为表 1-1 中与 BP_{Lo} 对应的空气质量分指数。

3. 计算空气质量指数（AQI）　应用各污染物项目 P 的 $IAQI_P$ 值，按下式计算空气质量指数：

$$AQI = \max\{IAQI_1, IAQI_2, IAQI_3, \cdots, IAQI_n\}$$

式中，AQI 为空气质量指数；IAQI 为空气质量分指数；n 为污染物项目。

4. 确定首要污染物和超标污染物　当 AQI > 50 时，IAQI 值最大的污染物确定为首要污染物（primary pollutant）；若有两项或多项污染物的 IAQI 值都最大时，这两项或多项污染物确定为并列首要污染物。

根据 AQI 的大小，将空气质量分为六级，对应确定为六个类别，每个类别用一种颜色表示，指数值越大、级别越高，说明空气污染越严重，对人体健康的危害也就越大。AQI 所对应的空气质量状况、对人体健康的影响以及建议采取的措施见表 1-2。

表 1-2　空气质量指数及相关信息

空气质量指数	空气质量指数级别	空气质量指数类别及表示颜色		对健康影响情况	建议采取的措施
0 ~ 50	一级	优	绿色	空气质量令人满意，基本无空气污染	各类人群可正常活动

空气质量指数	空气质量指数级别	空气质量指数类别及表示颜色		对健康影响情况	建议采取的措施
51~100	二级	良	黄色	空气质量可接受,但某些污染物可能对极少数异常敏感人群健康有较弱影响	极少数异常敏感人群应减少户外活动
101~150	三级	轻度污染	橙色	易感人群症状有轻度加剧,健康人群出现刺激症状	儿童、老年人及心脏病、呼吸系统疾病患者应减少长时间、高强度的户外锻炼
151~200	四级	中度污染	红色	进一步加剧易感人群症状,可能对健康人群心脏、呼吸系统有影响	儿童、老年人及心脏病、呼吸系统疾病患者避免长时间、高强度的户外锻炼,一般人群适量减少户外运动
201~300	五级	重度污染	紫色	心脏病和肺病患者症状显著加剧,运动耐受力降低,健康人群普遍出现症状	儿童、老年人和心脏病、肺病患者应停留在室内,停止户外运动,一般人群减少户外运动
>300	六级	严重污染	褐红色	健康人群运动耐受力降低,有明显强烈症状,提前出现某些疾病	儿童、老年人和患者应当留在室内,避免体力消耗,一般人群应避免户外活动

浓度超过国家环境空气质量二级标准的污染物,即 IAQI > 100 的污染物确定为超标污染物(non-attainment pollutant)。

AQI 与以前使用的 API 不同,主要有以下几方面的区别:①参与评价的污染物种类不同:API 评价的污染物只有 SO_2、NO_2 和 PM_{10} 三项,而 AQI 评价对象包括六项污染物,除上述三项外,还增加了 $PM_{2.5}$、CO 和 O_3 三项,监测和控制的污染物种类更多;②称谓不同:原标准中的 API 称为"空气污染指数",新标准中的 AQI 称为"空气质量指数";③表征空气质量状况的级别增加了:新标准的 AQI 将空气质量分为六个级别,而原标准的 API 只有五个级别;④评价时间段不一样:AQI 可衡量小时空气质量和日空气质量,而 API 只有当天 12 时至次日 12 时的空气质量评价;⑤评价结果不同:例如,一天的 NO_2 浓度如果是 $100\mu g/m^3$,用 AQI 评价为 3 级,为超标;但用 API 评价是 2 级,为达标。这主要是因为 AQI 依据新标准计算,而 API 依据原来的标准计算,新标准要求更严。

许多国家和地区都有各自的空气质量指数发布系统,美国、英国和中国台湾省采用的是污染物标准指数(pollutant standard index,PSI),马来西亚和中国香港则采用 API 指数。PSI 和 API 大同小异,仅在污染物监测项目和评价标准方面稍有不同。

二、空气污染的危害

(一)重大的空气污染事件

1. 伦敦烟雾事件　英国伦敦曾经多次发生大气烟雾事件,其中最严重的一次发生在

1952年12月5～9日,伦敦上空连续4～5天烟雾弥漫,在严重烟雾发生的一周期间,该地区的死亡人口总数达到4703人,与历年同期比较多死亡3500～4000人。第二周内死亡总数为3138人,仍较平时成倍增加。这次空气污染事件的根本原因是短时间内取暖用煤排出大量的SO_2和烟尘,同时由于当地特殊的地形和气象条件,使空气中的污染物难以扩散,造成了严重的危害。

2. 光化学烟雾事件　在日光紫外线的照射下,汽车尾气中的氮氧化物(NO_x)和碳氢化合物(HC_s)发生一系列的光化学反应,形成刺激性很强的光化学氧化剂(photochemical oxidants),导致光化学烟雾(photochemical smog)事件的发生。光化学烟雾的主要成分是臭氧、醛类和各种过氧酰基硝酸酯(peroxyacyl nitrates,PANs)。20世纪40年代,美国洛杉矶等汽车流量大的城市都发生过光化学烟雾事件,尤以美国洛杉矶最为突出。1943年、1946年、1954年、1955年,美国洛杉矶先后发生过一系列严重的光化学烟雾事件。1955年发生光化学烟雾事件时,气温超过37.8℃,市内烟雾滞留多日不散,造成了严重的眼睛和呼吸道刺激,出现眼睛红肿、流泪、喉痛、咳嗽、胸痛和红眼病流行,有的甚至呼吸衰竭死亡,65岁以上的人群死亡率明显升高。

3. 天然气井喷事件　2003年12月23日,重庆市某地一矿井发生天然气井喷事故,事故发生时富含H_2S和CO_2的天然气喷至30m高,非常猛烈。失控的有毒气体随空气迅速扩散,大量剧毒的H_2S气体沿着高桥镇、正坝镇、麻柳乡的峡谷地带迅速蔓延,大面积环境空气严重污染,直接威胁当地数万人的生命安全,导致10多万人被迫疏散,2000多人入院治疗等。

4. 氯气泄漏事件　2004年4月16日,重庆市某化工总厂一车间由于冷凝管破裂,盐水流入装有13吨液体氯的气罐内,发生化学反应,引发爆炸、氯气泄漏。黄绿色的氯气冲天而起,在空气中迅速弥漫,很快影响到周围地区,数万人的生命受到威胁,15万人被迫疏散,数百人住院治疗等。

5. 灰霾天气　灰霾天气严重影响环境空气质量,危害人群身体健康,增加交通安全隐患,影响经济社会可持续发展,引起了全社会的高度关注。2013年,中国中东部地区发生了2次较大范围区域性灰霾污染。1月份的灰霾污染过程接连出现17天,造成74个城市发生677天次的重度及以上污染天气,污染较重的区域主要为京津冀及周边地区,其中,石家庄和邢台为污染最重城市;12月1～9日,中东部地区集中发生了严重的灰霾污染,造成74个城市发生271天次的重度及以上污染天气,污染较重的区域主要为长三角区域、京津冀及周边地区和东北部分地区,长三角区域为污染最重地区。两次灰霾污染过程均呈现出污染范围广、持续时间长、污染程度严重、污染物浓度累积迅速等特点,且污染过程中首要污染物均为$PM_{2.5}$。

(二) 全球性的大气环境问题

目前,全球性的大气环境问题主要是温室效应、酸雨和臭氧层破坏。

1. 温室效应　在生产和生活过程中,人类排入大气中的某些气体污染物吸收太阳和地表发射的热辐射,使大气增温,从而对地球起到保温作用,称为温室效应(greenhouse effects)。能导致温室效应的气体称为温室气体(greenhouse gas),主要包括CO_2、甲烷(CH_4)、氧化亚氮(N_2O)和氯氟烃(氟利昂,CFCs)等;它们对温室效应的贡献率分别为55%、5%、6%和24%。由此可见,CO_2是全球气候变暖的主要原因。

全球气候变暖将带来许多不良影响:①冰山冰川融化,海平面上升,洪水泛滥;②森林减少,农作物产量降低;③人群中生物性疾病和与热有关的死亡数增加;④地球生物多样性减少,甚至使一些生物灭绝。

1992 年,联合国召开了第二次环境与发展大会,中国等 166 个国家签署了《联合国气候变化框架公约》(UNFCCC)。1997 年,联合国发表了《京都议定书》,规定了 15 个发达国家的温室气体限排、减排任务和时间。我国于 1998 年签署了《京都议定书》。

2. 酸雨　酸雨(acid rain)是指 pH < 5.6 的酸性降水,包括雨、雪、雹和雾等。酸雨的形成受多种因素的影响,其主要前体物是 SO_2 和 NO_x,其中 SO_2 对全球酸沉降的贡献率为 60% ~ 70%。近 20 年来,随着经济的迅速发展,我国的酸雨区逐渐扩大,已达国土面积的 30%,成为继欧洲、北美之后的第三大酸雨区。

2013 年,我国在 473 个城市开展了降水的监测工作。结果表明,44.4% 的城市出现酸雨;29.6% 的城市降水 pH < 5.6(酸雨),15.4% 的城市降水 pH < 5.0(较重酸雨),2.5% 的城市降水 pH < 4.5(重酸雨)。2013 年酸雨区面积约占国土面积的 10.6%,主要分布在长江沿线和中下游以南地区。通过对酸雨化学组成分析发现,降水中的主要阳离子为钙离子和铵离子,分别占离子总量的 25.7% 和 12.0%;主要阴离子为硫酸根离子,占离子总量的 25.6%,硝酸根离子占离子总量的 7.4%。其中,2013 年我国酸雨的主要致酸物质是硫酸盐。

酸雨造成多方面的危害:①导致呼吸道和眼睛慢性炎症;②影响很多水生生物和土壤生物的生存;③造成地表水 pH 值降低,增加输水管道管壁材料中金属化合物的溶出量,使水质恶化变质;④使土壤酸化,有毒金属进入农作物再进入人体;⑤破坏森林、植被,腐蚀建筑物、文物古迹,损害农作物。

3. 臭氧层破坏　最近几十年来,大气平流层中的臭氧层逐渐变薄,在南北极甚至出现臭氧空洞(ozone hole),这种现象称为臭氧层破坏(destruction of ozonsphere)。1985 年科学家首次在南极上空发现臭氧空洞,后来在北极、青藏高原也观察到这一现象。过去 30 年臭氧空洞逐渐增大,2000 年测定南极大陆上空臭氧空洞面积达 2800 万 km^2。

导致臭氧层破坏的主要原因是人类使用含氯氟烃(CFCs)和溴代氟烃等化学物质。CFCs 亦称氟利昂(freon),主要是指一氟三氯甲烷(CFC-11)和二氟二氯甲烷(CFC-12)。CFCs 在自然界中不会产生,自 1929 年美国开始生产后,已广泛用做制冷剂、气溶胶推进剂、发泡剂、溶剂和氟树脂原料。CFCs 排放至大气后,在对流层,由于缺乏短波紫外线,其降解十分缓慢(半衰期 10 ~ 50 年)。如到达平流层时,CFCs 受到短波紫外线作用而发生光解,释放出游离氯,后者与 O_3 作用生成氧,从而破坏了大气的臭氧层。溴代氟烃(哈龙,Halons)主要有溴三氟乙烷(FC-1301)和溴氯二氟乙烷(FC-1211)等灭火剂和溴代甲烷(CH_3Br)和二溴乙烷($CH_2Br \cdot CH_2Br$)等熏蒸剂,它们排放至大气时,可转移至平流层,使平流层的游离溴离子浓度大幅度上升。溴与氯有协同作用,可加速 O_3 的消耗。

大气平流层的 O_3 几乎可全部吸收来自太阳的短波紫外线,使人类和其他生物避免遭受紫外线辐射的伤害。臭氧层破坏对人类的影响是:①增加皮肤癌和白内障的发病率,其中,皮肤癌多为基底和鳞状细胞癌及恶性黑色素瘤。美国环境保护局依据以往鳞状细胞癌的发生资料估计,O_3 每减少 1%,该类癌症的发生率将增加 2% ~ 3%。另有人估计,总 O_3 减少 1%(即 UV-B 增加 2%),基底细胞癌、鳞状细胞癌和皮肤黑瘤的发生率将分别增加 4%、6% 和 2%;②导致严重的皮肤灼伤,特别是对浅肤色的人;③影响其他生物的生存和繁殖;④导致全球范围内气候变化。

（三）空气污染的危害

1. 对人体健康的影响　大气污染对人体的直接危害一方面取决于大气污染物的性质、浓度、持续作用时间、作用方式及污染物的联合作用，另一方面也取决于机体的抵抗力。由于污染物的理化性质和毒性不同，来源不同，侵入机体的途径、毒作用机制和在体内的代谢、蓄积、排泄途径等各不相同，同时污染大气的污染物的数量、浓度不同，人群中的个体对污染物的暴露时间及机体的抵抗力的差异，造成的危害各不相同。

（1）急性危害：大气中污染物浓度在短时间内急剧增高，可使接触人群吸入大量污染物而导致急性中毒甚至死亡。大气污染导致中毒的范围大小不一，有时可波及整个工业城市；有时可影响一个或多个工业区；有时仅影响到工厂附近的居民点。发生急性中毒时，往往有一个比较严重的污染源或存在事故性排放，同时有不良的气象条件和特殊的地形存在。

世界各地曾发生过多次由大气污染导致的急性中毒事件，如 1952 年 12 月发生在英国的震惊世界的"伦敦烟雾事件"，整个城市被浓烟吞没，死亡人数达 4000 多人。1964 年，日本富山市因工厂氯气管道破裂，氯气外溢污染大气，发生急性氯气中毒，患者 533 人，住院 43 人。1984 年 12 月 3 日凌晨，印度博帕尔市联合农药厂渗漏 45 吨异氰酸甲酯，毒气向下风向扩散，很快笼罩了约 $40km^2$ 的地区，几天内死亡 3000 多人，52 万人受到伤害，其中 10 多万人终生残疾。近年来，我国空气污染导致的急性危害事件时有发生，比较典型的如重庆硫化氢井喷事件和氯气泄漏事件等。此外，车、船倾覆导致的化学物质污染空气的事件也时有发生，给人民的生命和财产都造成了严重的危害。

（2）慢性危害：大气中低浓度有毒有害污染物长期反复作用于人体可发生慢性危害。大气中的 SO_2、NO_2、H_2S、氯气、硫酸雾、硝酸雾和颗粒物不仅能对呼吸道、眼结膜产生急性刺激作用，而且还可长期反复刺激这些部位导致咽炎、喉炎、气管炎和结膜炎等。呼吸道炎症的反复发作，可以造成气道狭窄，气道阻力增加，肺功能不同程度的下降，最终形成慢性阻塞性肺部疾患（chronic obstructive pulmonary disease，COPD）。大气颗粒物中含有有毒元素，如铅、镉、铬、氟、砷、汞等。世界上许多城市大气中镉、锌、铅、铬的浓度分布趋势与居民的心脏病、动脉硬化、高血压、中枢神经系统疾病、慢性肾炎、呼吸系统症状的分布趋势一致。在大气污染严重的地区，居民唾液溶菌酶和分泌型免疫球蛋白 A（SIgA）的含量均明显下降，血清中的免疫指标也有所下降，表明大气污染可抑制机体的免疫功能。大气中某些污染物如甲醛、某些石油制品的分解产物均能使机体产生变态反应，发生在日本四日市的哮喘事件就是典型的例子。大气污染可导致肺部疾病，使肺功能下降，肺动脉压升高，继发肺心病。此外，某些污染物如 CO、O_3、NO 等能使血红蛋白携氧能力下降而造成组织缺氧，加重心脏负担，使心脏病的患病率上升。

近年来，我国许多地区和城市频繁出现雾霾和灰霾天气，给人们的健康、工作和生活带来了严重的影响，导致雾霾和灰霾的主要原因是空气中 $PM_{2.5}$ 的严重污染。大量的研究结果指出，颗粒物越小，在空气中悬浮的时间越长，输送的距离越远，人群接触的机会越多，越容易进入呼吸道深部。颗粒物越小，其表面吸附的化学成分的种类和数量就越多。$PM_{2.5}$ 是粒径较小的颗粒物，所含的主要成分有元素碳、有机碳化合物、硫酸盐、硝酸盐、铵盐、钠盐等。一些具有潜在毒性的有毒元素和化学物质，如 Pb、Cd、Ni、Mn、V、Br、Zn 以及 BaP 等 PAH，主要吸附在粒径小于 $2.5\mu m$ 的颗粒物上。长期暴露在 $PM_{2.5}$ 的环境中，可以发生各种呼吸道炎症、化学性中毒、变态反应、慢性阻塞性肺部疾患和心血管病等疾病，甚至肿瘤。当气象条件改变时，如气温逆增、静风、湿度大、大气稳定度高的情况下，常常会形成雾霾和灰霾天气。

其结果除对人体健康产生危害外,还影响人的心理健康,造成区域性气候改变,大气能见度下降,从而影响交通安全。

(3)致癌作用:空气污染物中能检出致癌物质,如多环芳烃(polycyclic aromatic hydrocarbon,PAH)及其衍生物和某些无机元素 As、Pb、Cd、Cr、Be 等,其中致癌性最强的是 BaP。近几十年来,国内外许多研究表明,大气污染程度与肺癌的发病率和死亡率呈正相关关系。许多研究结果均显示:城区肺癌死亡率大于近郊区,近郊区又大于远郊区(表1-3)。我国研究发现,上海、沈阳、天津等大城市居民肺癌死亡率与大气中 BaP 浓度有显著的相关关系。毒理学实验和流行病学研究都证实 As、BaP 等污染物均有致癌作用。

表1-3　我国部分城市与其远郊县的男性肺癌调整死亡率(1/10 万)

城市	死亡率	近郊县死亡率	远郊县死亡率
上海	29.32	24.49	16.21
长沙	23.99	7.14	3.09
哈尔滨	19.29	8.31	6.86
太原	17.05	14.09	9.08
北京	14.85	10.67	8.30

2. 对动物的危害　动物和人类共同生存在一个大气环境里,大气污染对人类造成伤害,动物也不能幸免于难。凡是对人类造成严重危害的大气污染事件,对动物也产生同样的危害和影响。空气污染对动物的危害,除污染物的直接侵入造成伤害之外,还通过污染食物进入其体内,导致发病和死亡。因为动物没有能力去选择和鉴别某些具有毒性的食物,所以它们将比人类更容易遭受污染物的伤害和影响。

根据有关文献报道,美国一家炼钢厂排放大量的二氧化硫、三氧化二砷等废弃物,污染了厂区周围的牧草,牧草中砷的含量高达 1338mg/kg,使周围 24km 内的 3500 头羊中毒死亡 625 头。我国某钢铁厂曾经采用含氟量高的矿石原料,排放的烟气中氟含量很高,污染周围的牧草和水源,引发牛、羊、马等牲畜的骨骼变形、骨折等。酸性降水可导致淡水湖泊和河流的酸化,长期处于酸性的水体会影响鱼类的繁殖,使鱼群密度降低,甚至种群消亡。据报道,瑞典、挪威等国都出现过因酸雨造成的湖泊鱼虾绝迹的现象。

3. 对植物的危害　大气污染主要通过三条途径危害植物的生存和发育:一是使植物中毒或枯竭死亡;二是减缓植物的正常发育;三是降低植物对病虫害的抗御能力。植物受空气污染的伤害以叶子最为严重,植物在生长期中长期接触大气的污染物,损伤了叶面,减弱了光合作用,抑制植物的生长发育。空气污染物可通过植物叶面的气孔进入植物体内,干扰酶的作用,伤害其内部结构,使代谢功能出现障碍而导致植物枯黄,农作物减产,严重时使植物死亡。各种有害气体中,二氧化硫、氯气和氟化氢等对植物的危害最大。

近年来,酸雨对植物的危害日益受到关注。酸雨对植物的毒害很大,它使植物的种子发芽率和幼苗的成熟率降低,影响光合作用效率,降低土壤的肥力,因而造成森林枯萎,树木死亡,农作物减产。据报道,我国酸雨区面积在迅速扩大,已约占全国面积的 40%,对我国农作物、森林等影响巨大。降水的 pH < 4.9 时,将会对森林产生更明显的损害。

4. 对材料的损害　大气污染物如 SO_2、NO_x、Cl_2、H_2S 等对各种材料和物品有腐蚀损坏作用,特别是对金属制品、油漆、涂料、皮革、纸张、纺织品、橡胶制品和建筑物损害严重,造成巨大的经济损失。

　　酸雨对材料、建筑物及文物古迹的危害也十分严重。酸雨对金属材料的腐蚀作用是通过电化学过程,使金属表面的氧化保护层及其本身腐蚀而损害。硫酸酸雾、二氧化硫气体能使纺织品、皮革、纸张变脆,涂料变质。光化学烟雾能导致汽车的橡胶轮胎龟裂,金属制品加速腐蚀。高浓度的氮氧化物能使尼龙织品腐蚀而破碎。英国在 1952 年"伦敦烟雾事件"后进行了调查,因烟雾造成的器物腐蚀损失高达 8 亿多美元。

（四）室内空气污染对健康的影响

　　继 18 世纪的工业革命带来煤烟污染,19 世纪的石油和汽车工业发展带来光化学烟雾污染之后,现在人类又进入以室内空气污染为标志的第三代污染时期,国际上公认室内空气污染(indoor air pollution)是对健康危害最大的环境因素。据统计,全球近一半的人处于室内空气污染中,室内空气污染已经导致 35.7% 的呼吸道疾病,22% 的慢性肺病和 15% 的气管炎、支气管炎和肺癌。随着我国经济的高速发展,室内空气污染所导致的人群发病率和死亡率逐年增加,并造成巨大的经济损失。

　　1. 刺激作用　室内空气中的主要污染物是甲醛及其他挥发性有机化合物(volatile organic compounds,VOC)。甲醛是一种挥发性有机化合物,它不仅大量存在于多种装饰材料中,也可来自建筑材料、化妆品、清洁剂、杀虫剂、消毒剂、防腐剂、印刷油墨、纸张和纺织纤维等。由于室内来源很多,甲醛造成的室内污染已日益引起各国的重视。甲醛有刺激性,人的甲醛嗅觉阈为 $0.06mg/m^3$,$0.15mg/m^3$ 时可导致眼红、眼痒、流泪、咽喉干燥、发痒、喷嚏、咳嗽、气喘、声音嘶哑、胸闷、皮肤干燥发痒和皮炎等症状。甲醛还可导致变态反应,主要是过敏性哮喘,还可导致过敏性紫癜。

　　VOC 是一类重要的室内空气污染物,目前已鉴定出 500 多种。除甲醛外,常见的有苯、甲苯、三氯乙烯、三氯甲烷、萘和二异氰酸酯类等。它们各自的浓度往往不高,但当多种物质共存时,其联合作用不可忽视。目前认为 VOC 有一定刺激作用,能导致机体免疫功能失调,影响中枢神经系统功能,出现头晕、头痛、嗜睡、无力、胸闷、食欲缺乏和恶心等,甚至可损伤肝脏和造血系统,并可导致变态反应等。

　　2. 不良建筑物综合征　某些建筑物内空气污染、空气交换率很低,以致在该建筑物内活动的人群产生了一系列自觉症状,而离开建筑物后,症状即可消退,这种现象称之为不良建筑物综合征(sick building syndrome,SBS)。SBS 的主要症状表现为眼、鼻、咽喉部位有刺激感,头疼、易疲劳、呼吸困难、皮肤刺激、嗜睡、哮喘等非特异症状。目前人们认为 SBS 是多因素综合作用的结果,而室内空气中的吸烟烟雾、甲醛、VOC、颗粒物、二氧化碳、一氧化碳、二氧化氮、二氧化硫、生物杀虫剂等污染物是导致 SBS 的主要因素。

　　尽管 SBS 是一种非致死和非致残性病态综合征,脱离"不良建筑物"之后,相关症状亦可以消失,但它可以长期困扰在"不良建筑物"中工作或生活的人,降低他们的工作效率,影响其健康和舒适水平。另外,不能排除导致 SBS 的危险因素的其他危害,例如甲醛和醛类化合物诱发的过敏性皮炎、哮喘;醛类和苯系物潜在的"三致"作用等等。因此,开展室内空气污染的卫生检验工作具有重要的现实意义。

　　3. 致癌作用　室内空气污染与肺癌的相关关系已是不争的事实。根据流行病学研究资料,我国云南省宣威县居民长期以烟煤为燃料,造成室内 PAH 污染,苯并[a]芘污染尤其严重,是当地肺癌高发的主要原因,肺癌死亡率居全国之首。经监测,燃烟煤农户室内空气中苯并[a]芘浓度很高,最高达 $626.9\mu g/100m^3$,超过我国环境空气质量标准 600 多倍。在当地进行了居民室内空气中苯并[a]芘浓度与肺癌死亡率关系的研究,结果表明,人群肺癌死亡率随室内空气中苯并[a]芘浓度的增高而升高,与吸烟率无关,这种现象在妇女当中表现尤为明显。

食用油在加热烹调时产生的油烟是肺鳞癌和肺腺癌的危险因素。烟焦油是香烟烟雾中微粒部分的浓缩物,含有苯并[a]芘等10多种极强的致癌物和致突变物。有些建筑材料释放氡及其短寿命子体,主要引发肺癌,危害人体健康。此外,装饰材料释放苯,可导致白血病。甲醛已被国际癌症研究机构列为人类致癌物。

4. 氟中毒　由于燃煤污染空气环境,导致人体以骨组织病变为主的全身性、慢性中毒性疾病称之为燃煤型氟中毒。这类疾病在我国广泛流行,分布于14个省、市、自治区。病区居民以高氟煤为燃料做饭、取暖,尤其在高寒潮湿地区,为防止刚收获的玉米和蔬菜受潮变霉,居民将粮食挂在房内烘烤,氟很容易被烘烤的食物吸收或吸附,导致烘烤后的粮食、蔬菜中的氟含量增高数倍至数百倍。病区居民生活在高氟环境中,他们约有2/3的时间在室内活动和休息,加之经常食用含高氟的食物,从而导致氟中毒。患者主要表现为氟斑牙、氟骨症。此外,氟中毒对肾脏、肝脏、心脏、神经系统以及免疫系统均有危害。

5. 对心血管系统的影响　室内空气 CO 污染与动脉粥样硬化、心肌梗死、心绞痛有密切关系。调查资料显示,室内 CO 污染水平与居民血液中碳氧血红蛋白(COHb)含量成正相关,COHb 增加可加快心肌缺氧的发展。

6. 危害儿童健康　室内空气污染从多方面伤害儿童的身体健康。首先,诱发儿童的血液性疾病。医学研究证明,室内空气污染已成为诱发白血病的主要原因。其次,增加儿童哮喘病发病率。世界卫生组织宣布,因室内空气污染,全世界每年有10万人死于哮喘,其中35%为儿童。第三,造成新生儿先天性异常。第四,引发新生儿心脏病。第五,导致儿童智力大大下降。

7. 生物性变应原导致的过敏症　变应原又称过敏原,是一种能激发变态反应的抗原性物质。此种过敏原存在于室内空气中,成为空气的一种生物性污染物,主要有花粉、真菌孢子、放线菌、尘螨、皮屑等。常见的变态反应性疾病有花粉病和尘螨过敏症等。

8. 病原微生物污染　流行性感冒、麻疹、流行性腮腺炎、百日咳、白喉、猩红热、结核及军团病等,都是经空气传播的传染病。因此,开展室内空气卫生检验工作,防止室内空气污染,对预防呼吸道传染病的传播具有重要意义。

第三节　空气污染物的来源和分类

一、空气污染物的来源

(一)环境空气的污染来源

环境空气污染来源可以分为自然污染源和人为污染源两大类。自然污染源是由自然原因形成的,例如森林火灾、火山爆发等;人为污染源是由于人们从事生产和生活活动造成的,人为污染源又可分为固定污染源(如烟囱、工业排气管等)和流动污染源(如汽车、火车等)。两者相比,人为污染源数量更多,污染时间更长,影响范围更大,是空气污染的主要来源。

1. 工业企业　工业企业属于固定污染源,是空气污染的主要来源。工业企业排放的空气污染物主要来自两个生产环节。

(1)燃料的燃烧:这是造成空气污染最主要的来源。我国的主要工业燃料是煤,其次是石油,用煤量最大的企业是火力发电、冶金、化工、机械、轻工和建材等部门。煤的主要杂质是硫化物,还有氟、砷、钙、铁、镉等元素的化合物。石油的主要杂质是硫化物和氮化物,也含有金属化合物。燃料所含的杂质与其产地有关,我国煤的含硫量一般在 0.2%~0.4%,但重庆地区煤的含硫量高达 8%。我国石油多为优质石油,含硫量在 0.8% 以下,而中东地区石油的含硫量在 0.5%~2%,有的甚至高达 4% 以上。

燃料燃烧的程度不同,所产生的污染物的种类和数量也不同。燃料燃烧完全时的主要污染物是 CO_2、SO_2、NO_2、水汽和灰分,燃烧不完全时的污染物是 CO、硫氧化物、氮氧化物、醛类、炭粒和多环芳烃等。

(2)生产过程的排放:工业企业生产过程中的各个环节都可能排放污染物。生产原料和工艺过程不同,排出污染物的种类和数量也可能不同。不同类型的工业企业排放的主要污染物见表 1-4。

表 1-4 不同工业企业排出的主要大气污染物

工业部门	企业名称	排出的主要大气污染物
电力	火力发电厂	烟尘、二氧化硫、二氧化碳、氮氧化物、多环芳烃、五氧化二矾
冶金	钢铁厂	烟尘、二氧化硫、一氧化碳、氧化铁粉尘、氧化钙粉尘、锰
	焦化厂	烟尘、二氧化硫、一氧化碳、酚、苯、萘、硫化氢、烃类
	有色金属冶炼厂	烟尘(含各种金属如铅、锌、镉、铜等)、二氧化硫、汞蒸气
	铝厂	氟化氢、氟尘、氧化铝
化工	石油化工厂	二氧化硫、硫化氢、氰化物、烃类、氮氧化物、氯化物
	氮肥厂	氮氧化物、一氧化碳、硫酸气溶胶、氨、烟尘
	磷肥厂	烟尘、氟化氢、硫酸气溶胶
	硫酸厂	二氧化硫、氮氧化物、砷、硫酸气溶胶
	氯碱工厂	氯化氢、氯气
	化学纤维厂	硫化氢、二氧化碳、甲醇、丙酮、氨、烟尘、二氯甲烷
	合成橡胶厂	丁间二烯、苯乙烯、乙烯、异戊二烯、二氯乙烷、二氯乙醚、乙硫醇、氯代甲烷
	农药厂	砷、汞、氯
轻工	造纸厂	烟尘、硫醇、硫化氢、臭气
	仪器仪表厂	汞、氰化物、铬酸
	灯泡厂	汞、烟尘
机械	机械加工厂	烟尘
建材	水泥厂	水泥、烟尘
	砖瓦厂	氟化氢、二氧化硫
	玻璃厂	氟化氢、二氧化硅、硼
	沥青油毡厂	油烟、苯并[a]芘、石棉、一氧化碳

2. 生活性污染 主要来源于生活炉灶与采暖锅炉。民用生活炉灶与采暖锅炉消耗大量煤炭,成为空气污染的一个重要来源。生活性污染的特点是:①锅炉和炉灶数量多而分散,治理困难;②燃烧不完全,产生污染物的数量多、毒性大;③烟囱低,污染物扩散慢,稀释慢,大多聚积在人的呼吸带范围;④冬季污染严重。

3. 交通运输 汽车、火车、飞机、轮船、拖拉机和摩托车等是人类生产生活的主要交通运输工具,它们使用的燃料主要是汽油、柴油等石油制品,燃烧后排放的主要污染物是 CO、NO_X、PAH、颗粒物和醛类等。随着机动车数量的增加,汽车尾气已经成为我国城市空气污染的主要来源之一。

(二)室内空气污染的来源

室内空气污染包括物理性、化学性、生物性和放射性污染,根据室内污染物形成的原因和进入室内的渠道,主要污染来源有以下几种:

1. 室内燃烧或加热 许多室内空气污染物都是由于燃料燃烧或食物高温加热产生的,燃料的种类和产地不同时,其燃烧产物的成分和数量都会有很大差别;燃烧的条件不同时,燃烧产物的成分也可能不一样。这类污染物主要有二氧化硫、氮氧化物、一氧化碳、二氧化碳、悬浮颗粒物和烃类,包括苯并[a]芘等致癌性 PAH 等。

2. 室内人们的活动 人们在室内活动时,通过呼出气和汗液排放大量的代谢产物。人的呼出气中主要含有二氧化碳、水蒸气以及氨类化合物等内源性气态物,还可能含有一氧化碳、甲醇、乙醇、苯、甲苯、苯胺、二硫化碳、二甲胺乙醚、三氯甲烷、硫化氢、砷化氢、甲醛等外来物,或外来物在体内代谢后的产物。吸烟更是室内空气污染的一项重要来源,烟气中致癌物不少于 44 种。呼吸道传染病患者和带菌者通过咳嗽、喷嚏、谈话等活动,喷出病原体,污染室内空气。

3. 家用电器和办公用具 随着科技的发展,新的家用电器和办公用具不断出现、不断普及,这些家用电器和办公用具可导致电磁辐射等物理性污染和臭氧等化学性污染。

4. 建筑材料和装饰材料 一些非天然的建筑材料、装饰材料含有多种助剂,很多助剂含有甲醛和 VOC 等有毒物质,污染室内空气。室内甲醛主要来源于人造板材、新式家具、化纤地毯、塑料地砖、壁纸和油漆涂料等。VOC 包括苯、甲苯、二甲苯、乙苯、三氯乙烯、三氯甲烷、萘、二异氰酸甲酯类等,它们来源于各种溶剂、黏合剂等化工产品。氡主要来自有些砖、混凝土、石块、土壤和粉煤灰的预制构件,用含有镭、钍等氡母元素的石材作为建筑材料时,室内氡浓度会很高。

5. 来自室外的污染物 室外污染物主要有两个来源:①室外空气中的各种污染物,包括工业、交通运输所排出的污染物,如 PM_{10}、$PM_{2.5}$、二氧化硫、氮氧化物、一氧化碳、铅等和植物花粉、孢子、动物毛屑、昆虫鳞片等变应原物质,都可通过门窗、孔隙等进入室内;②人为带入室内的污染物,如干洗后带回家的衣服,可释放出残留的干洗剂四氯乙烯和三氯乙烯;将工作服带回家,可使工作环境中的有害物带入室内等。另外,还有来自房屋地基的地层中氡及其子体、建房前地基已遭受污染的污染物,以及从水管中引入的致病菌或化学污染物,从邻居家排烟管道进入的有害物质、熏蒸杀虫剂等。

(三)工作场所空气中污染物的来源

工作场所空气中的污染物可分为生产性毒物和生产性粉尘两大类,它们的污染来源如下:

1. 生产性毒物的来源 生产性毒物是指在生产过程中形成的可能对人体产生有害影

响的化学物质,主要以气体、蒸气、烟、雾形态存在于生产环境空气中。生产性毒物的来源有多种形式,可来自于原料、中间产品(中间体)、辅助材料、成品、夹杂物、副产品或废弃物;也可来自热分解产物及反应产物,例如聚氯乙烯塑料加热至 160～170℃ 时可分解产生氯化氢;磷化铝遇湿分解生成磷化氢等。

2. 生产性粉尘的来源　生产性粉尘是指在生产过程中形成的、能较长时间飘浮在空气中的固体微粒。很多工农业生产过程都可产生生产性粉尘,如矿山开采、隧道开凿、筑路、矿石粉碎及生产中的固体物质的破碎和机械加工;水泥、玻璃、陶瓷、机械制造、化学工业等生产过程中的粉末状物质的配料、混合、过筛、包装、运转等;皮毛及纺织业的原料处理;金属熔炼、焊接、切割以及可燃物的不完全燃烧等。此外,生产环境中沉积的降尘也可因机械振动、气流变化等形成二次扬尘,污染工作场所空气。按其化学性质生产性粉尘可分为无机粉尘、有机粉尘和混合性粉尘。

二、空气污染物的分类

按其属性,空气污染物一般分为四大类:物理性污染物(如噪声、电磁辐射等)、化学性污染物(如 SO_2、NO_x、H_2S、$PM_{2.5}$ 等)、生物性污染物(经空气传播的病原微生物和植物花粉等)和放射性污染物(如氡、α 射线、β 射线),其中以化学性污染物种类最多、污染范围最广。危害较严重的空气污染物有颗粒物、硫氧化物、氮氧化物、一氧化碳、PAH、氟化物、光化学氧化剂和二噁英等。

根据污染物的形成过程,空气污染物分为一次污染物(primary pollutant)和二次污染物(secondary pollutant)两类。①由污染源直接排入空气环境中,其物理性质和化学性质没有发生变化的污染物称为一次污染物,又称为原始污染物。例如,火山爆发和森林火灾形成的烟尘;燃料燃烧完全产生的污染物 CO_2、SO_2、NO_2、水汽、灰分等;燃料燃烧不完全时产生的污染物 CO、硫氧化物、氮氧化物、醛类、炭粒和 PAH 等;②有些一次污染物在空气中与其他物质发生化学反应,或在太阳辐射线作用下发生光化学反应而形成的新的污染物,称为二次污染物,又称为次生污染物或次级污染物。常见的二次污染物有 SO_2 在大气中氧化遇水形成的硫酸;NO_2 在大气环境中与水反应形成硝酸;汽车尾气中的氮氧化物(NO_x)和碳氢化合物(HC_s)在强烈的日光紫外线的照射下,经过一系列的光化学反应生成臭氧、醛类和各种过氧酰基硝酸酯等。

一般来说,二次污染物的危害性比一次污染物的更大。

三、空气污染物的存在状态

污染物在空气中的存在状态,取决于它们本身的理化性质和形成过程,同时也受到气象条件的影响,空气污染物有气体、蒸气和气溶胶三种存在状态。根据存在状态的不同,将空气污染物分为气体、蒸气和气溶胶状态污染物。

(一) 气体和蒸气状态污染物

1. 气体状态污染物　气体(gas)状态污染物是指在常温、常压下以气体状态分散在空气中的污染物。常见的气体状态污染物有 SO_2、CO、CO_2、NO_2、NH_3、H_2S、HF 等,它们的沸点都比较低,在常温下以气体的形式存在,从污染源进入空气后,仍然以分子的形式存在。

2. 蒸气状态污染物　蒸气(vapour)状态污染物是指某些固态或液态物质受热升华或挥发而分散在空气中的污染物。例如汞蒸气、苯蒸气和硫酸蒸气等。蒸气遇冷后,仍能逐渐恢复到原有的固体或液体状态。

气体和蒸气状态污染物均匀地分布在空气中,它们的运动速度较大,可以扩散到较远的地方。不同的气体或蒸气状态污染物的密度各不相同,相对密度大的向下沉降,相对密度小的可以长时间地飘浮在空气中。

(二)气溶胶状态污染物

气溶胶(aerosol)是由固态颗粒和液态颗粒分散在空气中形成的一种多相分散体系。气溶胶粒度大小不同,其化学性质、物理性质的差异也很大。极小的颗粒几乎与气体和蒸气一样,它们受布朗运动的支配,在空气中经过碰撞,能聚集或凝聚成较大的颗粒。而较大的颗粒因受重力影响很大,很少聚集或凝聚,易沉降。气溶胶状态污染物的化学性质受颗粒物的化学组成和表面吸附物质的影响。气溶胶可以按照以下方法分类:

1. 按物理形态分类 通常根据气溶胶的物理形态可分为尘(dust)、烟(smoke)和雾(fog)。尘是指由于机械作用粉碎而形成的颗粒,其化学性质与母体材料相同;烟是燃烧产物,是炭粒、水汽、灰分等燃烧产物的混合物;雾是悬浮在空气中的液体微粒,粒径一般在 $10\mu m$ 以下。雾一般由蒸气冷凝或液体雾化而产生,例如硫酸雾、硝酸雾等。在气象学上,雾是指使大气能见度减小到 1km 内的水滴悬浮体系。

2. 按形成方式分类 按其形成方式可将气溶胶分为以下三类:

(1)分散性气溶胶:由固态或液态物质经粉碎或喷射,形成微小粒子,分散在空气中形成的气溶胶称为分散性气溶胶。如煤粉尘、矿石粉尘属于固态分散性气溶胶;硫酸雾、喷洒农药产生的微小液滴属于液态分散性气溶胶。

(2)凝聚性气溶胶:由气体或蒸气(其中包括固态升华而成的蒸气)遇冷凝聚成液态或固态微粒形成的气溶胶称为凝聚性气溶胶。例如,金属冶炼时,形成的金属氧化物烟尘;有机溶剂遇冷凝聚形成的雾滴等,这些都属于凝聚性气溶胶。

(3)化学反应形成的气溶胶:在空气中,有些一次污染物发生化学反应,形成颗粒状物质,悬浮在大气中形成气溶胶,这种气溶胶称为化学反应形成的气溶胶。例如,在一定条件下,二氧化氮、二氧化硫氧化后与水反应生成硝酸、亚硝酸和硫酸,再与空气中无机尘粒反应形成硝酸盐、亚硝酸盐和硫酸盐气溶胶。

空气气溶胶不仅参与空气中云、雨、雾、冰雪等湿沉降过程,而且还造成一系列的环境问题,如臭氧层破坏、酸雨的形成、烟雾事件的发生等。因此,对气溶胶的检测是空气污染监测的重要部分。

3. $PM_{2.5}$、雾霾和灰霾 $PM_{2.5}$、雾霾(fog and haze)和灰霾(dust-haze)都属于气溶胶状态的空气污染物质。近年来,$PM_{2.5}$、雾霾和灰霾引发我国区域性空气严重污染,引起了社会的高度关注。

(1)$PM_{2.5}$是由一次粒子和二次粒子组成的气溶胶颗粒。一次粒子是直接排入空气中的颗粒物,主要由尘土性粒子和由植物和矿物燃料燃烧产生的炭黑(有机碳)粒子组成。二次粒子是一些气态污染物通过化学转化形成的空气颗粒物;二次粒子主要由硫酸铵和硝酸铵组成,其形成的主要过程是空气中的一次气态污染物 SO_2 和 NO_X,通过均相或非均相的氧化形成酸性气溶胶,再与空气中偏碱性气体 NH_3 反应,生成硫酸铵(亚硫酸铵)和硝酸铵气溶胶粒子。由于来源和形成条件不同,$PM_{2.5}$的形态多种多样,有球形、菱形和方形等等。$PM_{2.5}$的水溶性离子组分具有吸湿性,在低于饱和蒸汽压条件下能够形成雾滴,从而影响空气的光学性质。$PM_{2.5}$的水溶性阴离子主要是硫酸盐、硝酸盐、卤素离子,阳离子主要是铵盐、碱金属和碱土金属离子。

　　与粗颗粒物相比较,PM$_{2.5}$粒径更小,降低能见度的能力更强。能见度降低的本质是可见光的传播受到阻碍。当颗粒物的直径与可见光的波长接近时,颗粒物对光的散射消光能力最强。可见光的波长为$0.4\sim0.7\mu m$,PM$_{2.5}$的粒径范围正在这个尺度附近。PM$_{2.5}$的消光系数为$1.25\sim10m^2/g$,比粗颗粒的消光系数($0.6m^2/g$)大得多,因此,PM$_{2.5}$是降低天气能见度、形成灰霾的主要原因。

　　(2)霾和雾两者都影响空气的能见度,造成视程障碍,人们一般难以区分霾和雾。与霾不同的是,雾是由大量悬浮在近地面空气中的微小水滴或冰晶组成的气溶胶系统,是近地面层空气中水汽凝结(或凝华)的产物。形成雾时,空气的湿度常常处于或接近于饱和状态,而形成霾时空气的相对湿度不大。霾和雾是可以相互转化的,当相对湿度增加时,霾粒子吸湿成为雾滴;当相对湿度降低时,雾滴脱水后霾粒子又再悬浮在大气中。

　　(3)灰霾是大量极细微的干尘粒等均匀地浮游在空中,使水平能见度小于10km,空气普遍有混浊的现象,使远处光亮物微带黄、红色,使黑暗物微带蓝色。灰霾天气造成能见度下降的主要原理是消光作用,气体组分的消光作用占7%左右,颗粒物的消光作用占93%,其中包括22%的光吸收作用,71%的光散射作用;灰霾的主要成分是颗粒物和气态污染物,而颗粒物中产生消光作用的主要是PM$_{2.5}$。雾霾是雾和霾的组合现象,雾霾天气时空气的湿度大、悬浮在空气中的颗粒多。雾霾的消光作用也很强。灰霾和雾霾的主要区别在于空气湿度不同。通常湿度大于90%时称之为雾,而湿度小于80%时称之为霾,湿度为80%~90%时则为雾霾的混合体。不论是灰霾,还是雾霾,都是大量极微细尘粒或烟粒对空气的严重污染。

　　空气污染物的存在状态是非常复杂的,很多污染物以多种状态存在于空气中。例如SO$_2$、NO$_x$在空气中是以气态存在,但它们与NH$_3$反应生成硫酸铵和硝酸铵后,以颗粒态存在;PAH多数聚集在颗粒物表面以颗粒态存在,也可能以PAH蒸气存在于空气中。因此,在采样时,应该根据空气污染物的不同存在状态,应用不同的方法采样,以便获得正确的结果。

第四节　空气污染物浓度的表示方法

一、采气体积的计算和换算

　　在测定空气中有害物质时,不同现场的气象条件可能不同,为了使空气污染物的测定结果具有可比性,必须将采样体积换算成标准状况下的体积,再计算空气中有害物质的浓度。为此,在采集空气样品时,应记录采样时现场的气温和气压,然后根据气体方程换算成标准状况下的采样体积。

(一) 气态污染物采样体积计算

如下式所示:

$$V_{nd} = Q_n \times n = Q_S \times n \times \frac{PT_0}{P_0 T}$$

式中:V_{nd}为标准状况下采样体积,L;Q_n为标准状况下的采样流量,L/min;Q_S为采样时,未进行标准状况订正的流量计指示流量,L/min;T为采样时流量计前的气样温度,K;T_0为标准状况下气体的温度,273K;P 为采样时气样的气压,kPa;P_0 为标准状况下气体的压力,101.3kPa;n 为采样时间,min。

(二)颗粒物采样体积计算

如下式所示:

$$V_n = Q_n \times n$$

$$Q_n = Q_1 \times \sqrt{\frac{P_1 T_3}{P_3 T_1}} \times \frac{273 \times P_3}{101.3 \times T_3}$$

式中:V_n 为标准状况下采样体积,L;Q_n 为标准状况下,采样流量,L/min 或 m³/min;n 为采样时间,min;Q_1 为孔口校正器流量,L/min 或 m³/min;T_1 为孔口校准器校准时的气温,K;T_3 为采样时气温,K;P_1 为孔口校准器校准时的大气压,kPa;P_3 为采样时大气压力,kPa。

二、空气污染物浓度的表示方法

1. 质量体积表示法　每立方米空气中含有污染物的毫克数或微克数,即 mg/m³ 或 μg/m³。这是我国法定计量单位之一,可用于表示气体、蒸气和气溶胶状态空气污染物的浓度。

2. 体积表示法　每立方米空气中含有污染物的毫升数,即 ml/m³(百万分之一,ppm)。这种浓度表示方法仅适用于表示气体状态污染物和蒸气状态污染物的浓度,不适用于气溶胶状态污染物的浓度。

3. 个数、体积表示法　每立方米空气中含有多少个分子、原子或自由基,单位为个数/m³。通常用来表示空气中浓度水平极低的污染物的含量。

我国颁布的环境空气质量标准、工作场所空气质量标准、公共场所空气质量标准和室内空气质量标准,用 μg/m³ 或 mg/m³ 表示空气污染物的浓度,国外一些文献中有时以体积表示法(ppm 或 ppb)表示空气污染物的浓度。这两种浓度可按下式换算。由 ppm 换算成 mg/m³:

$$mg/m^3 = \frac{M \times ppm}{22.4}$$

式中,M 为污染物的摩尔质量,g/mol;22.4 是气体摩尔体积,即 1 摩尔气体在标准状况下的体积值,L。

第五节　空气中有害物质的卫生标准

为了预防空气中有毒有害物质对人体健康的危害,防止急性中毒、慢性中毒和远期危害的发生,为了控制污染,确保居住区空气、作业场所空气、公共场所空气和室内空气的质量,制订空气中有害物质的卫生标准具有十分重要的卫生学意义。

一、环境空气质量标准

环境空气质量标准是空气中有害物质的法定最高限值。它是防止空气污染,保护人群健康,评价空气污染程度,制订空气防护措施的法定依据。由于空气污染具有影响范围大、作用时间长、作用对象广泛(包括生活在污染区域范围内的所有居民)等特点,考虑到保护老、弱、病、幼、孕和敏感人群,应采用较灵敏的指标,所采用的标准比工作场所空气的卫生标准要更加严格。

1982 年,我国颁布了 GB 3095-82 大气环境质量标准,对总悬浮颗粒物、飘尘、SO$_2$、NO$_x$、CO、光化学氧化剂(O$_3$)制订了浓度限值,每一种污染物的标准均分为三级:

一级标准是为保护自然生态和人群健康,在长期接触情况下,不发生任何危害影响的空气质量要求。国家规定的自然保护区、风景游览区、名胜古迹和疗养地等地区应执行一级标准。

二级标准是为保护人群健康和城市、乡村的动植物,在长期和短期接触情况下,不发生伤害的空气质量要求。居民区、商业交通居民混合区、文化区、名胜古迹和广大农村等地区应执行二级标准。

三级标准是为保护人群不发生急、慢性中毒和城市一般的动植物(敏感者除外)正常生长的空气质量要求。适用于大气污染程度比较重的城镇和工业区以及城市交通枢纽、干线等地区。

1996 年,我国对 GB 3095-82 大气环境质量标准进行了修订;颁布了 GB 3095-96 环境空气质量标准。在原有 6 种污染物限值的基础上增加了 NO$_2$、铅、B[a]P 和氟化物的浓度限值,并将飘尘修改命名为可吸入颗粒物,光化学氧化剂改为 O$_3$。2000 年,我国对 GB 3095-1996 环境空气质量标准再次进行了修订,取消了 NO$_x$ 指标,同时对 NO$_2$ 和 NO 的浓度限值进行了修改。

2012 年,我国对 GB 3095-1996 环境空气质量标准再次进行了修订。制订、颁发了新标准 GB 3095-2012 环境空气质量标准(附录一),调整了环境空气功能分区,将三类区并入二类区;增设了 PM$_{2.5}$ 浓度限值和臭氧 8 小时平均浓度限值;调整了 PM$_{10}$、NO$_2$、铅和 B[a]P 的浓度限值;调整了数据统计的有效性规定。

GB 3095-2012 环境空气质量标准将环境功能区分为两类:一类区为自然保护区、风景名胜区和其他需要特殊保护的地区;二类区为居住区、商业交通居民混合区、文化区、工业区和农村地区。同时把每种污染物的浓度限值分为两级:一级标准是为保护自然生态和人群健康,在长期接触情况下不发生任何危害影响的空气质量要求,一类区执行一级标准;二级标准是为保护人群健康和城市、乡村的动、植物,在长期和短期接触情况下,不发生伤害的空气质量要求,二类区执行二级标准。

受生产周期、排放方式和气象条件等因素的影响,空气中有害物质的浓度经常变化,不同有害物质对机体的有害作用类型也不相同。因此,我国的 GB 3095-2012 环境空气质量标准规定了不同形式的浓度限值,如 1 小时平均浓度限值、24 小时平均浓度限值和年平均浓度限值等。①1 小时平均浓度限值是指任何 1 小时污染物浓度的算术平均值;其限值是指任何 1 小时内平均浓度的最高容许值。有些物质能使人或动物在短期内出现刺激、过敏或中毒等急性危害,对这类物质必须制订 1 小时平均浓度限值,这一浓度限值是确保接触者在短期内吸入该物质不至于发生上述任何一种急性危害的上限值;②24 小时平均浓度限值是指一个自然日 24 小时平均浓度的算术平均值,也称为日平均浓度;其限值是指任何一个自然日 24 小时平均浓度的最高容许值;③年平均浓度是指一个日历年内每天平均浓度的算术平均值;其限值是指任何一个日历年内各日平均浓度的算术均值的最高容许值。

对于具有慢性危害作用的物质,都应制订 24 小时平均浓度限值和年平均浓度限值,亦即经过长时间(数月、数年)的持续作用也不致使最敏感对象发生慢性中毒或出现蓄积现象以及远期效应,以达到防止污染物产生慢性和潜在性危害的目的。对于既能产生急性危害,又可导致慢性危害的物质,则制定了 1 小时平均浓度限值、24 小时平均浓度限值和年平均浓度限值。

附录二是一些国家和组织的大气环境质量标准。

二、工作场所空气质量标准

1979 年,我国颁布了 TJ 36-79 工业企业设计卫生标准,规定了车间空气中 120 种有害物质的最高容许浓度,对 111 项有毒物质和 9 类生产性粉尘在车间空气中的最高浓度作了规定;1988 ~ 1989 年补充了 32 项。2002 年对该标准作了修订,修订后的标准改称为 GBZ 2-2002 工作场所中有害因素职业接触限值。2007 年对 GBZ 2-2002 工作场所中有害因素职业接触限值又进行了修订,并将其分别编制为两个部分:①GBZ 2.1-2007 工作场所中有害因素职业接触限值(第 1 部分):化学有害因素;②GBZ 2.2-2007 工作场所中有害因素职业接触限值(第 2 部分):物理因素(见附录三、四)。

与 GBZ 2-2002 比较,GBZ 2.1-2007(第 1 部分)主要修改的内容是:①进一步明确了职业卫生标准所采用的概念及其定义;超限倍数及其应用;总粉尘、呼吸性粉尘和空气动力学直径的定义;化学物质的致癌性参考分类、标识及其应用;致敏性物质的标识及其应用;经皮标识的应用;②调整了某些标准值,如修订了乙腈、醋酸甲酯的接触限值;增订了百草枯、毒死蜱、氯乙酸、钡及其可溶性化合物、萤石混合性粉尘呼尘的接触限值;③删除了 GBZ 2-2002 中 47 种粉尘的 PC-STEL 值和 164 种化学物质的带 * 号的 PC-STEL 值;④增加参考致癌性标识 59 项,致敏性标识 9 项,经皮标识 10 项。

与 GBZ 2-2002 相比,GBZ 2.2-2007(第 2 部分)物理因素主要修改的内容是:①减少了高温作业分级和高温作业场所气象条件的卫生学评价指标;②增加了非电离辐射的工频电场、超高频辐射、微波辐射接触限值和噪声的接触限值;③调整了高温手传振动的接触限值;④将工作场所的物理因素的测量方法修订成独立的标准版本 GBZ/T 189-2007 工作场所物理因素测量。

职业接触限值(occupational exposure limit,OEL)是职业性有害因素的接触限制量值;指劳动者在职业活动中长期反复接触,对机体不造成急性或慢性有害健康影响的容许接触水平。化学因素的职业接触限值可分为时间加权平均容许浓度、最高容许浓度、短时间接触容许浓度和超限倍数。

1. 时间加权平均容许浓度(permissible concentration-time weighted average,PC-TWA) 以时间为权数规定的 8 小时工作日、40 小时工作周的平均容许接触浓度。

2. 最高容许浓度(maximum allowable concentration,MAC) 工作地点、在一个工作日内、任何时间有毒化学物质均不应超过的浓度。工作地点(work site)指劳动者从事职业活动或进行生产管理过程而经常或定时停留的地点。

3. 短时间接触容许浓度(permissible concentration-short term exposure limit,PC-STEL) 在遵守 PC-TWA 前提下容许短时间(15 分钟)接触的浓度。

4. 超限倍数(excursion limits) 对未规定 PC-STEL 的化学有害因素,在符合 8 小时时间加权平均容许浓度的情况下,任何一次短时间(15 分钟)接触的浓度均不应超过的 PC-TWA 的倍数值。

制订车间空气中有害物质的最高容许浓度的依据是:①有害物质的物理和化学特性资料;②动物实验和人体毒理学资料;③现场劳动卫生学调查资料;④流行病学调查资料。

制订过程一般先从毒理实验着手。首先应获得毒物毒性的基本资料,如进入途径、半数致死浓度(LC_{50})或半数致死剂量(LD_{50})、急性吸入阈浓度、毒作用特点与靶器官、蓄积毒性与体内代谢、有无致畸、致突变、致癌、致敏和迟发毒作用等。进而通过吸入染毒实验确定慢性毒性阈浓度。然后求出急性毒作用带、慢性毒作用带,选择一定的安全系数提出接触限值的初步建议。再根据生产现场空气中有害物质浓度测定资料与工人健康情况的观察等资料,以及参考生产技术的可能性,经综合分析确定合适的数据,经国家有关部门审批后列为国家卫生标准。最高容许浓度制订以后,在实施过程中通过对接触者健康状况的动态观察,结合有关毒理学资料的积累以及卫生技术水平的提高,将对标准不断修订。

三、室内空气质量标准

20 世纪 70 年代能源危机以来,西方国家开始重视室内空气质量(indoor air quality, IAQ)。为了节约能源,建筑物的气密性大大提高,导致通风率明显下降,室内空气污染事件时有发生,人们开始深入研究和探讨室内空气质量对人类健康的影响、室内污染物的种类、来源和防止污染的办法。

20 世纪 70~90 年代,新加坡、澳大利亚、日本、加拿大、挪威和美国等一些发达国家相继制订了有关的室内空气质量标准和室内空气质量推荐指南。我国于 20 世纪 70 年代末制订了职业安全的车间空气质量标准,80 年代末制订了公共场所室内空气质量标准,2002 年 12 月 18 日发布了 GB/T 18883-2002 室内空气质量标准(附录五),2003 年 3 月 1 日起开始实施。

我国室内空气质量标准是在环境卫生基准和流行病学调查基础上,进行广泛的调研和科学验证,以充分的科学数据为依据制定出来的。标准中规定的控制项目不仅有化学性污染,还有物理性、生物性和放射性污染。化学性污染物质中不仅有人们熟悉的甲醛、苯、氨等污染物质,还有可吸入颗粒物、二氧化碳、二氧化硫等 13 项化学性污染物质。标准的制定紧密结合我国的实际情况,既考虑到发达地区和城市建筑中的新风量、温度、湿度以及甲醛、苯等污染物质,也考虑了一些不发达地区使用原煤取暖和烹饪造成的室内一氧化碳、二氧化碳和二氧化氮的污染。标准中加入了"室内空气应无毒、无害、无异常臭味"的要求,使标准的适用性更强。

四、公共场所空气质量标准

公共场所(public place)是根据公众生活活动和社会活动的需要,人工建成的具有多种服务功能的封闭式(如宾馆、展览馆、电影院等)或开放式(如公园、体育场等)或移动式(如一些小型游乐场)的公共建筑设施,供公众进行学习、工作、休息、文体、交流、交际、购物、美容等活动。对公众来说,它是人为的生活环境(某些场所,如公园、休闲度假胜地等也有自然环境的属性),而对公共场所的从业人员来说,它又属于职业环境。室内空气污染是公共场所主要的卫生问题,室内空气中可能存在物理性、化学性、生物性和放射性因素,这些因素可导致人体不良建筑物综合征、各种过敏症状,甚至导致传染病与肿瘤。

1987 年,国务院颁布了《公共场所卫生管理条例》,次年又颁布了《旅店业卫生标准》等 11 项公共场所卫生标准。条例和标准的出台大大促进了我国卫生工作的法制化建设,对保障人民群众的身体健康起了重要作用。为了更好地贯彻《公共场所卫生管理条例》的精神,加强对各类公共场所的卫生监督管理,1996 年,我国颁布了《公共场所卫生标准》,使广大基层卫生监督单位能按照统一的标准对公共场所进行监督。为了解决我国公共场所所面临的实际问题,适应我国公共场所监督和管理发展的需要,2010 年我国出台了中华人民共和国国家标准《公共场所通用卫生要求》。该标准对公共场所的种类和分类进一步进行修改,将公共场所分为住宿、沐浴、美容美发、文化娱乐、体育健身、文化交流、购物交易、候诊和公共交通等8类场所,并将每类包含的各种公共场所进行定义。标准中所涉及的空气质量卫生指标包括室内温度、相对湿度、风速、新风量、CO、CO_2、PM_{10}、甲醛、氨、臭氧、TVOC、苯、甲苯、二甲苯、细菌总数、真菌总数和嗜肺军团菌等多项指标。同时还规定了集中空调通风系统送风卫生要求,规定了集中空调通风系统风管内表面、空气处理、输送设备表面卫生要求、空气净化消毒装置的卫生安全性指标和空气净化消毒装置的性能指标。

(原福胜 梁瑞峰)

本章小结

空气理化检验具有三大意义,有两种分类方法:①按照检验对象分为环境空气质量检验、工作场所空气质量检验、室内空气质量检验和公共场所空气质量检验;②按照检验目分为环境污染监测、特定目的监测和污染源监测三大类。空气理化检验的主要内容是检测颗粒物、无机污染物和有机污染物,快速检测,气象因素测定。空气理化检验有六项基本步骤:制订采样方案,确定检验项目,采样,样品保存与处理,样品分析,结果报告和评价。

介绍了空气污染的定义,重点讨论了空气污染的来源、分类和存在状态。按其属性分类,空气污染物分为物理性污染物、化学性污染物、生物性污染物和放射性污染物四大类;根据污染物的形成过程分类,空气污染物分为一次污染物和二次污染物两大类。空气污染物有气体、蒸气和气溶胶三种存在状态;它们可以某一种状态存在,也可同时以两种或三种状态共存。我国颁布实行了四大空气质量标准:环境空气质量标准,工作场所空气质量标准,室内空气质量标准和公共场所空气质量标准。我国主要用 mg/m³ 为单位表示空气污染物浓度,有的也用 ppm 为单位表示空气污染物浓度;两者的换算关系是:

$$mg/m^3 = \frac{M \times ppm}{22.4}$$

思考题

1. 空气理化检验有什么意义?
2. 简述空气理化检验分类方法。
3. 空气理化检验的主要内容是什么?
4. 空气理化检验工作有哪些基本步骤?
5. 什么是空气污染?
6. 我国的空气质量指数分为几级?有何意义?
7. 空气质量指数与空气污染指数有何不同?
8. 目前,与空气污染相关,影响全球环境的主要问题有哪些?
9. 空气污染物在空气中有哪几种存在状态?
10. 什么是一次污染物和二次污染物?
11. 常用来表示空气污染物浓度的单位有哪几种?它们之间有何数学关系?

第二章 空气样品的采集

空气污染物种类很多,存在状态复杂。受空气流动性的影响,空气污染物的浓度变化快。因此,正确采集空气样品(air sample),确保样品的代表性,是空气理化检验工作至关重要的技术环节。

采集空气样品前,要调查现场的污染状况,掌握污染物质的特点;要选择好采样点、采样时间、采样方法和采样仪器,计算采样量,尽量减免采样误差。在样品的运输、贮存、处理和分析等环节中,要确保样品均匀、稳定、不变质、不受污染。

第一节 采样点的选择

采集空气样品的地点称为采样点(sampling site)。采样点选择正确与否,直接影响样品的代表性和真实性。实际工作中,要根据检验目的要求,在室内外环境、在工作场所(workplace)或者在公共场所选择采样点。

一、环境空气样品采样点的选择

环境空气质量监测有三个主要目的:一是判断和评价环境空气质量状况,为编写环境空气质量状况评价报告提供数据;二是研究环境空气质量的变化趋势,为开展环境空气污染的预测预报提供依据,为修订环境空气质量标准提供基础资料和依据;三是为制定全国环境空气污染防治规划和对策提供依据。选择环境空气样品采样点之前,要根据监测目的对现场进行调查研究,收集基础资料。要分析被监测地区多年来环境空气的质量状况和变化趋势,分析监测地区产业和能源的结构特点,了解当地人口分布情况、地形条件和气象条件等因素,按照 HJ 664-2013 环境空气质量监测点位布设技术规范(试行)的要求选择采样点,根据 GB 3095-2012 环境空气质量标准确定采样时间(sampling duration)和采样频率。

(一)环境空气污染采样调查

固定污染源和流动污染源排放的污染物扩散进入环境空气,其扩散速度与排放量、时间、空间、气象、季节和地形等因素有关。在设计采样方案和选择采样点前,应全面调查监测区域污染源的类型和位置、主要排放的污染物、排放量、排放高度等情况;调查监测区域的土地利用、功能分区、人口分布以及人群健康等资料;调查地形资料和气象资料,如地区位置、风向、风速、气温的变化等。根据监测目的,合理选择空气样品的采样点,使采集的样品具有代表性和真实性。

(二)采样点的选择

1. 布设原则

(1)代表性:选择的采样点能客观反映一定空间范围内环境空气的质量水平和变化规

律,客观评价区域环境空气状况,满足为公众提供环境空气状况健康指引的需求。

(2)可比性:同类型采样点设置条件尽可能一致,使各个采样点获取的数据具有可比性。

(3)整体性:综合考虑各种因素,在布局上应反映城市主要功能区和主要污染源空气质量的现状和变化趋势,从整体出发合理布局,采样点之间相互协调。

(4)前瞻性:要结合城乡建设规划布设采样点,使选择的采样点能兼顾未来城乡空间格局的变化趋势。

(5)稳定性:采样点位置一经确定,原则上不应变更,以保证监测的连续性和可比性。

2. 布设方法

(1)网格布点法:将监测区域均匀划分成若干个网状方格,在两条直线的相交处或网格中心设置采样点。用该法设点采样,其检测结果能较好地反映污染物的空间分布。在城市环境空气质量评价工作中,要采用城市加密网格设点采样,也就是说,将城市建成区均匀划分成若干个加密网格,单个网格不大于 $2km \times 2km$,再在每个网格中心或网格线的交点上设置采样点。

(2)模式模拟计算布点法:通过分析污染物扩散、迁移及转化规律,预测污染分布状况,合理设置采样点。

(3)功能分区布点法:将监测区域划分为工业区、商业区、居住区、工业和居住混合区、清洁区等,再根据具体污染情况、人力和物力条件,在各功能区设置一定数量的采样点。该法多用于区域性常规监测。

(4)同心圆布点法:以污染群的中心或特定的污染源为中心,在污染源四周不同方位的不同距离地点设置采样点。该法适用于受单一污染源或多个污染源构成的一个污染群所影响地区布设采样点。

(5)扇形布点法:以污染源所在位置为顶点,在主导风向的下风向的扇形区域不同距离设置采样点。此法适用于孤立的高架点源,而且主导风向明显的地区。

对于建筑物沿山坡层层分布的城市,除了设置水平采样点外,还需设置一些垂直采样点,以掌握有害物质的垂直分布情况。在实际工作中,往往以一种布点方法为主,兼用其他方法进行综合布点,使采样网点布设更加完善合理。

3. 布设要求 环境空气采样点主要分为五类:环境空气质量评价城市点,环境空气质量评价区域点,环境空气质量对照点,污染监控点和路边交通点。不同类别的采样点,采样布设要求也不同。

(1)环境空气质量评价城市点:环境空气质量评价城市点(urban assessing stations)是为监测城市建成区空气质量的整体状况和变化趋势而设置的采样点;采用城市加密网格点或模式模拟计算布置采样点;应用这类采样点的测定结果评价城市环境空气质量。要求在城市的建成区内相对均匀分布采样点,在全部建成区设置采样点,根据城市建成区的面积和人口数量,确定采样点的最少数量(表2-1)。

表2-1 环境空气质量评价城市点采样设置数量要求

建成区城市人口(万人)	建成区面积(km^2)	最少监测点数
<25	<20	1
25~50	20~50	2

续表

建成区城市人口（万人）	建成区面积（km²）	最少监测点数
50～100	50～100	4
100～200	100～200	6
200～300	200～400	8
>300	>400	每 50～60km² 建成区面积设 1 个采样点，不少于 10 个点

（2）环境空气质量评价区域点和背景点：环境空气质量评价区域点（regional assessing stations）是为监测区域范围空气质量状况和污染物区域传输及影响范围而设置的采样点；环境空气质量背景点（background stations）是为监测国家或大区域范围环境空气质量的本底水平而设置的采样点。区域点和背景点都要远离城市建成区和主要污染源，区域点原则上应离开 20km 以上，背景点原则上应离开 50km 以上。区域点和背景点的海拔高度要选择适当。在山区，区域点和背景点应位于局部高点，避免受到局部地域空气污染物的干扰，避免近地面逆温层等气象条件的影响；在平缓地区，区域点和背景点应设置在开阔地点的相对高地，避开空气沉积的凹地。区域点和背景点的数量由国家环境保护行政主管部门根据国家规划设定，其中区域点的设置点数还需兼顾区域面积和人口因素，各地方根据环境管理需要，可申请增加。

（3）污染监控点：城市的主要固定污染源和工业园区往往是城市的污染源聚焦区。污染监控点（source impact stations）是为监测本地区污染源聚集区对当地环境空气质量的影响而设置的采样点。污染源排放污染物，对周围区域的环境空气造成污染，其污染程度与风向、风速和污染物的排出高度直接相关。

1）风向和风速的影响：风向通常记录为北、东北、东、东南、南、西南、西和西北八个方位。在风向的长期观测记录中，从某个方位吹来的风的重复次数与各个方位吹来的风的总次数的百分比称为风向频率。风向频率最高的风向称为主导风向。

当各方位风向的平均风速相差不大时，从污染源排出的废气对周围地区的污染程度受主导风向的影响最大，主导风向的下风向区域是严重污染区，风向频率最小风向的下风向是污染最轻的区域，其他区域受污染程度介于两者之间。

如果各个方位风向平均风速相差较大，分析污染源周围区域受污染情况时，必须考虑风向和风速两个因素的综合影响。一个地区受污染的程度与风向频率成正比，与风速成反比，可以用烟污强度系数和烟污强度系数百分比来衡量，计算方法如下：

$$烟污强度系数 = \frac{某方位的风向频率（\%）}{该方位的平均风速（m/s）}$$

$$烟污强度系数百分比（\%） = \frac{某方位烟污强度系数}{各个方位烟污强度系数总和} \times 100$$

烟污强度系数百分比值是污染源周围地区受污染程度的判断指标，若污染源某方向（例如南方）的烟污强度系数百分比值越大，那么它的相反方向（北方）受污染就越严重，如此类推。

2）废气排出高度的影响：废气排出后，其排出量、排出高度、排出口的风速等因素直接影响废气的落地距离和最人落地浓度。废气的排出高度是指烟囱本身的高度与烟气排出烟囱口后上升高度之和,也就是烟波中心轴至地面的距离(图2-1)。当其他条件相同时,烟囱越高,废气有效排出高度越高,排出口风速越大,烟波接触地面时的断面越大,烟气中的有害物质越容易扩散稀释,烟气接触地面时,距离烟囱也越远,其有害物质浓度也就越低。反之,烟气中的有害物质越不容易稀释、扩散,地面受到的污染越严重。图2-1表明,与低烟囱比较可见,高烟囱排放的污染物接触地面时距离污染源更远(OB > OA)、断面更大(BD > AC),浓度更低。

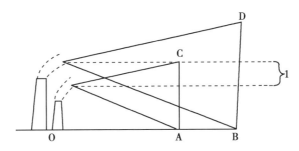

图2-1　废气排出高度对落地浓度和落地距离的影响

3)采样布点要求:在对人体健康可能造成影响的污染物高浓度区域,要设置采样点;在对环境空气质量产生明显影响的主要固定污染源地区,也要设置采样点;要以捕捉最大污染特征为原则设置采样点;在排放源,要依据排放的强度和主要污染项目设置采样点;在污染最严重的季节,要在主导风向的下风向和第二主导风向的下风向的最大落地浓度区域内设置采样点;对于固定污染源较多并且比较集中的工业园区,要在主导风向的下风向和第二主导风向的下风向工业园区边界地点设置采样点。

(4)路边交通采样点:路边交通采样点(traffic stations)是为监测道路交通污染源对环境空气质量的影响而设置的采样点。一般要求在行车道的下风侧设点;根据车流量的大小、车道两侧的地形和建筑物的分布等情况确定路边交通点的位置;采样口距离道路边缘不得超过 20m。

4. 采样点的具体要求

(1)采样点周围环境要求

1)采样点附近的土地使用状况和地质条件相对稳定。所在地点应避免受山洪、雪崩、山林火灾和泥石流等灾害影响,安全防火措施和通信线路有保障,周围无强大的电磁干扰。

2)点式采样仪器的采样口周围无障碍物,以免影响监测光束发射和接受;采样点与建筑物的距离应大于建筑物高度的 2 倍;采样点水平线与周围建筑物高度的夹角应小于 30°;采样口周围水平面应保证 270°以上的捕集空间,如果采样口一边靠近建筑物,也应保证 180°以上的自由空间。

3)区域点和背景点周边向外的大视野需 360°开阔,1 ~ 10km 方圆距离内应没有明显的视野阻断。

(2)采样口位置要求:

1)对于手工采样,采样口离地面的高度为 1.5 ~ 15m;对于自动监测,采样口或监测光束离地面的高度应在 3 ~ 20m;对于路边交通点,采样口离地面的高度应在 2 ~ 5m。若所选监测点位周围半径为 300 ~ 500m,建筑物平均高度在 25m 以上,其采样口高度可以在 20 ~ 30m 内选取。

2）在建筑物上安装监测仪器时，监测仪器的采样口离建筑物墙壁、屋顶等支撑物表面的距离应大于 1m。

3）使用开放光程监测仪器进行质量监测时，在监测光束能完全通过的情况下，对于日平均机动车流量少于 10 000 辆的道路，允许监测光束从道路上空穿过；对监测结果影响不大的小污染源、少量未达到间隔距离要求的树木或建筑物，允许监测光束从其上空穿过，穿过的合计距离不能超过监测光束总光程长度的 10%。

4）当某采样点需设置多个采样口时，颗粒物采样口与其他采样口之间的直线距离应大于 1m；若使用大流量总悬浮颗粒物采样装置采样时，采样口之间的直线距离应大于 2m。

5）对于环境空气质量评价城市点，采样口周围至少 50m 范围内无明显固定污染源，为避免车辆尾气等对监测结果的干扰，采样口与道路之间的最小间隔距离应遵循表 2-2 的相关规定。

表 2-2　仪器采样口与交通道路之间最小间隔距离

道路日平均机动车流量	采样口与交通道路边缘之间的最小间隔距离（m）	
（车辆数）	PM_{10}、$PM_{2.5}$	SO_2、NO_2、CO、O_3
≤3000	25	10
3000～6000	30	20
6000～15 000	45	30
15 000～40 000	80	60
>40 000	150	100

（三）采样时间和采样频率

采样时间（sampling duration）是指从采样开始到结束所持续的时间。采样频率是指在一定时间范围内的采样次数。GB3095-2012 环境空气质量标准中涉及的污染物，可根据污染物浓度数据的有效性规定，确定相应污染物的采样时间和采样频率。对其他污染物的监测，应根据监测目的、污染物浓度水平及监测分析方法的检出限，确定其采样频率和采样时间。要获得 1 小时平均浓度值，采样时间不能少于 45 分钟；要获得 8 小时平均浓度值，采样时间不能少于 6 小时；要获得日平均浓度值，气态污染物的累积采样时间不应少于 20 小时，颗粒物则须连续采样 24 小时。

短时间内所采集的空气样品缺乏代表性，对样品的监测结果只适用于突发污染事件、初步筛查等情况的应急监测，不能反映待测物浓度随时间的变化情况。要获得具有代表性的结果，减少误差，可以采取两种方式：一是增加采样频率，每隔一定时间采样测定一次，取多个试样测定结果的平均值作为代表值，这种采样称为间断采样。若采样频率安排合理，间断采样的测定结果具有较好的代表性。二是增加采样时间，即连续采样，我国环境空气质量手工监测技术规范中介绍了 24 小时连续采样，即 24 小时连续采集一个环境空气样品，以监测污染物的日平均浓度；或使用自动采样仪器进行连续自动采样，其监测结果能很好地反映污染物浓度的变化，可以获得任何时间段中待测物浓度的代表值或平均值。

二、工作场所空气样品采样点的选择

采集工作场所空气样品，也需要根据监测目的，正确选择采样点、采样对象、采样方法和采样时间。工作场所空气样品监测的主要目的是:①了解工作场所环境空气污染状况,评价其环境卫生条件,为改善工作环境、制定卫生标准提供科学依据;②鉴定和评价卫生技术设施如通风等的效果,为厂房设计等提供依据;③调查职业中毒原因。根据检测目的的不同,工作场所空气监测主要分为评价监测、日常监测、监督监测和事故性监测。

(一)工作场所空气污染调查采样

工作场所(workplace)是劳动者进行职业活动的地点。为了使采集的样品具有代表性,检测结果能反映工作场所空气中有害物质真实浓度,采样前必须对工作场所进行现场调查,在了解工艺流程、工作人员的工作状况、工作场所空气中有害物质的存在状态等基础上,遵循 GBZ159-2004 工作场所空气中有害物质监测的采样规范,合理选择采样点。现场调查主要包括:①了解工作过程中会使用的化学物质,如原料、辅助材料,以及生产的产品、副产品和中间产物等的种类、数量、纯度及其理化性质等;②了解工作流程,如工作过程中投放物质种类、投料方式、生产工艺、生产方式和设备情况等,从而了解生产过程中产生的有害物质的种类和逸散情况以及有害物质在环境中的存在状态;③了解劳动者的工作状况,如劳动者人数、工作地点停留时间、工作方式、接触有害物质的程度、频率及持续时间等;④了解工作场所的卫生状况、环境条件、卫生防护设施及其使用情况、个人防护设施及使用状况等。

(二)采样点的选择

工作场所采样点是指根据监测需要和工作场所状况,选定具有代表性的、用于采集空气样品的工作地点(work site)。针对工作场所空气的采样,GBZ159-2004 规范了采样点的选择、不同监测类型的采样要求等。

1. 采样点的选择原则

(1)应该选择有代表性的工作地点,包括空气中有害物质浓度最高、劳动者接触时间最长的工作地点。

(2)在不影响劳动者工作的情况下,采样点尽可能靠近劳动者,空气收集器应尽量接近劳动者工作时的呼吸带。

(3)采样点应设在工作地点的下风向,远离排气口,远离可能产生涡流的地点。

(4)在评价工作场所防护设备的防护效果时,应根据设备的情况选定采样点。

2. 采样点的数量

(1)按照产品的生产工艺流程,凡是逸散或存在有害物质的工作地点,至少要设置 1 个采样点。

(2)一个有代表性的工作场所内有多台同类生产设备时,按 1~3 台设置 1 个采样点,4~10 台设置 2 个采样点,10 台以上的至少设置 3 个采样点。

(3)对于一个有代表性的工作场所,有 2 台以上不同类型的生产设备,逸散出同一种有害物质时,采样点应设置在逸散有害物质浓度大的设备附近的工作地点;逸散不同种有害物质时,应在逸散待测物的设备处设置采样点,并参照"(2)"的规定,确定采样点的数量。

(4)劳动者在多个工作地点工作时,每个工作地点都要设置 1 个采样点。劳动者流动工作时,在其流动的范围内,一般每 10m 设置 1 个采样点。仪表控制室和劳动者休息室,至少设置 1 个采样点。

3. 采样时间和采样频率 必须在正常工作状态和环境下进行采样,避免人为因素的影响。对于空气污染物浓度随季节发生变化的工作场所,应将空气污染物浓度最高的季节选择为重点采样季节。在工作周内,应将空气中有害物质浓度最高的工作日选择为重点采样日。在工作日内,应将空气待测物浓度最高的时段选择为重点采样时段。

对于不同的职业接触限值规定,采样时间和采样频率有所不同。职业接触限值为最高容许浓度时,采样时间一般不超过 15 分钟,当劳动者实际接触时间不足 15 分钟时,按实际接触时间进行采样;职业接触限值为短时间接触容许浓度时,采样时间一般为 15 分钟,不足 15 分钟时可增加采样次数;职业接触限值为时间加权平均容许浓度时,根据工作场所空气中有害物质浓度的存在状况,一般采用个体长时间采样或定点采样。定点采样可以采用长时间采样或短时间采样。若劳动者固定在一个工作地点工作时,定点长时间采样可以为全工作日连续一次性采样,或全工作日进行 2 次或 2 次以上采样,每次采样时间在 1 小时以上;短时间采样则在空气中有害物质不同浓度的时段进行采样,每次采样 15 分钟。若劳动者在一个以上工作点工作时,需在每个工作点分别设定采样点、在空气中有害物质浓度最高的时段进行采样,每次采样 15 分钟。

对于不同的空气监测目的,采样时间和采样频率亦有所不同。开展评价监测时,污染物的职业接触限值为时间加权平均容许浓度时,应连续采样 3 个工作日,其中包括有害物质浓度最高的工作日;职业接触限值为短时间接触容许浓度或最高容许浓度时,应在一个工作日内有害物质浓度最高的时段进行采样,连续采样 3 个工作日。开展日常和监督监测时,污染物职业接触限值为时间加权平均容许浓度时,在空气中有害物质浓度最高的工作日采集一个工作班;职业接触限值为短时间接触容许浓度或最高容许浓度时,在一个工作班内空气中有害物质浓度最高的时段进行采样。事故性监测应持续监测,直至空气中有害物质浓度低于短时间接触容许浓度或最高容许浓度。

在所选择的每个采样点都应采集平行样品。即在相同条件下,用同一台采样器(两个收集器的进气口相距 5～10cm)同时采集两份样品。当平行样品测定结果的偏差不超过 20% 时,所采样品为有效样品,否则为无效样品。如果现场空气污染物的浓度受周围环境影响很大,平行样品测定结果的偏差超过了 20%,此时可用多次单个采样分析结果的平均值或浓度波动范围来表示现场污染物的浓度。平行样品测定结果的偏差计算公式为:

$$D = \frac{2(c_1 - c_2)}{(c_1 + c_2)} \times 100$$

式中,D 平行样品测定结果的偏差;c_1、c_2 分别为两个平行样品中有害物质浓度测得值。

三、室内空气样品采样点的选择

室内空气是指人们工作、生活、社交及其他活动所处的相对封闭的空间,包括住宅、办公室、学校教室、医院、候车(机)室、交通工具、体育和娱乐等活动场所。为了正确反映室内空气污染物的污染程度,我国 GB/T 18883-2002 室内空气质量标准、HJ/T 167-2004 室内环境空气质量监测技术规范和 GB 50325-2010 民用建筑工程室内环境污染控制规范规定了室内环境污染物检测布点和采样的要求。

(一) 采样点选择的原则

室内空气的采样点应均匀分布,避开通风道和通风口,离墙壁距离应大于 0.5m。采样点的高度原则上与人的呼吸带高度相一致,相对高度 0.5～1.5m;亦可根据房间的使用功能、人群的高低以及在房间立、坐或卧时间的长短,来选择采样高度。

(二)采样点的数量

采样点的数量根据室内面积大小和现场情况确定,原则上小于 $50m^2$ 的房间应设 $1\sim3$ 个点;$50\sim100m^2$ 设 $3\sim5$ 个点;$100m^2$ 以上至少设 5 个点。采样点设在对角线上或梅花式均匀分布,当房间内有 2 个及其以上的采样点时,应取各点检测结果的平均值作为该房间的检测值。

对于民用建筑工程验收,应抽检每个建筑单体有代表性的房间的室内环境污染物浓度,氡、甲醛、氨、苯、TVOC 的抽检数量不得少于房间总数的 5%,每个建筑单体不得少于 3 间,当房间总数少于 3 间时,应全数检测。凡进行了样板间室内环境污染物浓度测试结果合格的,抽检数量减半,但不得少于 3 个房间。每个房间的检测点数按表 2-3 进行设置,采用对角线、斜线、梅花状均衡布点,并取各点检测结果的平均值作为该房间的检测值。

表2-3 民用建筑工程验收的室内环境污染物浓度检测点数设置

房间使用面积(m^2)	检测点数量(个)
<50	1
50~100	2
100~500	不少于 3
500~1000	不少于 5
1000~3000	不少于 6
≥3000	不少于 9

(三)采样时间和采样频率

年平均浓度至少连续或间隔采样 3 个月;日平均浓度至少连续采样 18 小时;8h 平均浓度至少连续采样 6 小时;1 小时平均浓度至少连续采样 45 分钟。经装修的室内环境,应在装修完成 7 天以后采样,一般建议在使用前采样监测。

对于采用集中空调的室内环境,空调应正常运转,有特殊要求的可根据现场情况和要求确定。室内空气质量标准要求采样前至少关闭门窗 12 小时,而民用建筑工程验收要求更宽松,仅要求关闭门窗 1 小时。

四、公共场所空气样品采样点的选择

公共场所空气监测分为公共场所的发证监测、复证监测和经常性卫生监测,主要是监测和评价经营单位公共场所的卫生状况,确定是否可以发放卫生许可证,促使卫生状况的巩固和提高。

1. 采样点选择的原则 公共场所空气监测通常选择在公共场所人群经常活动,且停留时间较长的地点进行。采样点要考虑现场的平面布局和立体布局,高层建筑物的立体布点应有上、中、下三个监测平面,并分别在三个平面上布点;采样点应避开人流通风道和通风口,距离墙壁 $0.5\sim1m$,高度 $0.8\sim1.2m$;可采用交叉、斜线或梅花式的方法进行布点。

2. 采样点数量和高度 不同性质和规模的公共场所,采样点的数量和采样高度有不同的规定。表 2-4 列出了一些重要的公共场所对于采样点数量和高度的要求。

表 2-4　公共场所空气采样点的数量和高度要求

公共场所类型	采样点数量	采样高度（m）
旅游业	客房间数≤10,客房数5%~10%； 客房间数>100,客房数1%~5%	0.8~1.2
文化娱乐场所	座位数≤300,1~2个采样点；≤500,2~3个采样点；≤1000, 3~4个采样点；>1000,5个采样点	1.2
舞厅、游艺厅、茶座、酒吧、咖啡厅	面积≤50m²,1个采样点；≤100 m²,2个采样点； ≤200m²,3个采样点；>200m²,3~5个采样点	舞厅1.5,其他 场所1.2
公共浴更衣室	床或位数≤100个,1个采样点；>100个,2个采样点	0.8~1.2
理发店、美发店	座位数≤10个,1个采样点；≤30个,2个采样点； >30个,3个采样点	1.2~1.5
游泳馆、体育馆	观众座位数<1000个,3个采样点； 1000~5000,5个采样点；>5000,8个采样点	1.2

3. 采样时间和采样频率　开展发证监测和复证监测时,要监测1天,上午、下午和晚上各采样一次;或者在营业前、营业中和营业结束前各采样一次。开展经常性卫生监测时,只进行一次性监测或者在营业高峰时间内监测一次。开展公共场所卫生学评价时,要连续监测3天。上述监测每次均应采集平行样品。

第二节　气态污染物的采样方法

气态污染物的采样方法通常分为直接采样法和浓缩采样法两大类。

一、直接采样法

直接采样法(direct sampling method)又称为集气法,是将空气样品直接采集在合适的空气收集器(air collector)内,再带回实验室进行分析,空气样品中的待测物质没有浓缩。该方法适用于空气污染物浓度较高、分析方法灵敏度较高和现场不宜使用动力采样的情况,其测定结果代表空气中有害物质的瞬间浓度或短时间内的平均浓度。根据所用采样容器和操作方法的不同,直接采样法可分为塑料袋采样法、注射器采样法、置换采样法和真空采样法。

(一)塑料袋采样法

该法选用塑料袋作为采样容器。所选用的采样容器对所采集的空气污染物应不反应、不吸附、不渗透;聚四氟乙烯、聚氯乙烯、聚乙烯、聚酯树脂和铝箔复合塑料袋常用作采样容器;采样袋的死体积不应大于总体积的5%。

在采样现场,先用大注射器或手抽气筒向塑料袋内注入现场空气,清洗塑料袋数次后,挤压排尽残余空气,重复3~5次,再注入现场空气,密封袋口,带回实验室分析。塑料袋使用前应检查采气袋的气密性;将其充气后,放入水中,看是否有气泡产生。采样时,袋内保持干燥。

(二)注射器采样法

注射器采样法(syringe sampling method)一般选用50ml或100ml注射器作为采样容器。

注射器的死体积要小、气密性要好。在采样现场,先抽取现场空气将注射器清洗3~5次,再采集现场空气,密闭,带回实验室分析。在运输和保存过程中,注射器的进气端朝下,注射器活塞端在上方,保持近垂直状态,利用注射器活塞自身的重量,使注射器内空气样品处于正压状态,以防外界气体渗入注射器,影响空气样品浓度和污染样品。用气相色谱法分析空气污染物时,常用注射器采样法采集空气样品。

(三) 置换采样法

置换采样法(substitution sampling method)以集气瓶、集气管为采样容器,在采样点将采气动力或100ml大注射器与采样容器连接,打开集气瓶活塞,抽取其容积6~10倍的现场空气,将瓶内空气完全置换后,再采集现场空气样品,密闭,带回实验室分析。

(四) 真空采样法

真空采样法(vacuum sampling method)选用500~1000ml耐压玻璃或不锈钢真空集气瓶和采样罐作为采样容器。采样前,先用真空泵将采样容器抽真空,使其中的剩余压力小于133Pa。采样时将活塞慢慢打开,待现场空气充满集气瓶后,关闭活塞,带回实验室分析。真空采样装置见图2-2。

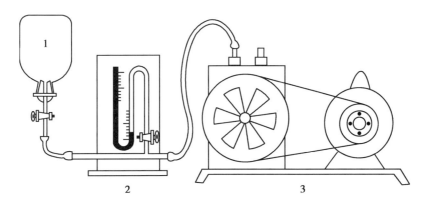

图2-2　真空采样装置
1. 集气瓶;2. 闭口压力计;3. 真空泵

按下式计算真空采样法的采样体积:

$$V = V_b \times \frac{P_1 - P_2}{P_1}$$

式中,V 为实际采样体积,ml;V_b 为集气瓶体积,ml;P_1 为采样时采样点的大气压力,kPa;P_2 为集气瓶内的剩余压力,kPa。

抽真空时,应将集气瓶放于厚布袋中,以防集气瓶炸裂伤人。为防止漏气,活塞应涂渍耐真空油脂。

直接采样法简单方便,但要注意防止采样容器内壁的吸附和解吸。如一般塑料袋吸附二氧化硫、氧化氮、苯系物和苯胺等,使被测组分浓度降低,要选用经特殊处理的塑料袋或聚四氟乙烯塑料袋作为采样容器。用直接采样法采集的空气样品应该尽快测定,避免组分与器壁反应、吸附、解吸和渗漏等,防止待测组分浓度变化。

二、浓缩采样法

浓缩采样法(concentrated sampling method)是大量空气样品通过空气收集器时,其中的待测物被吸收、吸附或阻留,富集在收集器中的采样方法。空气中待测物浓度较低、分析方法灵敏度较低时,要用浓缩法采样,其测定结果代表采样时间内待测物质的平均浓度。

对于气态污染物,浓缩采样法主要有溶液吸收法、固体填充柱采样法、低温冷凝浓缩法和无动力(无泵)采样法。前三种为有动力采样法,在采样时,利用抽气泵提供采样动力,将空气样品中的待测物采集在收集器的吸收介质中而被浓缩,其采样仪器主要由收集器、流量计和抽气动力三部分组成。无动力(无泵)采样法又称被动式采样法(passive sampling method),是利用气体分子的扩散或渗透作用,使其到达吸收液中或吸附剂表面而被吸收或吸附,无需抽气动力,多用于个体采样监测。

(一)溶液吸收法

溶液吸收法(solution absorption method)以吸收管为采样容器(收集器),以液体介质为吸收液,以抽气泵为动力进行采样,利用空气中待测物能迅速溶解于吸收液,或与吸收液迅速反应,生成稳定化合物而被采集的采样方法。

1. 溶液吸收采样原理 在动力作用下,空气样品被吸入吸收液,形成许多气泡。由于气泡中待测物的浓度高于气-液界面上的浓度,分子的高速运动和浓度梯度促使待测物分子迅速向气-液界面扩散,接触吸收液后被吸收,并与空气分离(图2-3)。

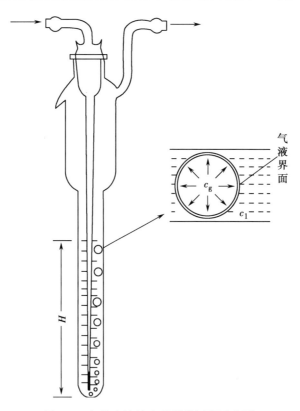

图2-3 气体在溶液中的吸收过程示意图

在溶液中,待测物的吸收速度为 v:

$$v = A \times D \times (c_g - c_l)$$

式中,A 为气-液接触面积;D 为气体的扩散系数;c_g 为平衡时气相中待测物的浓度;c_l 为平衡时液相中待测物的浓度。

吸收速度与气-液接触面积成正比,增加气-液接触面积可以提高吸收效率。空气样品以气泡状态通过吸收液,其气-液接触面积为:

$$A = \frac{6Q \times H}{d \times v_{g}}$$

式中,Q 为采气流量;H 为吸收管中液体的高度;v_{g} 为气泡通过吸收液的速度;d 为气泡的平均直径。

因此,采气流量一定时,增加吸收管中液体的高度、减小气泡的直径、降低气泡通过吸收液的速度,可以增加气-液接触面积(A),从而提高采样效率(v)。

2. 吸收液的选择　常用的吸收液有水、水溶液和有机溶剂等,一般遵循以下原则选择吸收液:

(1)吸收液应对待测物的溶解度较大,或与待测物快速反应。酸性吸收液可用于采集吸收碱性待测物,碱性吸收液可用于吸收酸性待测物;最理想的吸收液既是待测物的吸收液,又是待测物的显色剂。例如,测定二氧化氮时,选择对氨基苯磺酸-盐酸萘乙二胺的醋酸溶液为吸收液,不仅可以吸收空气中的二氧化氮,还可边采样,边显色。

(2)采集的待测物在吸收液中应有足够长的稳定时间。例如,采集空气中的甲醛时,用硫酸溶液或酚试剂水溶液作吸收液,甲醛至少可稳定 24 小时;但用水作吸收液,甲醛在水中不稳定,放置 24 小时降解约 70%。可见,不能选择水作吸收液采集空气中的甲醛。

(3)吸收液成分不影响分析测定。以甲醇为吸收液采集空气中有机磷农药时,采集效率很高,但用酶化学法测定样液时,高浓度的甲醇抑制酶的活性,影响有机磷农药的分析测定,不可选用高浓度的甲醇为吸收液。

(4)选用价廉、易得的吸收剂,尽量选用无毒无害的吸收剂。

3. 采样容器　溶液吸收法常用的采样容器有气泡吸收管、多孔玻板吸收管和冲击式吸收管。气泡吸收管用于采集气体和蒸气状态的空气污染物;多孔玻板吸收管既可采集气体和蒸气状态的污染物,也可以采集雾状空气污染物,还可采集颗粒较小的烟状污染物。由于大颗粒容易堵塞进气孔隙,增大采样阻力,因此,多孔玻板吸收管不能用于采集颗粒较大的烟和尘。冲击式吸收管只能采集气溶胶状态空气污染物质,不适合采集气体和蒸气态物质,本章第三节介绍了"冲击式吸收管采样方法"。

采样前,要检查采样容器的气密性,并测定其采样效率(吸收效率);若单个吸收管的采样效率 <95%,达不到采样要求,应该串联两个吸收管进行采样。

(1)气泡吸收管:气泡吸收管分为大型气泡吸收管和小型气泡吸收管两种。小型气泡吸收管只能盛放 1~3ml 吸收液,采样速度一般为 0.3L/min;大型气泡吸收管可盛放 5~10ml 吸收液,采样速度一般为 0.5~1.5L/min。气泡吸收管由外管和内管两部分组成(图 2-4)。外管直径上大下小,上部直径较大,可以避免吸收液随气流溢出,下部直径较小,增加了吸收液的液柱高度,有利于提高采样效率。气泡吸收管的内管插于外管中,距管底距离为 4.5mm±0.5mm,出气口内径为 1.0mm±0.1mm。

(2)多孔玻板吸收管:多孔玻板吸收管分为直型和 U 型两种形状(图 2-5),可盛放 5~10ml 吸收液,采样速度一般为 0.1~1.0L/min。采样时,空气进入吸收液形成气泡,经过多孔玻板上的微孔时,大气泡分散成为许多小气泡,增大了气-液接触面积,减缓了气泡的运动速度,从而提高了对空气污染物的采样效率,通常用单管采样就可满足采样效率的要求。

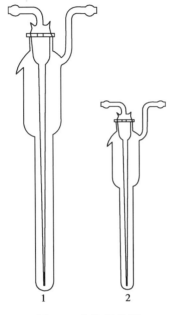

图 2-4 气泡吸收管

1. 大型气泡吸收管;2. 小型气泡吸收管

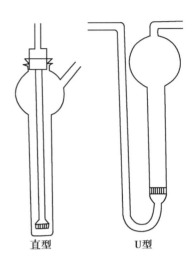

图 2-5 多孔玻板吸收管

由于大颗粒容易堵塞进气孔隙,增大采样阻力,不能使用多孔玻板采集颗粒较大的烟和尘。多孔玻板吸收管使用一段时间后,需检查采样时气泡的分布情况和阻力大小。采样时,多孔玻板上产生的气泡应分布均匀。当装有 10ml 吸收液时,若为连续采样,在规定采样流量下,阻力应为 6.7kPa ± 0.7kPa;若为间断采样,采样流量为 0.5L/min 时,阻力应为 4.7kPa ± 0.7kPa。

(二) 固体填充柱采样法

固体填充柱采样法(solid adsorbent sampling method)是利用空气通过固体填充柱时,其中的待测物被固体填充剂吸附、阻留,从而达到采集、浓缩的目的。采样后,将待测物解吸或洗脱,供测定用。

1. 采样原理 固体填充柱通常是内径 3 ~ 6mm、长度 60 ~ 150mm 的玻璃管,里面充填填充剂,两端用玻璃棉固定后,熔封管口,并套上塑料帽(图 2-6),采样速度为 0.1 ~ 0.5L/min。

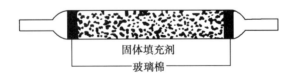

固体填充剂

玻璃棉

图 2-6 固体填充柱示意图

填充剂通常是一种具有较大比表面积的颗粒状多孔物质,有较强的吸附能力。吸附作用通常包括物理吸附和化学吸附。物理吸附主要是通过分子间的吸引力而产生吸附作用,吸附较弱;化学吸附主要是通过分子间的亲和力而形成的吸附作用,吸附更强。

2. 填充剂种类和选择 理想的固体填充剂具有良好的机械强度,理化性质稳定,通气阻力小,吸附效率高,易解吸,空白值低。填充剂的极性不同,对各种物质的吸附能力也不同。极性填充剂对极性化合物有较强的吸附作用,非极性填充剂对非极性化合物有较强的吸附作用。常用的颗粒状填充剂有硅胶、活性炭、氧化铝和高分子多孔微球等。

(1)硅胶(silica gel):一种极性吸附剂,分子式为 $SiO_2 \cdot nH_2O$,对极性物质有强烈的吸附作用,它既具有物理吸附作用,也具有化学吸附作用。硅胶对空气中水分有较强的吸附作用,吸水后会失去吸附能力,因此,硅胶在使用前需要活化,在 $100 \sim 200℃$ 条件下烘干,除去物理吸附水。硅胶的吸附力较弱,吸附容量小,容易解吸。通常用清洁空气或氮气,$350℃$ 即可解吸出所采集的污染物;也可用水、乙醇等极性溶剂洗脱。此外,用饱和水蒸气在常压下蒸馏提取也可完成解吸。

(2)活性炭(activated carbon):一种非极性吸附剂,可用于非极性和弱极性有机物的吸附,少量的吸附水对活性炭的吸附性能影响不大。活性炭的吸附力强,吸附容量大,不易解吸。在常温或低温下,活性炭可有效地采集多种有机污染物,再通以氮气加热($250 \sim 300℃$),或用适宜的有机溶剂解吸。不同的原料,烧制成的活性炭性能不同,椰子壳活性炭最为常用,其机械强度高、吸附性能好。

(3)氧化铝(alumina):一种白色球状多孔性颗粒,机械强度高,表面积大,热稳定性好。活性氧化铝对水、氧化物、酸、碱等具有较强的亲和力,与硅胶比较,氧化铝在洗脱溶剂中不易膨胀,具有更广的 pH 使用范围。

(4)高分子多孔微球(high polymer porosity micro-sphere):一种多孔性芳香族聚合物,最常用的是二乙烯基与苯乙烯基的共聚物。高分子微球比表面积大,机械强度较高,物理性质稳定,对一些化合物具有选择性的吸附作用,解吸也比较容易,已广泛用于空气污染物的采样。高分子多孔微球主要用于采集一些分子较大、沸点较高、又有一定挥发性的有机化合物,如有机磷、有机氯农药以及多环芳烃等。不同型号的高分子多孔微球,其比表面积和孔径不同的,极性也不相同,可根据污染物的理化性质选择适宜的型号。$20 \sim 50$ 目的高分子多孔微球采样阻力较小,利于较大流速采集低浓度的有机蒸气。

高分子多孔微球使用前必须经过纯化处理:先用乙醚浸泡,振摇 15 分钟,除去高分子多孔微球吸附的有机物,再用甲醇清洗,以除去残留的乙醚;然后用水洗净甲醇,$102℃$ 干燥 15 分钟。或于索氏提取器内用石油醚提取 24 小时,然后在清洁空气中挥发石油醚,再于 $60℃$ 活化 24 小时。纯化后的高分子多孔微球保存于密封瓶内备用。

与溶液吸收法相比,固体填充剂采样法具有以下优点:可长时间采样,适用于空气污染物日平均浓度的测定,克服了溶液吸收法在采样过程中溶剂挥发带来的误差。采集在固体填充剂上的待测物比在溶液中更稳定,可存放几天甚至数周。此外,现场采样时,固体填充剂采样管携带更为方便。

3. 固体填充柱的性能指标　固体填充柱的主要性能指标有穿透容量和解吸效率,不同的污染物对固体填充柱的性能指标有不同的要求。

(1)穿透容量和最大采气量:穿透容量(penetration capacity)是固体填充柱在室温、相对湿度80%以上时,以一定流量采样,当柱后流出的待测组分浓度为进入浓度的5%时,固体填充剂所采集的待测物的量称为穿透容量,以 mg(待测物)/g(固体填充剂)表示;此时通过采样管的空气总体积称为穿透体积,即最大采气量。穿透容量和最大采气量可以表示填充柱的采样效率(或浓缩效率),其值越大,表明浓缩效率越高。进行多组分采集时,实际的采样体积不应超过穿透容量最小组分的最大采气量。

穿透容量通常应满足在 2 倍容许浓度下,至少可采样 2 小时。不同的填充剂对穿透容量的要求亦不同,如 GB/T 17061-1997 作业场所空气采样仪器的技术规范要求,使用的活性炭在气温 35℃、相对湿度 90% 以下的环境条件下,穿透容量不低于 1mg 待测物;使用的硅胶在气温 35℃、相对湿度 80% 以下的环境条件下,穿透容量不低于 0.5mg 待测物。

穿透容量的测定与采样效率类似,可用标准气评价或采集器串联采样的方法,参见"采样效率"相关章节。分别在采样 2、4、6 和 8 小时后,测定流出气(后管)中的待测物量,当流出的待测物量为标准气(前管)浓度的 5% 时,固体填充剂(前管)采集到的待测物量即为穿透容量。

影响穿透容量和最大采气量的主要因素有填充剂的性质和用量、采气流速、被采集组分的浓度、采样管的长度和直径。此外,采样时的温湿度、二氧化碳含量等也有影响。

（2）解吸效率:解吸效率(desorption efficiency)是指被解吸下来的待测物的量占填充剂采集的待测物总量的百分数,它是衡量解吸程度的重要指标,通常要求 ≥90% 。可采用以下方法测定解吸效率:

取 18 支固体填充采样管,分成 3 组,每组 6 支,分别加入高、中、低三个剂量的待测物(标准溶液或标准气)。标准气浓度通常为 0.5 倍、1 倍和 2 倍容许浓度,按照测定方法规定的采样体积进行采样;若为标准溶液,则加入溶液的量应 ≤10μl 。密封采样管,放置过夜,解吸并测定每支管中待测物的含量。同时测定采样管空白。按下式计算解吸效率:

$$解吸效率 = \frac{测得的待测物量 - 空白值}{加入的待测物量} \times 100\%$$

用填充柱采样后,通常采用热解吸和溶剂解吸两种方式洗脱待测物。热解吸是将填充柱采样管插入加热器中,迅速加热解吸,用载气吹出并带入分析仪器中测定;热解吸的加热温度要适当,既要保证定量解吸污染物,也要避免待测物在高温下分解或聚合。溶剂解吸是选用合适的溶剂和条件,将待测物从填充剂上定量洗脱下来进行分析。

（三）低温冷凝浓缩法

低温冷凝浓缩法又称为冷阱法(cold trap method),是一种特殊的固体填充柱采样法。空气中某些沸点较低的气态物质,在常温下用固体吸附剂很难完全阻留,利用制冷剂将空气冷凝并降低填充剂的温度,有利于空气中低沸点物质的吸附和采集。采样后,待测组分冷凝浓缩在采样管中,将其连接在气相色谱仪进样口,加热解吸待测组分,被载气带入色谱仪测定。常用的制冷剂见表 2-5。

表2-5　常用制冷剂和制冷温度

制冷剂	制冷温度(℃)
冰-盐水	-10
干冰-乙醇	-72
干冰-乙醚	-77
干冰-丙酮	-79
液氮-甲醇	-94

续表

制冷剂	制冷温度（℃）
液氮-乙醇	−117
液氮	−196
液氧	−183

低温冷凝时,空气中的水分、CO_2 也可被冷凝、吸附,导致填充剂的吸附能力和吸附容量降低;特别是在热解吸时,冷凝的水分和 CO_2 被解吸、气化,增大了气化体积,导致待测物的浓缩效率降低。为了排除这些影响,通常在低温冷凝浓缩装置的进气口一端连接一个干燥管,在低温冷凝前除去空气中水分和 CO_2 等。

常用的干燥剂有高氯酸镁、烧碱石棉、氢氧化钾、氯化钙等。低温冷凝浓缩采样装置见图2-7。

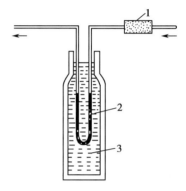

图2-7 低温冷凝浓缩采样装置示意图
1. 干燥管;2. 采样管;3. 制冷剂

（四）无动力（无泵）采样法

无动力（无泵）采样法又称被动式采样法(passive sampling method),是一种将采样装置或气样捕集介质暴露于采样现场的空气中,不需要抽气动力,依靠空气污染物分子自然扩散、迁移、沉降等作用而直接被采集的采样方式。其检测结果可代表一段时间内空气污染物的时间加权平均浓度或浓度变化趋势。

通常利用个体采样器无动力采集气态污染物。个体采样器体积小,轻巧,形状类似钢笔或徽章,可以佩带在被监测个体的上衣口袋,跟随人的活动进行实时采样,也可悬挂于监测场所进行连续采样。个体采样的测定结果可用于个体污染物接触量的监测和室内空气质量评价。根据采样原理的不同分为扩散法和渗透法两类。

1. 扩散法 利用待测物气体分子的扩散作用(diffusion effect)达到采样目的。扩散法以费克(Fick)扩散第一定律为理论基础,即:在空气中,待测物气体分子由高浓度向低浓度方向扩散,其质量传递速度(v,ng/s)与物质的浓度梯度($c_0 - c_1$)、分子的扩散系数(D)和扩散带的截面积(A)成正比,与扩散带的长度(L)成反比,用下式表示:

$$v = \frac{DA}{L}(c_0 - c_1)$$

式中,c_0 为空气中待测物的浓度,mg/cm^3;c_1 为吸附(收)介质表面处待测物的浓度,mg/cm^3。

若吸附(收)剂能完全吸收其表面的待测物质,则可认为 $c_1 = 0$,此时吸附剂所吸附物质的量为 M:

$$M = \frac{DA}{L}c_0 t$$

式中,t 为采样时间,min;DA/L 的单位为 cm^3/s,由于其单位与有动力采样器的采样流量相同,所以称为采样器的采样速度。对于构造一定的采样器和具体的污染物,D、A 和 L 为常数:

$$K = \frac{DA}{L}$$

$$M = Kc_0 t$$

通过实验,先确定 K 值。因此,在实际采样工作中,只要测得总采样量(M)和采样时间(t),就可依下式计算出空气中待测物的浓度(c_0):

$$c_0 = \frac{M}{Kt}$$

扩散法的主要影响因素为风速,因为风速直接影响有害物质在空气中的浓度梯度。风速太小($<7.5cm/s$)时,空气很稳定,c_0 不能代表空气中有害物质的实际浓度;当风速太大时,又破坏了扩散层的稳定,质量传递不符合费克第一定律,影响采样器的准确响应。

2. 渗透法 利用待测物气体分子的渗透作用达到采样目的。分子穿过渗透膜后被吸附(收)剂所吸附(收),其定量原理与扩散法相似,可用下式计算空气中待测物的浓度:

$$c = \frac{WK}{t}$$

式中,c 为空气中待测物的浓度,mg/m^3;W 为剂量器采集到的待测污染物的总量,mg;t 为采样时间,h;K 为待测污染物的渗透常数,h/m^3。渗透常数 K 与膜材料和待测物质的性质有关,可通过实验测得。

由于个体采样器的结构不同,不同个体采样器的采样参数也不同。例如,不同采样器的采样容量、最大(或最小)采样时间等都不同。在规定的容量和时间范围内,采样速度应保持恒定。徽章式个体扩散采样器的结构见图 2-8,其中,核孔滤膜滤孔的几何形状规则,孔径大小均匀,可使进

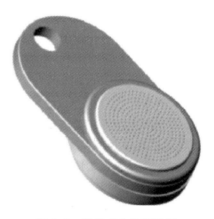

图 2-8 徽章式个体采样器

入个体采样器的空气呈稳态扩散,符合费克第一定律的条件。

第三节 气溶胶污染物的采样方法

气溶胶是液体或固体微粒分散在空气中形成的相对稳定的悬浮体系,空气动力学直径为 $0.002 \sim 100\mu m$ 的微粒又称为空气颗粒物(atmospheric particulate matter)。气溶胶的采样方法主要有静电沉降法、滤料采样法和冲击式吸收管采样法。

一、静电沉降法

静电沉降法(electrostatic sedimentation method)指利用空气样品通过高压电场($12 \sim 20kV$),气体分子被电离产生离子,气溶胶粒子吸附离子而带电荷,在电场的作用下,带电荷的微粒沉降到极性相反的收集电极上,将收集电极表面的沉降物清洗下来进行测定。此法采样速度快,采样效率高,但不能在有易爆炸性气体、蒸气或粉尘的现场使用。

二、滤料采样法

滤料采样法(sampling method with filter)指将滤料安装在采样夹上,抽气使被采空气穿过滤料,其中的悬浮颗粒物被阻留在滤料上,用滤料上采集到的污染物质量和采样体积,计算出空气中污染物的浓度。滤料不仅可直接阻挡颗粒物,对其还有惯性冲击、扩散沉降和静电吸引等作用。由于滤料具有体积小、重量轻、易存放和运输、保存时间较长等优点,该采样法已被广泛用于采集空气中的颗粒态污染物。滤料采样法的采样效率与滤料和气溶胶的性质有关,同时还受采样流速等因素的影响。

(一)滤料采样夹

滤料采样夹对滤膜不粘连,方便其取放,是应用对测定结果无影响的惰性材料制造的,通常采用优质塑料制得,采样时根据相应的要求,选用直径适当的滤料和滤料垫。使用前检查其气密性:在采样夹内装上不透气的塑料薄膜,放于盛水的烧杯中,向采样夹内送气加压,当压差达到 1kPa 时,水中应无气泡产生。采样夹结构示意图见图 2-9。

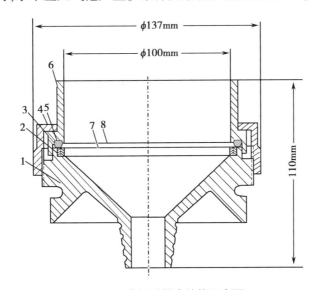

图 2-9　滤料采样夹结构示意图

1. 底座;2. 过滤网外圈;3. 过滤网内圈;4. 压盖;

5. 密封圈;6. 接尘圈;7. 过滤网;8. 玻璃纤维滤纸

(二)滤料的选择原则

1. 所用滤料对 $0.3\mu m$ 标准粒子的截留效率不低于 99%,监测 $PM_{2.5}$ 时要求不低于 99.7%。

2. 气流速度为 0.45m/s 时,单张滤膜的阻力不大于 3.5kPa,抽取经高效过滤器净化的空气 5 小时,每平方厘米滤膜的失重不大于 0.012mg。

3. 所选滤料具有高的采样效率和低的空白值,采样后待测物易洗脱。

4. 选择机械强度高,重量轻,成本低廉的滤料。

(三)滤料的种类

采样用的滤料主要有定量滤纸、玻璃纤维滤纸、有机合成纤维滤料、微孔滤膜和浸渍试剂滤料等。采样前要根据监测目的和污染物的种类选择采样滤料,采样前后都要检查滤料是否有破裂、折叠现象。

若要采集不同粒径的颗粒物,在滤料采样器前须安装颗粒物粒径切割器,粗的颗粒物被切割器截留,细的颗粒物通过切割器后,再由后面的滤料收集。采集总悬浮颗粒物(total suspended particle,TSP)时,要求切割器的切割粒径 $D_{50} = 100\mu m$;采集 PM_{10} 时,要求切割器的切割粒径 $D_{50} = 10\mu m \pm 0.5\mu m$;采集 $PM_{2.5}$ 时,要求切割器的切割粒径 $D_{50} = 2.5\mu m \pm 0.25\mu m$。

1. 定量滤纸　定量滤纸(quantitative filter paper)由植物纤维素浆制成,厚度小于 0.25mm,粗细不等的天然纤维素互相重叠在一起,形成大小和形状都不规则的孔隙。它的优点是灰分低,机械强度高,不易破损,耐高温(150℃);缺点是由于滤纸纤维较粗,孔隙较小,通气阻力大;采集的气溶胶颗粒能进入滤纸内部,解吸较困难;滤纸的吸湿性大,不适用于称重法。空气采样时主要使用中、慢速定量滤纸或层析滤纸。

2. 玻璃纤维滤纸　玻璃纤维滤纸(glass fiber filter paper)由超细玻璃纤维制成,厚度小于 1mm,采样时选用非致密、无压痕的一面作为受尘面。它的优点是耐高温,可在低于 500℃烘烤,有利于除去滤纸上的有机杂质;吸湿性小、通气阻力小,适用于大流量采集空气中低浓度的有害物质;不溶于酸、水和有机溶剂,采样后可用这些溶剂提取待测物质;缺点是金属空白值高,机械强度较差;溶液提取时,易成糊状,需要过滤;消解玻璃纤维需用氢氟酸或焦磷酸。石英玻璃纤维滤纸以石英为原料制成,克服了普通玻璃纤维滤纸空白值高的缺点,但价格昂贵。

3. 聚氯乙烯滤膜　聚氯乙烯滤膜(polyvinyl chloride filtration membrane)又称测尘滤膜,聚氯乙烯纤维互相重叠构成许多大小不等、形状各异的孔隙,直径介于滤纸植物纤维和玻璃纤维两者的直径之间,膜厚度一般小于 0.1mm,应选用直立纤维较多的一面作为受尘面。它的优点是静电性强、吸湿性小、阻力小、耐酸碱、孔径小、机械强度好、重量轻、金属空白值较低,可溶于一些有机溶剂(如乙酸乙酯、乙酸丁酯),粉尘浓度和分散度的测定中,常用聚氯乙烯滤膜采样。它的缺点是不耐热,最高使用温度为 55℃;由于聚氯乙烯滤膜不易被水溶液湿润,加热时又容易发生卷曲,并包裹颗粒物,所以用它采集样品难以完全洗脱,如用高氯酸消解样品,常会发生剧烈氧化燃烧,造成样品损失,还具有一定的危险性。

4. 微孔滤膜　微孔滤膜(micro-pore filtration membrane)是用硝酸纤维素或醋酸纤维素制作的一种多孔有机薄膜,由纤维素基质交联成筛孔状,其厚度约为 0.15mm,质轻色白,表面光滑。不同的微孔滤膜,其孔径规格也不同,常用孔径规格为 0.1 ~ 1.2μm 的微孔滤膜,一般选用 0.8μm 孔径的微孔滤膜采集气溶胶。微孔滤膜的机械强度较好,最高使用温度为 125℃;能溶于丙酮、乙酸乙酯、甲基异丁酮等有机溶剂,也易溶于热的浓酸,但几乎不溶于稀酸;气溶胶粒子绝大部分吸附在膜的表面上或浅表层内,有利于样品的浸出提取;优点是采样效率高,灰分低,适宜于气溶胶中的金属元素的分析采集;缺点是通气阻力较大,其采样速度明显低于聚氯乙烯滤膜和玻璃纤维滤纸的采样速度。

用于空气采样的滤料种类较多,可选择使用。分析金属污染物时,通常优先选用金属空白值低的微孔滤膜;分析有机污染物时,可优先选用经高温预处理后的玻璃纤维滤纸等。采集后,检查滤膜有无破裂、尘的边缘轮廓是否清晰,然后将滤膜的受尘面朝里对折 2 次,放入清洁容器中运输和保存;如不能立即分析,应在 4℃条件下冷藏保存;用于分析有机成分的滤膜,采样后应放于 -20℃保存,以防有机物分解挥发。

三、冲击式吸收管采样法

冲击式吸收管(impinger)的外形与直型多孔玻板吸收管相同,内管与气泡吸收管的相似,但内管的管尖处突然收缩变小,内径为1.0mm±0.1mm,管尖距离外管底5.0mm±0.1mm。吸收管可盛5~10ml吸收液,采样速度可达3L/min(图2-10)。使用前要进行采样效率的测定和气密检查,其采样效率主要取决于内管管尖大小及其与瓶底的距离。

由于管尖处内径小,采气流量大,待测物随气流以很快的速度冲出内管管口,产生很大的惯性,冲击到吸收管的底部与吸收液作用而被吸收。烟、尘等气溶胶颗粒的质量大,采样时可产生很大的惯性,因此,可用冲击式吸收管采集。但是冲击式吸收管难以采集气态待测物,因为气态分子的质量小,采样时产生的惯性小,快速抽气时,容易随空气快速离开吸收液,难以被吸收液反应吸收;只有在吸收液中溶解度很大,或与吸收液反应速度很快的气态分子,才可能被吸收、采集。

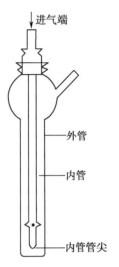

图 2-10　冲击式吸收管

第四节　气态和气溶胶两种状态污染物同时采样的方法

许多污染物常以气态和气溶胶两种状态共存于空气中,为了测定它的总量,或者分别测定不同状态污染物的含量,往往需要同时采集两种状态的污染物。两种状态污染物的同时采样方法主要有浸渍试剂滤料法、聚氨酯泡沫塑料法、多层滤料法、环形扩散管法和滤料组合法。

一、浸渍滤料法

将某种化学试剂浸渍在滤料上制得浸渍滤料,利用滤料的物理阻留和吸附作用以及待测物与滤料上的化学试剂反应,可同时采集气态和颗粒态污染物。

所用滤料主要是滤纸和滤膜,除个别疏水性膜外,滤料均可用通过浸渍一定的化学试剂,提高采样效率,实现气态和颗粒态污染物的同时采集。碱性浸渍滤料可采集酸性化合物,酸性浸渍滤料可采集碱性化合物。浸渍滤纸(impregnated filter paper)制备方便,应用较多。用稀硝酸制备的浸渍滤纸可以同时采集空气中铅烟和铅蒸气;用氢氧化钠溶液和甘油浸渍玻璃纤维滤纸可以采集空气中的氟化氢,其中加入适量的甘油可保持滤纸表面湿润;硫醇与汞反应可以生成盐,因此,用乙酸汞溶液浸渍的玻璃纤维滤纸可以采集硫醇类化合物。

二、泡沫塑料采样法

聚氨酯泡沫塑料(polyurethane foam plastic)比表面积大,阻力小,具有多孔性,适用于较大流量的采样,既可阻留气溶胶颗粒,又可吸附有机蒸气,常用于采集半挥发性污染物。拟除虫菊酯杀虫剂、有机磷农药等污染物常以蒸气和气溶胶两种状态共存于空气中,可用聚氨酯泡沫塑料采集。

泡沫塑料采样装置如图2-11所示,通常于一玻璃管内装入两段高20mm和直径12mm

的聚氨酯泡沫塑料圆柱,其间间隔2mm。装柱前,需先用洗净剂洗净聚氨酯泡沫塑料,有机溶剂浸泡过夜,再用蒸馏水洗净,滤纸吸干后,于60~80℃烘干。采样完成后,将两段聚氨酯泡沫塑料分别放入溶剂解吸瓶中解吸,解吸液用于测定。

若要将气体和气溶胶状态的污染物分开采样,可将玻璃纤维滤纸采样器和聚氨酯泡沫塑料圆柱串联,用玻璃纤维滤纸用于采集颗粒物,聚氨酯泡沫塑料圆柱用于采集气体污染物。

三、多层滤料采样法

多层滤料采样法(series filter sampling)是用两层或三层滤料串联组成一个滤料组合体进行采样的方法。第一层滤料采集颗粒物,常用的滤料是聚氯乙烯滤膜、玻璃纤维滤纸或微孔滤膜;第二或第三层滤料是浸渍过化学试剂的滤纸,用于采集通过第一层滤料的气态成分(图2-12)。例如,采集氟化物时(空气中的氟化物有气态 HF、SiF_4 和颗粒态 NaF、Na_2SiF_6、AlF_3、$NaAlF_6$ 及 CaF_2 等),第一层是玻璃纤维滤纸,采集颗粒态氟化物;第二层是浸渍滤纸,采集气态的氟化物;为了减少气态氟化物在第一层滤膜上的吸附,第一层可采用带有加热套的采样夹。

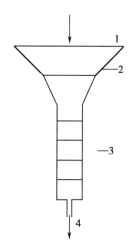

图2-11　泡沫塑料采样装置示意图

1. 采样夹罩;2. 装滤料的采样夹;

3. 装泡沫塑料的圆筒;4. 接抽气泵

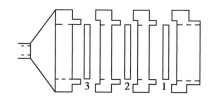

图2-12　多层滤料采样装置示意图

1. 第一层滤料;2. 第二层滤料;3. 第三层滤料

多层滤料采样法存在一些问题,会导致气相组分和颗粒物组成发生变化,造成采样误差,主要问题有:①气体污染物通过第一层滤料时,部分可能被吸附或发生反应而造成损失,当使用玻璃纤维滤纸时更为突出;②一些活泼的气体污染物与采集在第一层滤料上的颗粒物反应,采样过程中颗粒物分解,造成气态和颗粒物污染物的测定误差。

四、环形扩散管和滤料组合采样法

扩散管和滤料组合采样法(denuder/filter pack sampling)是针对多层滤料法的缺点提出来的采样新方法。扩散管为内壁涂渍化学试剂膜的玻璃管,置于滤膜前,可以选择性采集气态污染物。当空气被抽入扩散管时,由于扩散系数大,气体污染物很快扩散到管壁上,被管壁上的吸收液层吸收,与颗粒物分离;颗粒物由于扩散系数小,受惯性作用随气流通过扩散管,被采集到后面的滤料上(图2-13)。这种采样方法对两相在空气中的存在状态无显著影响,一定程度上解决了多层滤料法存在的问题。

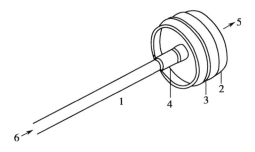

图2-13　扩散管和滤料组合采样法示意图
1. 扩散管;2. 滤料夹;3. 滤料;4. 连接二通;
5. 至抽气泵;6. 样气入口

扩散管的内径通常为$2 \sim 6mm$,长度为$100 \sim 500mm$,采气流量小于$2L/min$。气体的采样效率与扩散管的长度和气体流量有关。

在扩散管和滤料组合采样法的基础上,进一步发展了环形扩散管和滤料组合采样法(annular denuder/filter pack sampling)。环形扩散管是用玻璃制成的两个同心的玻璃管,外管长$20 \sim 30cm$,内径$3 \sim 4cm$,内管为两端封闭的空心玻管,内外管之间的宽度为$0.1 \sim 0.3cm$,两段环形扩散管可以涂渍不同的试剂。为了适应大流量采样,环形扩散管和滤料组合采样装置通常由颗粒物切割器、环形扩散管和滤料夹三部分组成,基本结构见图2-14。

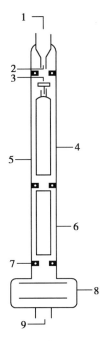

图2-14　环形扩散管和滤料组合采样器结构示意图
1. 进气口;2. 气体加速喷嘴;3. 撞击式切割器;4. 第一环型扩散管;
5. 环型狭缝;6. 第二环型扩散管;7. 密封圈;8. 两层滤料夹;9. 至采样动力

临用前,在环形扩散管上涂渍适当的吸收液后,用干净的热空气流干燥,密闭待用。采样时,先将涂渍不同试剂的两段环形扩散管连接,再与后面的滤料采样夹连接。人们以雷诺数表征流体流动状态,其值越小,流体流动时各质点间的黏性力占主要地位,流体各质点平行于管路内壁有规则地流动,呈层流状态;反之呈湍流状态。一般管道雷诺数 < 2300 的气流流动为层流状态。当采样气流以层流状态通过扩散管时,根据 Possanzini 等人的推导,环形扩散管对气体组分的采气效率可按下式计算:

$$E = 1 - \frac{c}{c_0} \approx 1 - 0.819\exp(-22.53\Delta_a)$$

$$\Delta_a = \frac{\pi DL(d_1 + d_2)}{4Q(d_2 - d_1)}$$

式中,c_0 为进入管内待测气体的浓度,$\mu g/m^3$;c 为从管内流出待测气体的平均浓度,$\mu g/m^3$;D 为该气体的扩散系数,cm^2/s;L 为涂渍部分的管长,cm;Q 为通过扩散管的气体流量,cm^3/s;d_1、d_2 分别为环形扩散管内管和外管的直径,cm。

由上式可知,当采样气流呈层流状态通过环形扩散管时,采集效率主要取决于扩散管的几何尺寸和采样速度。

环形扩散管和滤料组合采样法已广泛应用于环境空气中、室内空气中气态和气溶胶共存污染物的采样,例如,用涂渍草酸-乙醇水的环形扩散管采集气态的氨,用浸渍上述液体的玻璃纤维滤纸采集颗粒态铵,采样效率 > 98%。环形扩散管价格低廉,可反复使用,但是环形扩散管的设计和加工精度要求较高,否则,颗粒物通过扩散管环缝时可能因碰撞或沉积而造成损失。

第五节　自动化采样方法

自动化采样(automated sampling)是指在采样过程中无需人为干预,通过自动采样设备,按预先制定的程序进行连续或不连续的样品采集。与手工采样相比,自动采样具有采样频率高、采样量准确、代表性强的特点,还可避免由于人员操作不当带来的误差。

在空气污染物自动监测系统中,自动采样装置的精确度,直接影响监测结果的准确度。自动采样器主要由进气口、进气导管、吸收瓶、干燥器、流量控制系统、转子流量计、温度控制系统、时间控制系统、采样泵、真空压力表等部分构成。我国 HJ/T 376-2007 详细规定了恒温自动采样器的技术参数。

一、自动采样器的技术要求

1. 整机　外观完好无损,各零部件连接可靠,各操作键、钮灵活有效。外壳应有 CMC 标识,产品标志完整,如仪器名称、型号、制造厂及企业标准代号、出厂编号、制造日期和主要技术指标。各显示部分的刻度清晰,涂色牢固,不得有影响读数的缺陷。

在工作情况下,应保证管路及各气路连接部分密闭不漏气。使用时距离采样泵 1m 处噪声应不大于 60dB(A)。自动采样器绝缘性能良好,在环境温度为 10 ~ 35℃、相对湿度 ≤ 85% 时,电源接线端子对地或对机壳的电阻应大于 20MΩ。采样器可在 - 10 ~ 40℃、相对湿度 ≤ 90% 的环境中连续工作。

2. 气路系统　进气口设防雨的聚乙烯漏斗,进气管路通常为双路(管内径为 4 ~ 8mm,

长度≤1m），分别与两个吸收瓶连接，不得弯曲打结。进气导管由聚四氟乙烯等惰性材料制备，不吸附待测物；与吸收瓶的连接部分通常使用不易老化的硅橡胶。在湿热环境下采样时，自进气口至吸收瓶间的管路不应发生结露现象。

3. 流量控制系统　采样器的标称流量应在 0.18 ~ 0.22L/min，精确度应不超过标称流量的 ±2%。当电源电压波动 220V ± 22V，负载阻力 5.5kPa ± 0.5kPa 时，流量波动不超过 ±5%。转子流量计用于显示采样器工作状况，测量范围 0 ~ 0.5L/min。真空压力表用于测定采样泵抽气负压，测量范围 0 ~ -0.1MPa，精确度不低于 4 级。

4. 采样泵　采样泵应能产生足够的负压克服气路系统阻力，使采样流量达到规定值。

5. 温度控制系统　吸收瓶置于恒温装置中，15 ~ 30℃时，可任意调控温度，在 24 小时连续采样条件下，温度控制精度应在 ±2℃ 以内，温度控制系统的响应时间应不大于 20 分钟。

6. 时间控制系统　采样器应具有 24 小时定时采样功能，定时误差不超过 24 ±0.1%。当采样期间发生停电时，应能保证 24 小时以上的相关采样数据不丢失，采样器具有复电再启动功能，并能累计显示采样时间。

7. 其他　采样器所使用的吸收瓶应符合相关国家标准规定的技术要求。干燥器的气体出口处应有尘过滤装置，用于干燥及过滤进入流量调节系统的气体，其有效容积应不小于 0.3L，内装硅胶。

二、环境空气质量自动监测采样系统

在环境空气质量自动监测中，所使用的采样器为多支路集中自动采样装置，主要有垂直层流式和竹节式两种组成形式，由采样头、总管、支路接头、抽气装置、流量检测、压力计等组成（图 2-15）；采样总管内径 1.5 ~ 15cm 之间，采样气体在总管内滞留时间应小于 20 秒。除 PM_{10} 监测仪器单独采样外，其他多台仪器可共用一套多支路集中采样装置进行样品采集。

环境空气质量自动监测的采样装置没有精密的温控设备，为了防止因室内外空气温度差异而导致采样总管内壁结露，通常在总管和影响较大的管线外壁加装保温套或加热器，加热温度一般控制在 30 ~ 50℃；与监测仪器连接管道长度不超过 3m，其结合部应安装不大于 5μm 聚四氟乙烯滤膜，以防止灰尘落入监测仪器中。其余技术要求须遵循前面所述的相关规定，而采样效率、滤膜截留效率等要求同前几节所述内容一致。

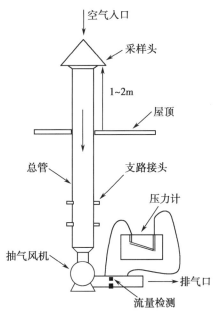

图 2-15　环境空气质量自动监测采样装置（垂直层流多路支管系统）

三、智能机器人采样

智能机器人采样又称人工智能采样，在一些特殊的监测现场智能机器人采样具有独特的作用。例如，对公共场所集中空调通风系统进行卫生评价时，智能机器人可以进入风管，对中央空调通风系统管道内的灰尘、微生物进行定量采集和现场测定。

人工智能采样技术具有运动、采样、监视等多种功能,通过对机器人高精度、智能化的控制,实现自动化采样,不仅适用于特殊复杂的监测场所,还可满足智能化、自动化、标准化、程序化检测工作的需要,是自动化采样技术发展的一个方向。

(邹晓莉)

第六节 采样仪器

空气采样仪器是以一定流量采集空气样品的仪器;又称为空气采样器(air sampler)。一般由收集器、流量计和抽气动力三部分组成。采样时必须按照图 2-16 所示的先后顺序连接,确保现场空气首先进入收集器,防止空气样品受到流量计和抽气动力的吸附和污染。

空气 → 收集器 → 流量计 → 抽气动力 → 出气

图 2-16　空气采样器连接示意图

一、采气动力

采样过程中需要使用采气动力(sampling power),使空气抽入采样装置。常用的采气动力有手抽气筒、水抽气瓶、电动抽气机和压缩空气吸引器等,实际工作中,应根据采样方法的流量和采气体积选择合适的采气动力。

(一) 手抽气筒

手抽气筒(图 2-17)为金属制成的圆筒,内部由一个金属杆连接一个活塞,其头部有一个三通阀,用于控制空气样品通过收集器吸入抽气筒,或者使空气样品从抽气筒排入空气中。活塞往返运动,即可连续抽气。每次能抽吸 100～150ml 空气。采样时,只需记住推拉次数,即可计算出所采空气样品体积。采气速度可以控制,使用方便,适用于无电源、采气量小和采气速度慢的现场采样。

使用前,先校正每推拉一次所能抽吸的空气量,并检查其气密性。

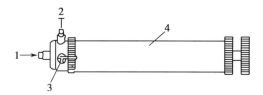

图 2-17　手抽气筒
1. 进气口;2. 出气口;3. 三通活塞;4. 活塞柄

(二) 水抽气瓶

选取两个体积相同、带容积刻度的小口玻璃瓶或塑料瓶,从瓶口的橡皮塞内分别插入长短不同的玻璃管各一根,用硅胶管连接两根长管(图 2-18),硅胶管中间用螺旋夹夹住,再将两瓶一高一低放置,向高位瓶内注入蒸馏水至上刻度线,塞好橡皮塞。采样时,将高位瓶短管的进气口与收集器的出气端相连,打开螺旋夹,让高位瓶中的水流入低位瓶,在高位瓶中形成一定的真空度,产生吸气动力,把现场空气吸入收集器,再进入高位瓶中;高位瓶排出水的体积即为采样体积。通过调整螺旋夹的松紧程度可调整采样速度。若高位瓶中的水全部流出后仍未达到采样体积的要求,可互换高、低位瓶位置继续进行采样,直至达到需要的采样体积为止。

水抽气瓶适用于采样速度≤2L/min、无电源、易燃易爆现场的采样。采样前需要检查抽气瓶的气密性,以保证采样体积的准确。

(三)电动抽气机

采样速度较快、采样体积较大、采样时间较长时,常用电动抽气机作为采气动力。电动抽气机的种类较多,常见以下几种。

1. 吸尘器 适用于流速较大、阻力较小的采样器的采样动力。采样时,每隔30分钟应停机冷却,以防过热损坏电动机。使用吸尘器作为采样动力时,其流量易受电压变化的影响而产生采样误差,采样时最好使用稳压装置。

2. 真空泵 动力强劲,产生的负压大,可长时间运转;但机身笨重,适用于阻力较大的采样器的采样动力。

3. 刮板泵 体积小,重量轻,使用寿命长,克服阻力性能好,适用于多种流量采样器的动力。

4. 薄膜泵 噪声小,重量轻,能克服一定的阻力,适用于阻力较小、流速较小的空气采样器的动力。

(四)压缩空气吸引器

压缩空气吸引器(compressed air aspirator)利用压缩空气高速喷射时吸引器产生的负压为抽气动力(图2-19);通过控制压缩空气的喷射量可以调节采样速度;可以同时连接多个采集器。适用于防火、防爆、无电源但有压缩空气等现场采样。

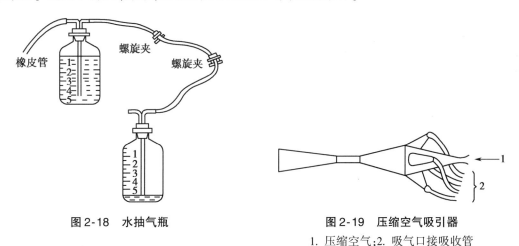

图2-18 水抽气瓶

图2-19 压缩空气吸引器
1. 压缩空气;2. 吸气口接吸收管

二、气体流量计

气体流量计(gas flowmeter)是用于测量气体流量的仪器。当收集器或采气动力不能直接反映出所采集的空气体积时,必须使用气体流量计记录采集空气样品的流速或体积。

气体流量计的种类较多,常见的有皂膜流量计(soap bubble flowmeter)、湿式流量计(wet flowmeter)、孔口流量计(orifice flowmeter)和转子流量计(rotator flowmeter)。皂膜流量计和湿式流量计测量的是流过气体的体积值,结果比较精确,一般用来校正其他流量计。孔口流量计和转子流量计测量的是流过气体的流速,计算采样体积时需要乘以采样时间,经常用于现场采样流量的测量。

1. 转子流量计 由一个玻璃管(或塑料管)和一个转子组成(图2-20)。转子可以用铜、铝、不锈钢等金属材料(或塑料)制成,形状可以是球体,也可以是上粗下细的锥体。当气体从玻璃管下端向上流动时,气体在转子下端的流速小于在上端的流速,产生了流速差,因而转子下端的压力比上端的大,产生了压力差,有利于转子上升;同时气体流过时,对转子产生摩擦力,也使转子上升;转子自身重量形成下降作用力;当压力差和摩擦力共同产生的上升作用力与转子自身质量形成的下降作用力相等时,转子将停留在某一高度,其刻度值即为气体的流量。流量可用下式计算:

$$Q = k \sqrt{\frac{\Delta P}{\rho}}$$

式中,ΔP 为转子上下的压力差;ρ 为空气密度;k 为常数。

由上式可知,流量与转子上下两端压力差的平方根成正比,与空气密度的平方根成反比,而空气密度与气压成正比,与绝对温度成反比,因此,在实际应用中,应该考虑气压和气温对流量计读数的影响。

空气湿度越大,转子吸收水分越多,自身重量变化越大,因此,气湿也可影响流量。在使用转子流量计时,若空气中湿度太大,需在转子流量计进气口前连接一个干燥管,否则,转子吸附水分后重量增加,影响测量结果。转子流量计在使用前需要对其刻度进行校正。

2. 孔口流量计 有隔板式和毛细管式两种,由一个水平玻璃管和一个 U 形玻璃管组成,在水平玻璃管的中部有一个狭窄的孔口(或隔板),孔口前后分别与 U 形管的一端相连通,U 形管中装有水、乙醇或水银(图2-21)。气体流过孔口时,在孔口处遇阻,因而在 U 形管的两侧产生压力差,孔口前压力大,液面下降,孔口后压力小,液面上升。气体流量越大,阻力越大,产生的压力差也越大。孔口流量计下部的 U 形管两侧的液柱差与两侧压力差成正比,从孔口流量计上的刻度可以直接读出采样时空气的流量。

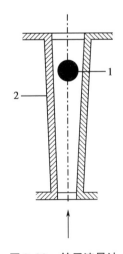

图2-20 转子流量计

1. 转子;2. 锥形玻璃管

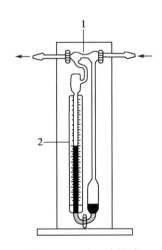

图2-21 孔口流量计

1. 孔口;2. 标尺

孔口流量计所显示的流量同样受气温、气压的影响,使用前需要对其刻度进行校正。

3. 皂膜流量计 分为普通皂膜流量计和电子皂膜流量计。普通皂膜流量计由一根带有体积刻度的玻璃管和橡皮球组成(图2-22)。玻璃管靠近下端处有一支管,是流量计的进气口。下端的橡皮球内装满肥皂水。当挤压橡皮球时,肥皂水液面上升,由支管进来的气体吹起肥皂膜,并推动其沿管壁上升,肥皂膜上升时的起始刻度和终止刻度之差就是流过气体的体积值,用秒表准确记录其所用的时间,即可准确计算出气体的流速。皂膜流量计能精确测量气体的流量,用它来校准其他流量计方法简单、可靠,可以测量 1 ~ 100ml/min 的流量,测量误差小于 ±1%。皂膜流量计在使用前,也需要用称水重法对自身的体积刻度进行校正,测量气体流速时要求气流稳定,皂膜上升速度不超过 4cm/s,使皂膜有足够长的时间通过上下刻度线,以减少皂膜通过时间测量的误差。

电子皂膜流量计是气体流量的一种电子测量设备,通过微处理机和敏感元件采用同步脉宽调制红外检测技术,测量皂膜或液面经过玻璃管内一段体积的起止时间,最终计算出流量。电子皂膜流量计能自动校正气温、气压的影响,测量范围广,准确度高,使用方便,可用于校正其他采样仪器的流量。

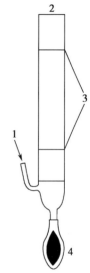

图 2-22 皂膜流量计
1. 进气口;2. 出气口;
3. 刻度线;4. 橡皮球

4. 湿式流量计 它由一个金属筒制成,筒内加水,还装有一个绕水平轴旋转的鼓轮,4个叶片将圆筒内腔分成四个小室(图2-23)。当气体从进气管进入某个小室时,推动鼓轮叶片旋转,鼓轮转轴随之旋转,带动筒外刻度盘上的指针转动,指针所示读数即为通过气体的流量(体积量),结合所用时间可以计算气体的流速。

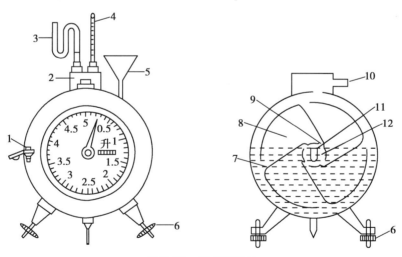

图 2-23 湿式流量计
1. 水位口;2. 水平仪;3. 开口压力计;4. 温度计;5. 加水漏斗;6. 水平螺丝;
7. 小室外孔;8. 小室;9. 小室内孔;10. 出气管;11. 进气管;12. 圆柱形室

湿式流量计上方安装了压力计和温度计,用于测定气温、水温和气压;还安装了一个水平仪,底部装有螺旋,用于调节整体水平位置。流量计还有一个水位计,超出的水可以从水位计的出水口溢出,保证金属筒内的水量准确。使用前应进行漏气、漏水检查,以利准确测量气体流量。

由于进气管内径大小不同,不同量程湿式流量计的最大流量限额也不一样。盘面最大刻度为 10L 的湿式流量计,其进气管径大,最大流量限额为 25L/min,盘面最大刻度为 5L 的因进气管径小,其最大流量限额为 12.5L/min。

湿式流量计测量气体流量比较准确,测量误差不超过 5%,但因自身笨重,携带不便,一般不直接用于现场采样计量,只在实验室中用于校正其他流量计。

三、收集器

采集空气样品时应选择适宜的收集器,以获得较高的采样效率,详见本章第二节、第三节和第四节相关内容。

四、专用采样器

为了采样方便,现场采样时通常使用专用采样器进行采样。专用采样器一般是根据某一采样特点,将收集器、气体流量计和抽气动力组装在一起而形成的专用采样机器,具有体积小、操作简便、重量轻、携带方便等特点,适用于现场采样。有些专用采样器装有自动计时装置,可以预设采样时间,到时自动停止采样。不同的采样器其流量范围不同,适用于采集不同的样品,应根据所采集样品的种类,选择流量适宜的采样器和收集器。使用前,应检查采样系统的气密性,不得漏气;要校正流量,流量误差不得超过 ±5%。

专用采样器的种类和型号很多,按照采样对象可分为气体采样器和粉尘采样器;按照使用方式分为个体采样器、携带式采样器和固定式采样器;按照采样动力分为动力式采样器和无动力式采样器;按照流量大小分为大流量采样器、中流量采样器和低流量采样器。

1. 大流量采样器　大流量采样器(图 2-24)由采样系统和电气系统组成;流量为 1.1 ~ 1.7m³/min。采样系统包括防护盖、滤料夹、风机等,滤料夹上可安装 200mm×250mm 的玻璃纤维滤纸等,有效采样面积为 180mm×230mm。电气系统由计时程序控制器、流量控制器和流量记录器等组成,分别用于设定采样时间,进行自动采样,控制风机的流量,确保恒流采样,数据存储与显示以及风机的过载保护等。采样时,空气样品通过防护盖与机箱间的狭缝进入滤料,空气中的颗粒物被阻留在滤料,根据采样前后滤料的重量差和采样体积,计算出总悬浮颗粒物的浓度,所采集颗粒物的粒径范围为 0.1 ~ 100μm,采样时间可持续 8 ~ 20 小时。

有的大流量采样器还带有压力和温度校正系统,用于修正采样时的压力和温度。采集的空气样品可用于测定空气中的总悬浮颗粒物、苯并[a]芘、某些金属、水溶性物质(如硫酸盐、硝酸盐等)。新购置的采样器和更换电机后的采样器应进行流量校准,使用期间,应定期校准流量。

2. 中流量采样器　中流量采样器由空气入口防护罩、采样夹、转子流量计、抽气动力等组成(图 2-25),采样流量一般为 200 ~ 250L/min。与大流量采样器比较,其工作原理基本相同,但采气量、有效采样面积都要小些,滤纸有效采样面的直径为 100mm。中流量采样器可用于采集大气中的总悬浮颗粒物,配备 PM_{10} 切割器或 $PM_{2.5}$ 切割器时,可采集空气中的 PM_{10} 或 $PM_{2.5}$。常用的采样滤料是玻璃纤维滤纸或有机纤维滤膜,采样时间 8 ~ 24 小时。使用前,要校正流量。

3. 小流量采样器　小流量采样器的采样流量 20 ~ 30L/min,结构与中流量采样器的相似。所使用的滤纸或滤膜直径为 40 或 75mm。现场采样时使用的采样仪器多为小流量采

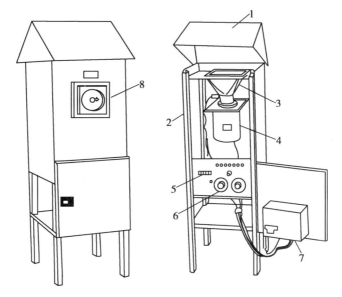

图 2-24 大流量采样器

1. 防护盖;2. 支架;3. 滤料夹;4. 大容量涡流风机;5. 计时器;

6. 计时程序控制器;7. 流量控制器;8. 流量记录器

样器。由于采气量少,需要的采样时间较长,而所获得的样品量较少,通常只适宜做单项组分的分析测定。

4. 分级采样器 为了满足分别采集不同粒径范围颗粒物的需要,可以使用分级采样器采样。分级采样器装有粒径分离切割器,当空气通过分离切割器时,粒径较大的颗粒被粒径分离切割器截留,较小的颗粒通过切割器,继续前行,被装在后面的滤料阻留采集,实现了分级采样,可分别测定各级滤料上所采集颗粒物的粒径、含量和成分。分级采样器有多段式和二段式两种类型。多段式可分别采集不同粒径范围的颗粒物,用于测定颗粒物的粒径分布;二段式主要用于测定 TSP 和 PM_{10}。粒径分离切割器的工作原理有撞击式、旋风式和向心式等多种。

5. 粉尘采样器 携带式粉尘采样器(portable dust sampler)用于采集粉尘,其粉

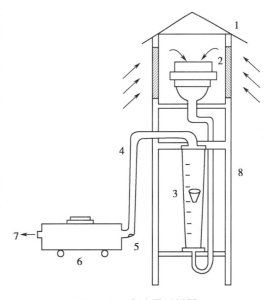

图 2-25 中流量采样器

1. 防护罩;2. 采样夹;3. 流量计;4. 导气管;

5. 流量调节孔;6. 吸尘器;7. 排气;8. 支架

尘样品可用于测定空气中粉尘分散度、浓度和游离二氧化硅等化学物质,也可用于测定病原微生物。粉尘采样器的采样速度一般为 5~30L/min,连续可调,可用滤纸或滤膜采样。携带式粉尘采样器由滤料采样夹、流量计和抽气机等组成(图 2-26),可用三脚架支撑采样,采样高度为 1.0~1.5m。单气路采样器只能安装一个采样头,可以进行单个样品的采集;双气路采样器可以同时安装两个采样头,可进行平行采样。常用于采集空气中的烟和尘。

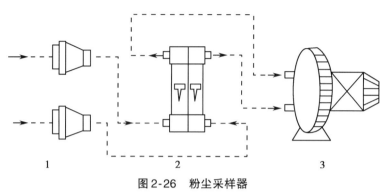

图 2-26　粉尘采样器

1. 采样夹;2. 转子流量计;3. 电动机

6. 气体采样器　图 2-27 为携带式气体采样器(portable gas sampler)的结构示意图。气体采样器用于采集气体和蒸气状态的有害物质,流量范围为 0～3L/min,最小刻度为 0.1L/min,所用抽气动力多为薄膜泵。携带式气体采样器有单气路采样器和双气路采样器两种,适用于阻力和流量较小的气泡吸收管、多孔玻板吸收管等收集器配套采样。该仪器轻便、易携方便,常用于现场采样。

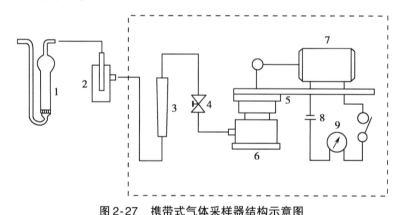

图 2-27　携带式气体采样器结构示意图

1. 吸收管;2. 滤水阱;3. 流量计;4. 流量调节阀;5. 抽气泵;

6. 稳流器;7. 电动机;8. 电源;9. 定时器

7. 个体采样器　个体气体采样器的体积通常不大于 120mm×80mm×150mm,重量不大于 0.5kg,流量范围 0～2L/min。个体粉尘采样器体积通常小于 300mm×170mm×200mm,重量小于 0.5kg,流量范围可达到 0～30L/min。由于个体采样器体积小、重量轻,可随身佩戴,使用方便安全,不影响工作。使用个体采样器采集的空气样品,能够更准确地反映出劳动者在一个工作日内所接触的有害物质的量。佩戴时,收集器的进气口应尽量接近呼吸带。

第七节　最小采气量和采样效率

一、最小采气量

当空气中待测物的浓度为最高容许浓度值时,保证所采用的分析方法能够检出待测物所需要采集空气的最小量称为最小采气量(minimum sampling volume)。当空气中有害物质的浓度低于国家卫生标准的最高容许浓度时,采气量对分析结果有很大的影响:如采气量足够大,就可以测定出阳性结果;反之,就不能检出。有两种情况可导致"不能检出":一种是,空气中待测物的实际浓度很低,不能检出;另一种是,由于采集的空气样品量太少,样品中待测物的浓度没有达到分析方法灵敏度所要求的采集量。为了避免后一种情形的出现,在空气理化检验采样时提出了最小采气量的要求。

空气样品的最小采气量与分析方法的绝对检出限和样品溶液总体积成正比;与卫生标准规定的有害物质的最高容许浓度值和分析时所取样品溶液体积成反比。

$$V_{\min} = \frac{s \times a}{T \times b} \times 2$$

式中,$V_{\min}$ 为最小采气,L;s 为分析方法的绝对检出限,μg;T 为被测物质在空气中的最高容许浓度,mg/m^3;a 为样液总体积,ml;b 为分析时所取样液量,ml。为了确保防止出现假阴性结果,采样量扩大一倍($\times 2$)。

在计算最小采气量时应注意:

1. 计算最小采气量时要注意各参数的单位。

2. 计算出的最小采气量是标准状态下的体积,采样时必须换算成采样条件下的体积。

例如,用酚试剂分光光度法测定空气中的甲醛浓度时,取 $10ml$ 含酚试剂的水溶液作吸收液采样,取 $5ml$ 样液分析测定。已知方法的检出限为 $0.05\mu g/5ml$。空气中甲醛的最高容许浓度(一次)为 $0.05mg/m^3$。根据上式计算最小采气量为 $4L$。

在实际工作中,如果已知采样现场空气中待测物的浓度较高时,可相应减少采气量,这样不仅可以减少采样时间,还可以避免样品溶液在分析时多次稀释带来的误差。如果采样现场空气中有害物质的浓度很低,又要求测出其低于最高容许浓度的具体数值时,则应增加采气量,采集比 $V_{\min}$ 更多的空气样品量。

二、采样效率及其评价方法

(一)采样效率

在规定的条件(如采样流量、被采集物质浓度、采样温度和采样时间等)下,某采样方法所采集到的待测物的量占其总量的百分数称为采样效率(sampling efficiency)。采样效率越高,采样误差越小,测定结果的误差也越小。一般要求采样效率大于 90% 以上。

(二)评价方法

1. 气体和蒸气态污染物采样效率的评价方法

(1)用标准气体评价:有标准气体时,用所选用的采样方法以正常的采样流量采集标准气体,测定其浓度。采样时间可根据标准气体的浓度以及采样流量来确定,一般情况下,应使吸收液中待测物质的浓度达到所选定检测方法最低检出限的 10 倍以上。按下式计算其采样效率:

$$y = \frac{a}{m} \times 100\%$$

式中,a 为分析测得待测物质的浓度;m 为所采集标准气体中待测物质的实际浓度。

(2)用实际采集量评价:在没有标准气体的情况下,可以用实际采集量评价采样方法的采样效率。取两个相同的吸收管(1 号管和 2 号管),等量加入相同的吸收液,串联采样后,再评价其采样效率。在采样时,应保证第二个吸收管中的采集的待测物质浓度高于方法的最低检出限。要按两种串联方式分次采样：

第一次采样时，按 1 号管在前、2 号管在后的顺序串联进行采样，然后分别检测 1、2 号管中待测物的采集量(a_1 和 b_1)，则采样效率为：

$$y_1 \approx \frac{a_1}{a_1 + b_1} \times 100\%$$

第二次采样时，按 2 号管在前、1 号在后的顺序串联再次采样，分别检测 1、2 号管中待测物的采集量(a_2 和 b_2)，则采样效率为：

$$y_2 \approx \frac{b_2}{(a_2 + b_2)} \times 100\%$$

如按上式计算得到的采样效率低于 90%，则应改用下式准确计算，确定其采样效率：

$$y_1 = \frac{a_1 - b_1}{a_1} \times 100\%$$

$$y_2 = \frac{b_2 - a_2}{b_2} \times 100\%$$

最后，以两次采样效率的均值作为该采样方法的采样效率：

$$y = \frac{y_1 + y_2}{2}$$

2. 烟尘状污染物采样效率的测定

(1)颗粒采样效率：以所采集到烟尘的颗粒数目占总颗粒数目的百分数表示。

(2)质量采样效率：以所采集到烟尘的质量占其总质量的百分数表示。

只有当所采集到的全部颗粒物粒径大小相同时，这两种采样效率在数值上才会相等；通常情况下，质量采样效率总是大于颗粒采样效率。

烟尘状污染物采样效率常用的表示方法是质量采样效率。

一般采用相对比较的方法评价采集烟尘状态污染物滤料的采样效率，即用一个已知采样效率高的方法与被评价的滤料同时采样，应用两者采样的结果进行比较评价。

三、影响采样效率的主要因素

采样效率的影响因素是多方面的，在采样过程中，要得到理想的采样效率，必须了解这些影响因素。

1. 待测物的存在状态与收集器　对一种待测物采样效率的高低，与收集器选择正确与否密切相关，应根据待测物在空气中的存在状态、理化性质、测定方法的灵敏度、操作要求、现场条件和收集器的性能等进行综合考虑，选择好收集器。例如，气态或蒸气状态的污染物以分子状态分散于空气中，若选用滤纸和滤膜采样，采样效率很低；若选用液体吸收法，或选用适当的浸渍滤料法采样，则可得到较高的采样效率。

2. 吸收液或固体吸附剂　选择吸收液时应选择对待测物质溶解度大、化学反应速度快、所生成的化学物质稳定的吸收液；选择固体吸附剂时，应选择对待测物质吸附效率高、易于解吸，且本底值低的吸附剂，同时要考虑对后续分析方法的影响。

3. 采样速度　每一种采样方法和仪器都要求一定的采样速度，采样速度太慢，或超出所规定的采样速度，都将降低采样效率，测定结果误差较大。例如，用气泡吸收管采集空气中的气体污染物时，如果采样速度过快，空气中待测物质还没来得及被吸收液吸收，就会快速通过吸收液而逸散,导致采样效率明显下降。

4. 采样量和采样时间　每种采样方法都有采样量的限制。如果现场浓度高于采样方法和仪器的最大承受量时,采样效率就不理想。例如,用吸收液和填充剂采样时,阻留下来的待测物质的量达到饱和后,吸收效率迅速下降;滤料上的沉积物太多,阻力显著增加,无法维持原有的采样速度。此时,应适当地减小采气量,或缩短采样时间。反之,如果现场浓度太低,要达到分析方法灵敏度要求,则要适当增加采气量或延长采样时间。因此,在确定分析方法之后,采样前必须先计算最小采样量,并结合实际情况确定合适的采样量和采样时间。

5. 其他因素　采样现场的气象因素、采样方法和采样仪器使用正确与否等也会影响到采样效率。如高温时采集低沸点的气态或蒸气态污染物,易发生挥发或蒸发损失,使测定结果偏低;在高温时聚氯乙烯滤膜易发生变形,使采样效率降低等。

(吕　毅)

本 章 小 结

空气理化检验包括样品采集和检测分析两大部分工作。正确采集空气样品,是确保样品具有代表性、检验结果准确的重要技术环节。

在环境空气、室内空气、工作场所空气和公共场所空气中,可能存在气态(气体和蒸气)、气溶胶状态的空气污染物。本章系统论述了这 4 大类别空气中 3 种状态空气污染物采样点、采样方法和采样仪器的选择,论述了最小采气量、采样效率的计算方法和评价方法。

采样点是采集样品的地点。

采样时间是指单次采样从开始到结束所持续的时间。

采样频率是指在一定时间范围内的采样次数。

气态污染物的采样方法:主要有直接采样法和浓缩采样法。

直接采样法主要有塑料袋采样法、注射器采样法、置换采样法和真空采样法;

浓缩采样法又分为有动力采样法和无动力(无泵)采样法两种。

无动力(无泵)采样又称为被动式采样法,根据采样原理不同可分为扩散法和渗透法两类。

有动力采样法主要有溶液吸收法、固体填充柱采样法、低温冷凝浓缩法。

溶液吸收法是利用空气中待测物质能迅速溶解于吸收液中,或能与吸收剂迅速发生化学反应生成稳定化合物而被采集,是最重要的采样方法。常用的吸收液有水、水溶液和有机溶剂,遵循一定的原则选择吸收液。溶液吸收法常用的采样容器主要有气泡吸收管、多孔玻板吸收管和冲击式吸收管。

固体填充柱采样法采用装有固体填充剂的吸收管采样,空气通过时,污染物被吸附或阻留在固体填充剂上而被浓缩采集。最常用的填充剂是颗粒状固体填充剂:硅胶、活性炭、氧化铝、高分子多孔微球和素陶瓷等。固体填充柱最重要的性能指标是穿透容量和解吸效率。

气溶胶的采样方法:主要有静电沉降法、滤料采样法和冲击式吸收管采样法。

滤料采样法应用动力抽气,使所采空气穿过滤料,其中的悬浮颗粒物被阻留在滤料上,应用滤料上采集到的待测物质的量和采样体积,计算出空气中污染物的浓度。常用的滤料主要有定量滤纸、玻璃纤维滤纸、聚氯乙烯滤膜、微孔滤膜、浸渍试剂滤料和聚氨酯泡沫塑料等,各有优缺点,要选择使用。

　　气态和气溶胶两种状态共存污染物的同时采样方法:主要有浸渍试剂滤料、聚氨酯泡沫塑料、多层滤料以及环形扩散管和滤料组合的采样方法。

　　空气采样器一般由收集器、流量计和抽气动力三大部分组成;按照收集器→流量计→抽气动力的顺序连接采样,确保采样时空气样品不受污染。

　　常用的抽气动力有手抽气筒、水抽气瓶、电动抽气机、压缩空气吸引器。

　　常用的气体流量计有4种,其中皂膜流量计和湿式流量计主要用于校正其他流量计;孔口流量计和转子流量计常用于现场采样流量的计量。专用采样器使用的流量计多为转子流量计。

　　采集气态污染物的专用采样器有两种:气体采样器和个体采样器;

　　采集粉尘的专用采样器有5种:大流量采样器、中流量采样器、小流量采样器、粉尘采样器、分级采样器。

　　最小采气量指当空气中待测物的浓度为最高容许浓度值时,保证所采用的分析方法能够检出待测有害物质所需要采集的最小空气体积。计算公式:

$$V_{min} = \frac{s \times a}{T \times b} \times 2$$

　　采样效率指在规定的条件(如采样流量、被采集物质浓度、采样温度和采样时间等)下,某采样方法所采集到的待测物的量占其总量的百分数。

　　气体和蒸气态污染物的采样效率可用标准气体和实际采集量进行评价。

　　烟尘状污染物的采样效率一般采用相对比较法进行评价。

　　影响采样效率的因素主要有:待测物质的存在状态、收集器、吸收液或固体吸附剂、采样速度、采样量和采样时间等。

 思考题

1. 不同场所空气采样点的布设原则和布设方法有哪些?
2. 空气样品的采集方法有哪些? 采样方法的选择依据是什么?
3. 简述直接采样法和浓缩采样法的适用范围和优缺点。
4. 溶液吸收法采样的原理是什么? 提高溶液吸收法采样效率的方法有哪些?
5. 为什么多孔玻板吸收管可以提高气体的采样效率?
6. 简述穿透容量、最小采气量的定义和测定方法。
7. 简述扩散法个体剂量器的采样原理。
8. 滤料采样法中滤料的选择原则是什么? 比较不同滤料的优缺点,总结其适用范围。
9. 气态和气溶胶两种状态存在空气污染物的采样方法有哪些?
10. 现场采样仪器由哪几部分组成? 采样时,按照什么顺序连接? 为什么?
11. 常用的流量计有哪几种? 主要用途有何不同?
12. 手抽气筒采集空气样品有什么优点?
13. 简述最小采气量的定义。如何计算最小采气量?
14. 简述采样效率的定义。

第三章　空气物理性参数的测定

第一节　概　　述

空气质量参数(air quality parameter)是指空气中与人体健康有关的物理性参数、化学性参数、生物性参数和放射性参数。物理性参数主要包括气温、气湿、气压、气流、新风量、换气率、噪声、振动、电离辐射、非电离辐射等。气温、气湿、气压、气流属于自然环境的物理因素,是描述空气物理性状和特征的重要指标,也称之为气象因素、气象参数(meteorogical parameter)。气象参数与环境舒适程度和人体健康状况密切相关。在空气理化检验工作中,气温、气压对采样体积的影响很大;气流、气湿显著影响局部空气的污染情况,直接影响空气污染物的扩散。从物理角度定义而言,噪声是指振幅和频率完全无规律的震荡;从环境保护角度而言,凡是人们所不需要的声音统称为噪声。当噪声超过人类生活、生产所容许的环境状况时,称为噪声污染。噪声影响人们的生活、工作和学习,甚至给人们的生理和心理带来危害。振动是指在外力作用下,物体以中心位置(或平衡位置)为基准,沿着直线或弧线的往复运动。振动影响人们的情绪,危害人类的身体健康;接触强烈的全身振动可能造成内脏器官的损伤或位移等危害。新风量和换气率与室内空气污染程度息息相关,新风量不足是产生"不良建筑物综合征(sick building syndrome,SBS)"的重要因素。电离辐射、非电离辐射是人体主观不易察觉的因素,关于非电离辐射污染与健康问题是近年来的焦点话题之一。GB/T 18204.13-22-2000推荐了10项空气物理性参数测定的标准方法。

一、测定地点的选择

地理位置不同,空气物理性参数可能不同。尤其在某些工作环境、生活环境中,不同地点的物理性参数差异可能很大。测定空气物理性参数时,必须根据生产过程、热源分布、工作场所和建筑物的特征等实际情况选择测定地点。为了说明现场卫生条件情况时,常选择工人经常活动的场所(如休息场所和生产岗位)测定物理性参数;测定点的高度原则上与人的呼吸带相近(1.5m左右)。当现场有热源存在时,应在不同高度、不同方位分别测定热辐射强度。要根据监测对象的面积大小以及现场情况确定测定点的数量。原则上小50m²的室内面积应设置1~3个测定点,50~100m²设置3~5个测定点,100m²以上至少设置5个测定点。测定点的位置距离墙壁应大于0.5m。进行空气污染监测时,应测定采样点的空气物理性参数。

二、测定时间的选择

测定工作环境空气的物理性参数时,应根据生产周期、劳动特点和测定目的选择测定时间。

调查工作环境物理性参数对人体的影响时,应该在不同的季节测定监测场所的物理性参数,选择的测定日期要有代表性。测定中,应根据生产规律、生产特点确定测定时间和测定次数。生产过程中工作场所的物理性参数变化不大时,可选择每个班次开始时测定一次,中间测定两次,下班时测定一次。有些工作场所的生产过程呈现周期性变化,物理性参数变化较大,则应按照生产过程的规律,在一个工作班次中选择典型时间进行多次测定。条件许可时,可在线监测现场的物理性参数;或每天在生产的全过程中每小时测定一次,动态监测工作环境物理性参数的变化规律。

第二节　气温的测定

一、气温

温度是表示物体冷热程度的物理量,空气的温度称为气温(air temperature),一般是指距离地面 1.5m 左右,处于通风、防辐射条件下测得的温度。

气温具有重要的卫生学意义,它是影响体温调节的一个主要的环境因素。15.6 ~ 21℃是人体感觉最舒适的温度区段,最适宜于人们的生活和工作;20℃左右,人的体力消耗最小,工作效率最高,是最佳的工作环境温度。气温过高、过低都不利于人体健康。

在空气理化检验工作中,测定气温主要有三个方面的作用:

1. 用于换算采样气体的体积,即通过测定采样点的气温,把现场温度下的采样体积换算成标准状态下的体积,将空气污染物的测定结果换算成标准状态下的结果,使测定结果具有可比性。

2. 了解气温变化与空气污染程度的关系,有利于指导选择采样时间,有利于对某些测定结果加以补充说明。根据气温对空气污染物扩散情况的影响,人们将空气状态分为不稳定、中性和稳定三种状态。高空气温显著低于地面气温时,地面热空气迅速上升,上层冷空气下降,形成对流,这时空气处于不稳定状态,对流作用不断地把污染物带入较高的上空混合稀释。当地面气温低于高空气温时,将产生气温逆增,此时空气处于稳定状态,污染物难以上升、扩散,地面空气中污染物浓度将显著增高。

3. 测定工作场所的现场温度,了解工作场所的温度变化情况,防止气温过高、过低对人体健康的危害。气温的季节性变化、日内变化对空气的污染程度也有明显的影响。冬季地面气温低,空气污染严重。一天之内早晚气温低,污染物浓度增高,而中午和下午气温相对较高,污染较轻。另外,中午和下午太阳辐射强度最强,空气的光化学烟雾污染也最严重。

二、气温的测定方法

GB/T 18204.13-2000 公共场所空气温度测定方法推荐了"玻璃液体温度计法"和"数显式温度计法"两种空气温度测定的标准方法,适用于测定各类公共场所的气温和室内场所的气温。

(一)玻璃液体温度计法

1. 原理　玻璃液体温度计是一种膨胀式温度计,根据物体热胀冷缩原理制造而成。它利用温度变化时,感温液体和玻璃两者体积发生变化的差值来测量温度。常用的玻璃液体温度计由球部(温包)和一根与温包相连的玻璃细管组成。温度计的球部是一个由玻璃薄壁构成的空心球体,内装感温液体。感温液体通常要求具备体积膨胀系数大,黏度小,在高温下蒸汽压低,化学性能稳定,以及在较宽的温度范围内能保持液态等特点。常用的感温液体有水银、甲苯、乙醇和煤油等。玻璃细管是一根内空的玻璃管,与球部连通,形成一个封闭的空间。气温变化时,玻璃、液体都因热胀冷缩,体积改变,由于液体的膨胀系数比玻璃的大,因此,当气温变化时,玻璃细管内的液柱高度随温度的变化而变化。

测定气温时,常选用水银温度计和酒精温度计。水银比热小,导热系数大,沸点高,对玻璃没有湿润作用,因此,水银温度计的测定范围大(– 35 ~ 350℃),结果准确。但是,由于水银凝固点较高,不能测定更低的温度;水银热胀系数小,影响了水银温度计的灵敏度。相比较而言乙醇的凝固点低,沸点低,因此,酒精温度计可以测定较低的温度,但不能测定太高的温度,测定范围小(– 100 ~ 75℃)。$T > 0$ ℃时,乙醇膨胀不均匀,测定结果不够准确。

2. 测定方法　选择适当的测定地点,将温度计垂直悬挂于离地面高度 0.5 ~ 1.6m 处测定气温。在室内,测定气温的地点应离墙壁和热源 0.5m 以上;在室外,测定气温的地点要平坦,自然通风,大气稳定度好。

测定 5 ~ 10 分钟后读数。读数时应暂停呼吸,迅速读数;要先读小数,后读整数。视线与液柱上端平行,水银温度计按凸出弯月面的最高点读数,酒精温度计按凹液面最低点读数。

(二) 数显式温度计法

1. 原理　数显式温度计采用 PN 结、热敏电阻、热电偶、铂电阻等温度传感器作为感温部件,将温度变化转换为相应的电信号,经放大、转换后,在显示器上显示温度数值,方便读取。一般可测定 – 40 ~ 90℃气温。

2. 测定方法　插好仪器感温传感器,将传感器头部置于测定地点。开启仪器进行测定,待显示器数字显示稳定后,读取温度值。

测定时,在感温元件外部放置一个金属罩,排除热辐射、冷表面等因素的影响。

(三) 方法说明

1. 使用前要检查温度计的完好性　水银或乙醇液柱应连贯,如有间断,可通过离心、冷却或加热消除间断。玻璃液体温度计平时尽可能垂直静放,不能倒置、振动。

2. 根据现场气温的高低选择合适的温度计。

3. 温度计的正确使用方法

测定时,温度计球部要保持干燥,若蘸有水滴,读数将偏低。手应握在读数刻度以上部位,避免呼吸和人体温度影响温度计的读数,防止环境热辐射的影响。当待测环境中存在热辐射时,应选用通风温湿度计测定气温,不宜选用普通水银温度计或酒精温度计测定;因条件限制必须选用时,应在热辐射源与温度计之间放一隔热石棉板或金属片,也可以用铝箔或锡纸圆筒围住温度计的球部,阻隔热辐射的影响。

4. 数显式温度计特别适用于现场气温的测定;水银温度计、酒精温度计测定采样现场气温更为方便,应用较多。

5. 使用前,应先校正温度计。

三、温度计的校正

温度计的读数刻度是等分刻制的,而感温物质(如水银、乙醇)的感温属性与温度显示值之间并不呈现严格的线性关系。因此,由等分刻制反映的温度读数与实际温度之间存在误差。温度计在使用前应进行校正,降低等分刻度等因素导致的误差。

校正温度计的方法较多,常用方法有标准温度计法、水沸点-冰点法校正温度计。这两种方法的操作都很简便,适用范围广。GB/T 18204.13-2000 介绍了玻璃液体温度计和数显式温度计读数的校正方法。

1. 标准温度计法校正温度计 先用标准温度计和待校正的温度计同时测定水的沸点(B_0 和 B_1);取出温度计,在空气中自然冷却,待温度计读数接近室温后,再同时测定水的冰点(M_0 和 M_1)。若用待校正的温度计测得现场的气温为 M_x,那么,现场气温的校正值为 M:

$$M = \frac{B_0 - M_0}{B_1 - M_1}(M_x - M_1)$$

2. 水沸点-冰点法校正温度计 假设使用待校正的温度计测得现场的气温为 M_x,气压为 P_x,根据与 P_x 值相近气压下水的沸点、冰点数值(见表3-1),用内插法计算出现场气压下对应的水的理论沸点、理论冰点(B_0 和 M_0);再用待校正温度计分别测定水的沸点和冰点(B_1 和 M_1),将 B_0、M_0、B_1、M_1 和 M_x 代入上式,计算出现场气温的校正值 M。因为 B_0 和 M_0 值是根据现场气压计算的理论值,因此,该校正方法又称为理论沸点法。

表3-1 不同气压下水的沸点、冰点

大气压(kPa)	沸点(℃)	冰点(℃)	大气压(kPa)	沸点(℃)	冰点(℃)
101.325	100.0	0	96.425	98.7	0
100.415	99.8	0	95.760	98.5	0
99.750	99.6	0	95.095	98.3	0
99.085	99.4	0	94.430	98.1	0
98.420	99.3	0	93.760	97.9	0
97.755	99.1	0	93.100	97.7	0
97.090	98.9	0			

3. 玻璃液体温度计零点位移误差的订正方法 由于玻璃的热后效应,玻璃液体温度计的零点可能发生位移,应该经常用标准温度计校正零点位移值(d)。用标准温度计和玻璃液体温度计同时测量同一物体(例如水)的温度,调节被测物体的温度至标准温度计的零点位置(b),记录玻璃液体温度计上对应显示的零点(a),玻璃液体温度计的零点位移值为

$$d = a - b$$

当用玻璃液体温度计测得某现场温度为 $t_{测}$ 时,现场的实际温度($t_{实}$)

$$t_{实} = t_{测} + d$$

数显式温度计读数的校正方法 将待校正的数显温度计感温元件和标准温度计一并插入恒温水浴槽中,放入冰块,校正零点,5～10分钟后,读取数显式温度计的读数。依据标准温度计的读数,依次提高水浴温度至 20、40、60、80、100℃,对应读取数显式温度计的读数,即可得到相应的校正温度。

第三节　气压的测定

一、气压

单位面积上所承受的垂直大气柱的重量,称为大气压强(atmospheric pressure),简称气压。气压的法定计量单位是帕(Pa)、百帕(hPa)、千帕(kPa)、兆帕(MPa)。通常把北纬45°的海平面上,0 ℃ 时的正常气压(101.325kPa)称为一个大气压或一个标准大气压,一个标准大气压等于 1013.25hPa。

气压具有重要的卫生学意义,气压过高或过低对人体生理活动都有影响,甚至产生危害。气压太低时,可能因为缺氧而引发高山病和航空病。人从气压高的地方突然转移到正常气压的地方时,由于减压过速也可能发生潜涵病(caisson disease),也叫减压病。

气压的变化还影响风向、风力等气象参数的变化。尤其重要的是,空气样品的体积与气压直接相关。因此,在空气理化检验工作中,采样时必须测定现场气压,以便将现场的气温气压下的采样体积换算为标准状态下的体积。

二、气压的测定方法

测定气压的常用仪器有空盒气压表(aneroid barometer)(图 3-1)、动槽式水银气压计(cistern barometer),后者又称为杯状水银气压计;月记型或周记型自记气压计可以连续测量、记录气压的变化情况。GB/T 18204.16-2000 推荐使用空盒气压表测量现场气压。

1. 空盒气压表

(1)仪器结构与测定原理:空盒气压表由感应、传递和指示三个部分组成。金属空盒呈真空状态,具有弹性的波状薄壁,空盒正面有刻度盘和指针,指针与杠杆系统连接。当气压增高时,盒壁收缩而内凹;气压降低时,盒壁膨胀而隆起。借助杠杆和齿轮的转动,盒壁的这些变化被放大并传递给指针,带动指针转动,指示出气压值。

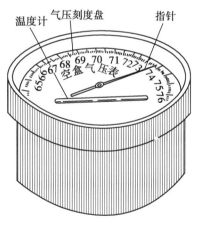

图 3-1　空盒气压表

空盒气压表精确度较差,测定精度为 ±2hPa,灵敏度 0.5hPa,精密空盒气压表的精度为 ±1.2hPa;但它轻巧简单,携带方便,使用简便,适用于室外和现场气压的测定,测量范围为 800 ~ 1064hPa,适用于海拔高度2000m 以内地带的测定;应用高原空盒气压表可以测定500 ~1020hPa 的气压。

(2)测定方法:先校准仪器。为了使测定结果更加精确,使用前要对空盒气压表进行三种订正。

1)刻度订正:主要是订正仪器制造或装配不够精密(自身读数基点不准、标尺刻度不准等)所导致的读数误差。从气压计附表的刻度订正曲线中查得刻度订正值(P_1)。

2)温度订正:把不同气温下测量的气压值换算为0℃时的气压值,以便于比较。温度订正值可按下式计算或查表求得。

$$P_2 = \alpha \times t$$

式中,P_2 为温度订正值,hPa;t 为测定气压时的气温,℃;α 为温度系数,即当温度改变 1℃时,空盒气压表读数的改变值,可以从仪器检定证中查得。当气温在 0℃ 以上时,从气压读数中减去气温订正值(P_2);气温在 0℃ 以下时,则加上气温订正值(P_2)。

3)补充订正 订正空盒的残余形变所造成的误差。每隔 3~6 个月要用标准水银气压表比较校正空盒气压表,获得补充订正值(P_3)。

现场测定:平放仪器,读取气温值(t),准确到 0.1 ℃。然后用手指轻叩仪器表面数次,克服传递部分的机械摩擦误差;指针静止后,视线垂直刻度面板,读取气压值(P_0)。

现场气压(P)为:

$$P = P_0 + P_1 + P_2 + P_3$$

2. 动槽式水银气压计 该气压计读数准确、精密,但体积较大,笨重,加之有大量水银,携带不方便,一般固定安装在室内墙上,用来测定气压或校正空盒气压表。

(1)结构与原理:动槽式水银气压计由感应部分、刻度部分和附属部分组成(图 3-2)。感应部分包括水银、玻璃内管和水银槽等。玻璃管上端封闭,管内呈真空状态,下端插入水银杯中,管内水银柱与杯中水银连通。气压发生变化时,水银柱高度随之变化。刻度部分由固定刻度尺、游标尺和象牙针组成。应用固定刻度尺和游标尺配合读数,读数误差小,测量结果精确。因此,常用它来校正其他气压计。附属部分主要是一支小型的温度计,用于测定气压计表面温度。由于动槽式水银气压计装有较多的水银,体积较大,不便于携带,很少在现场使用。

(2)测定方法:先测定气温,然后测定气压,最后订正气压读数。

测定气压时,旋动仪器上的调节螺旋,使水银杯内的液面刚好与象牙针尖接触;转动游标尺的调节旋钮,使游标尺的零刻度线与水银柱液面相切。根据游标尺的零刻度线在固定刻度尺上所指的刻度,读出气压的整数值。再从游标尺上找到一条刻度线,它与固定刻度尺上某一条刻度线成一直线(在同一水平面),游标尺上的这一刻度线数值就是气压读数的小数值。

精确测量气压时,还要根据仪器说明书对气压读数进行器差订正和气温订正,其订正方法同空盒气压表。

(3)方法说明:动槽式水银气压计要垂直悬挂,固定在墙上,避免日光直射,周围无热源、冷源,空气畅通、无风。测定完毕后,调节螺旋降低水银液面,使象牙针尖脱离水银面。

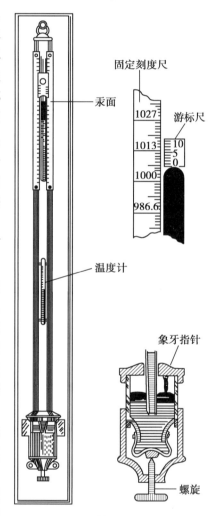

图 3-2 动槽式水银气压计

第四节　气湿的测定

一、气湿

空气的湿度简称为气湿(air humidity)，表示空气的含水量。气湿变化较大，一般随气温升高而增大。气湿与地理位置有关。海洋湖泊附近和森林绿地地带气湿较大，沙漠和高山地区气湿小；城市因热岛效应、植被面积较小，湿度比郊区的小。

气湿对空气污染物的扩散有较大的影响。气温较低、湿度较大时，空气中的水汽容易以烟尘、微尘为凝结核而形成雾，使污染物粒子增重下沉，积聚在低层空气中，阻碍了烟气的扩散，加重了空气的污染。所以，当气湿很大形成雾时，低层空气中污染物的浓度往往显著增高，污染加重。伦敦烟雾事件和美国多诺拉的空气污染公害事件都是在有雾的情况下形成的严重空气污染事件。

气湿对人体热平衡有重要影响。高温高湿时，人感到烦闷；低温高湿时，人感到寒冷；湿度过低时，人感到口干舌燥，还可导致皮肤干裂。

卫生学中用以下五种物理参数表征气湿，其中相对湿度应用最多。

1. 绝对湿度(absolute humidity)　一定气温下，单位体积空气中所含水汽的质量；单位用 g/m³ 表示，也可以用 mg/m³、水汽的分压(kPa)表示。

2. 最大湿度(maximum humidity)　一定气温下，单位体积空气中所含水汽的最大量，又称为空气的饱和湿度。

3. 饱和差(saturated difference)　一定气温下，空气的最大湿度与绝对湿度之差。它反映在某气温下，单位体积空气中还能容纳水汽的量，即单位体积空气中实际含有水汽的量距离饱和状态的程度，差距越大，说明单位空气中还可容纳越多的水汽。

4. 生理饱和差(physiological saturated difference)　37℃ 时空气的最大湿度与绝对湿度之差。生理饱和差愈大，表明人体散热越容易，反之越难。生理饱和差为负值时，人体不能借助蒸发汗水来散热，对人体健康不利。

最大湿度、饱和差和生理饱和差的单位与绝对湿度的单位相同。

5. 相对湿度(relative humidity,RH)　是同一温度时的绝对湿度与最大湿度的比值，即空气中实际含水汽的量与同一温度条件下饱和水汽量的比值，用百分比(%)表示：

$$相对湿度(\%) = \frac{绝对湿度}{相同温度时的最大湿度} \times 100$$

人们常用相对湿度来表示空气湿度。一般情况下，相对湿度为 30%~70% 时，人体感到舒适，相对湿度大于 80% 时为高气湿，小于 30% 时为低气湿。人感觉较舒适的室内气象参数是：室温18℃，相对湿度为 30%~40%；或室温25℃，相对湿度为 40%~60%。当外界温度超过 30℃，相对湿度高于 70% 时，生理饱和差小，皮肤表面蒸发散热困难，可能出现人体体温调节障碍。

二、气湿的测定方法

(一)通风干湿表法

该方法只能够测定某一时刻空气的湿度，不能连续测定某一时段的气湿，不能记录气湿的连续变化。通风干湿表法常选用通风温湿度计(ventilation psychrometer)和干湿球温湿度计(psychrometer)测定气湿;这两种仪器结构相似,测定原理相同,操作简单方便,应用广泛。

1. 通风温湿度计测定气湿

(1)仪器结构:通风温湿度计分电动和手动两种(图3-3、3-4)。由两支结构和性能完全相同的水银温度计组成,两支温度计的球部都安装在镀镍或镀铬的双层金属风管内。两支温度计中,其中一支温度计的球部包有湿润的纱布,称为湿球温度计。另一支温度计球部没有包裹纱布,处于正常干燥状态,称之为干球温度计,它可以单独测定气温,与湿球温度计配合又可用于测定气湿。测定时,温度计球部能感应空气的温度,镀镍的双层金属风管能反射环境热源的热辐射,排除热辐射对温度读数的影响。外管以象牙环扣接温度计,以利减少热传导。仪器顶端有一个小风机,通过旋紧小风机的发条或用电力启动。机身外部备有防风罩,保护风叶匀速自转产生恒定风速,不受外界风速变化的干扰,有利于室外测定。风机与风管相连,开动时抽吸空气从风管下端进入,以恒定流速(2.5~4m/s)流过干、湿球表面。风速的稳定使湿球表面始终处在一定的风速、温度条件下蒸发水分,排除了风速变化对水分蒸发速度的影响。

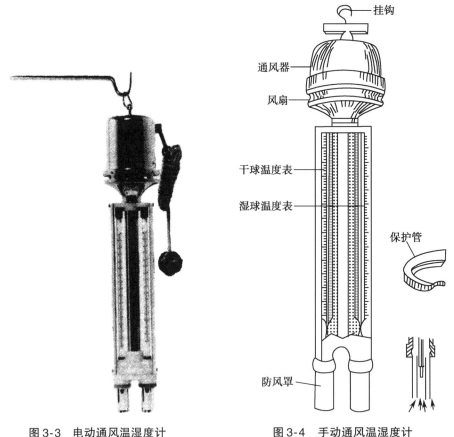

图3-3　电动通风温湿度计　　　　图3-4　手动通风温湿度计

(2)测定原理:一定温度的气流匀速通过干湿球温湿度计时,干球温度计显示空气的温度。由于湿球温度计的球部表面湿度较空气湿度大,空气流过湿球时,加速了表面水分蒸发的速度,导致湿球温度计的球部温度下降,温度示值低于干球温度计的读数。被测空气愈干燥,湿球温度计球部表面的水分蒸发越快,干、湿球温度计温差越大,利用温差值可以计算空气的湿度,或应用湿度表查得空气的湿度。

(3)测定方法:取适量蒸馏水湿润纱布条,开动风机,将通风温湿度计悬挂在测定地点,3~5分钟后分别读取干球、湿球温度计的读数,计算温差,从仪器附有的专用湿度表上查得现场测定风速和压强下的相对湿度。也可按下式计算相对湿度:

$$A = F_1 - a(t_1 - t_2)P$$

$$RH = \frac{A}{F} \times 100\%$$

式中,A 为空气的绝对湿度,kPa;RH 为空气的相对湿度;t_1 为干球温度计所示温度,℃;t_2 为湿球温度计所示温度,℃;F_1 为 t_2 时空气的最大湿度,kPa;F 为 t_1 时空气的最大湿度,kPa;P 为测定时的大气压,kPa;a 为温湿度计系数。

a 与风速有关,还与气压、气温、湿球球部形状及纱布包扎情况等因素有关,测定准确 a 值的工作非常复杂。

表3-2　不同气温时的饱和水蒸气的分压和质量表

温度 (℃)	饱和水蒸气压 (mmHg)	密度 (mg/m³)	温度 (℃)	饱和水蒸气压 (mmHg)	密度 (mg/m³)
-10	2.15	2.36	40	55.30	51.10
0	4.58	4.85	60	149.40	130.50
5	6.54	6.80	80	355.10	293.80
10	9.21	9.40	95	634.00	505.00
11	9.84	10.01	96	658.00	523.00
12	10.52	10.66	97	682.00	541.00
13	11.23	11.35	98	707.00	560.00
14	11.99	12.07	99	733.00	579.00
15	12.79	12.83	100	760.00	598.00
20	17.54	17.30	101	788.00	618.00
25	23.76	23.00	110	1074.60	…
30	31.80	30.40	120	1489.00	…
37	47.07	44.00	200	11 659.00	7840.00

表3-3　温湿度计系数

风速(m/s)	系数值	风速(m/s)	系数值	风速(m/s)	系数值
0.13	0.00130	0.16	0.00120	0.20	0.00110
0.30	0.00100	0.40	0.00090	0.80	0.00080
2.30	0.00070	3.00	0.00069	4.00	0.00067

(4)方法说明:温度计球部要清洁,干球球部要干燥无水,在纱布湿润前,两支温度计的状态相同,温度读数差值不应超过 0.1℃。

为了确保纱布具有良好的吸水性,纱布要干净,要及时更换,最好是经过脱脂、洗去糨糊处理的白色薄针织纱布。为了保证球部湿润程度一致,纱布要紧贴球部,不能折叠,重叠部分越少越好。加水湿润纱布时要控制好加水量,以保证球部周围空气流通,利于湿球球面水分正常蒸发。

2. 干湿球温湿度计测定气湿　干湿球温湿度计与通风温湿度计测定气湿的原理相同,方法相似,但仪器结构更简单,测定结果准确性较差。对结果没有特殊要求时,可以用它测定气湿。干湿球温湿度计也由两支结构和性能相同的温度计组成,其中一支包裹纱布,湿润后形成湿球温度计。两支温度计和一个小水杯被固定在平板上。它没有小风机,在测定地点实际风速条件下测定气湿;没有防止热辐射的金属套管,自身不能防止热辐射的干扰。测定地点应通风良好,没有热辐射,以免影响测定结果。若存在热辐射源,应在温度计与热辐射源之间放一块石棉板隔热,也可以用金属板、铝箔或锡箔隔热。测定时要注意风速的影响,如果风速与仪器相对湿度表所列风速范围相差较大,不能用查表的方法确定相对湿度,必须用公式计算相对湿度。

(二) 电湿度计法

电湿度计由传感器感应环境湿度的变化,导致传感器的某一特性改变,产生相应的电信号,自动转换处理后在仪器上显示空气湿度数值。所用的传感器有氯化锂电阻式、氯化锂露点式和高分子薄膜电容式等。

电阻式氯化锂湿度计由测试仪表和氯化锂湿敏元件两部分组成。在湿敏元件的有机玻璃支架上绕制两根互相平行的金属丝,组成一对电极,电极间涂加一层吸湿剂氯化锂溶液。空气相对湿度大时,空气中水汽压比氯化锂溶液的大,氯化锂溶液吸收空气中的水分,电阻变小;反之,电阻变大。因此,用仪表测试两电极间电阻的变化,即可测得空气的相对湿度。

该仪器通电 10 分钟即可读取测定结果,操作简便,但测定装置要经常清洗,仪器连续工作一段时间后,必须清洗氯化锂测头;环境中腐蚀气体浓度较高时不能使用。

第五节　气流的测定

一、气流

空气的流动称为气流(air current) ,又称为风。当气温、气压不同时,空气将从低温处向高温处流动,或者说从高压处向低压处流动。

空气作水平运动时具有方向和速率。水平气流的来向称为风向(wind dire- ction) 。风的速率称之为风速(wind velocity) ,指单位时间内空气在水平方向流过的距离,单位为 m/s 或 km/h 等。气流(风)能促使干冷空气和暖湿空气的交换,影响气候变化,影响室内外的通风换气和人体的散热。

风向和风速对空气污染物具有传递和稀释作用,是决定污染物在空气中的扩散程度和污染程度的重要因素。在风向和风速的作用下,污染物在空气中可由一处迁移到另一处,由于空气的稀释,污染物的浓度逐渐降低,而污染范围逐渐扩大。

二、气流的测定方法

测定气流就是测定风向和风速。应用较多的测定仪器有三杯风向风速表、轻便携带式翼状风速计和热球式电风速计。其中,翼状和杯状风速仪的机械摩擦阻力大、仪器惰性较大,风速小于 0.5m/s 时仪器不能转动,无法读数。热球式电风速计可以测定微风,当风速小于 0.5m/s 时,可选用热球式电风速计测定风速。

(一) 三杯风向风速表测定法

1. 仪器结构和原理 该仪器由风向仪和风速表两部分组成(图 3-5),可同时测定风向和风速。

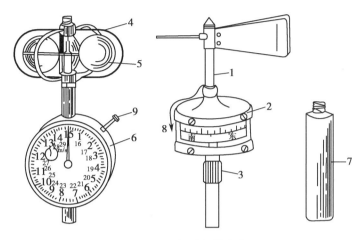

图 3-5 三杯风向风速表

1. 风向杯;2. 方向盘;3. 小套管制动部件;4. 护杯环;

5. 风杯;6. 风速表;7. 柄杆;8. 风向指针;9. 启动杆

风向仪包括风向杯、方向盘和小套管制动部件。风向杯转动灵活,是风向指示的感应部分。环绕在垂直轴上的半圆球状的小杯是风速表的感应部分。它们借助风力转动,经过齿轮带动仪器表面的指针运转,由指针指示的刻度数和所用时间计算出风速(m/s)。

2. 测定方法

(1)测定风向时,将小套管拉下,并将其向右转过一定角度,待方向盘按地磁子午线方向稳定后,风向指针在方向盘上所指的方位就是待测的风向。

(2)测量风速时,先按下启动杆,使风速指针回到零位。放开启动杆开始测量风速。此时记时指针、风速测定指针同时走动。到达记时最初位置时(通常为 1 分钟),指针都停止转动。风速测定指针所指示的数值称为指示风速;根据指示风速从风速校正曲线上找出现场实际风速,也就是测定时间范围内的平均风速。

测定完毕后,将小套管向左转动一定角度,恢复原位,固定方向盘,放回盒内。

(二) 翼状风速计测定法

翼状风速计不能测定风向,只能测定风速。它的风速感应器由轻质铝片制造的翼片构成(图 3-6)。其构造原理和风速测定方法与杯状风速表相似。测风灵敏度高,测量范围为 0.5 ~ 10m/s,因轻质铝翼容易变形,不能测定大于 10m/s 的风速。

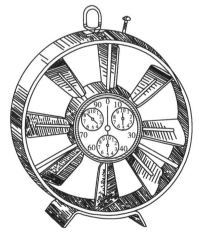

图 3-6 翼状风速计

（三）热球式电风速计测定法

国产热球式电风速计测定风速范围为 0.05～10m/s，可以测定低风速，以普通干电池为电源，使用方便，适用于室外测定。

1. 仪器结构和原理　该仪器由热球式测杆探头和测量仪表两部分组成（图3-7）。测杆探头的头部有一个直径约 0.6mm 的玻璃球，球体内绕有镍铬丝线圈，电流通过时发热，加热球体。球体内有两个串联的热电偶，它的工作端与发热线圈相连，冷端连接在磷铜质的支柱上，暴露于现场空气中。

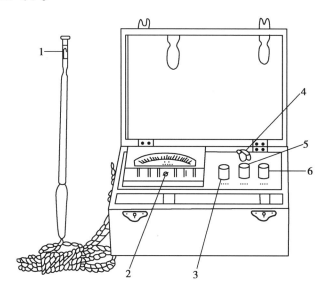

图3-7　热球式电风速计

1. 测杆探头；2. 调零螺丝；3. 满度调节；4. 校正开关；
5. 零位粗调；6. 零位细调

该仪器利用被加热物体的散热速率与周围空气流速有关的原理来测量现场风速。测定中，用一定大小的电流通过线圈，玻璃球受热升温。由于该球体暴露在测定现场的空气中，球体与周围空气进行热交换，现场风速越大，热交换越多，球体温度升高程度越小；反之，温度升高程度越大。球体升温程度的大小体现为热电偶两端温度差的大小，由电表反映出一定大小的读数，再通过校正曲线求得风速的大小。

2. 测定方法

（1）机械调零：调节机械调零螺丝，使指针回零。

（2）校正仪器：先将"校正开关"置于"断"的位置；将测杆插头插入插座后，向上垂直放置测杆，螺塞压紧使探头密封。再将"校正开关"置于"满度"位置，调节"满度调节"旋钮，使电表指针指在满刻度位置。然后将"校正开关"置于"零位"位置，调节"粗调、细调"，使电表指针校正在零点位置。

（3）测量风速：轻轻拉动螺塞，露出测杆探头，并使探头上的红点面对风向测量风速。

记录仪器读数，从校正曲线找出现场风速（m/s）。

（4）关闭仪器：测量完毕后，将"校正开关"置于"断"的位置，切断电源。

3. 方法说明

（1）热球式电风速计属于精密仪器，要避免震动和碰撞；有腐蚀性气体、含尘较多的现场都不能使用。

（2）测定时间较长时,每隔一段时间(10分钟)要进行一次"零位"、"满位"的校正。

（3）校正仪器时,若指针不能指到"零位"或"满位",应更换电池。

第六节 新风量的测定

一、新风量

新风量(air change flow)是指在门窗关闭的状态下,单位时间内由空调系统通道、房间的缝隙进入室内的空气总量,单位为 m^3/h。20世纪90年代初,西方国家开始进行新风量方面的研究;我国于2003年开始关注新风量的测定研究。新风量与室内空气质量有着密切的关系,在众多因素中,新风量是影响室内空气质量的首要因素。随着现代建筑门窗材料质量的提高,房屋密封程度也不断提高,室内的自然换气次数大幅下降,已经从平房的每小时2~3次下降到每小时0.3~0.5次,进入室内的新鲜空气量减少,室内空气污染程度增加,空气质量下降,影响人体健康,新风量不足是产生"不良建筑物综合征"的一个重要原因。长期处于新风量不足的室内,人易出现头痛、胸闷、易疲劳的症状,还容易引发呼吸系统和神经系统等疾病。一般来说,从健康角度出发,新风量越大,越有利于人体健康,但新风量超过一定限度时也必然伴随冷、热负荷的过多消耗,带来不利的影响。近年来新风量的测定已成为空气理化检验工作的一个重要项目。GB/T18883-2002室内空气质量标准规定,新风量不少于 $30m^3/h\cdot$ 人,也就是说,空间为 $30m^3$ 的房子中仅有一个人时,每小时至少要换气一次。

二、室内新风量的测定方法

（一）风口风速和风量的测定方法

1. 原理 通风口的通风量等于通风口的风速与面积的乘积。

$$L = \nu \times A \times 3600$$

式中,L 为每小时总风量,m^3/h;ν 为通风口有效截面上的平均风速,m/s;A 为通风口的有效截面积,m^2。

测定了通风口的面积和风速,由上式计算室内通风量。当进入室内的空气完全是新风时,计算的总风量就是进入室内的新风量。

2. 测定步骤

（1）风速测定点的分布:通风口可能是机械通风的送风口、新风的进风口,也可能是自然通风的窗口。气体流经一个通道的通风口时,不同位点上的风速不同,接近管壁处的风速小,远离管壁处的风速大。因此,测定风速前应根据通风口横截面的特点,选择好风速的测定点。

1）机械通风送风口的布点:这种送风口一般是矩形和圆形。矩形送风口按图3-8布点。将风口截面分为若干个小矩形,最好呈正方形,边长为150mm,每个小矩形的中央布置一个风速测定点。

圆形送风口按图3-9布点测定风速。在截面上划出两条通过圆心的正交线,按下式计算各圆半径,划出若干个同心圆。在圆周与正交线的每个相交处安排风速测定点:

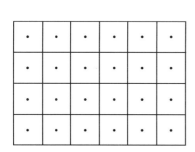

图 3-8　矩形截面风口的测定点

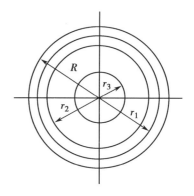

图 3-9　圆形截面风口的测定点

$$R_i = R\sqrt{\frac{2i-1}{2n}}$$

式中, R_i 为第 i 号测定点的半径; R 为送风口截面的半径; i 为自截面中心引出的半径号; n 为同心圆数。 $R \leqslant 150\text{mm}$ 时, $n=3$; $R \leqslant 300\text{mm}$ 时, $n=4$; $R \leqslant 500\text{mm}$ 时, $R \leqslant 700\text{mm}$ 时, $n=6$; $R \geqslant 750\text{mm}$ 时, R 值每增加 250mm, n 值增加 1。

2)外界进风口的布点:布点方法与矩形截面风口的方法相同。

3)自然通风口的布点:可根据现场情况参照矩形截面风口布点。

(2)通风口风速的测定:按照气流测定方法测定各分布点的风速。

测定时要确保气流畅通;每个测定点的测定时间不得少于 2 分钟,待风速计读数稳定后再读数。

3. 结果计算　根据风速计的校正系数,先校正各测定点的风速,计算通风口的平均风速(ν ,m/s),然后按公式计算总风量或新风量(L)。

(二)示踪气体法

在空气运动研究工作中,示踪气体(tracer gas)是指能与空气混合,而本身不发生任何改变,并且在很低的浓度时就能被测出的气体的总称。示踪气体必须是无色、无味,使用浓度无毒、安全,环境本底值低,易采样、易分析。常用的示踪气体有 CO、 CO_2 、 SF_6 (六氟化硫)、八氟环丁烷和三氟溴甲烷。

GB/T18204・18-2000 采用示踪气体浓度衰减法测定公共场所室内的新风量。

1. 原理　在待测室内通入适量示踪气体,由于室内、外空气交换,示踪气体浓度呈指数衰减,根据其浓度随时间的变化值,计算室内的新风量。

2. 测定步骤

(1)测定室内空气总量:分别测定室内容积(V_1 ,m³)和室内物品(如桌、床、柜等)的总体积(V_2 ,m³),按下式计算室内空气体积(V ,m³):

$$V = V_1 - V_2$$

(2)调试仪器:按照仪器说明书校正示踪气体浓度测定仪,并在清净的环境中对仪器进行归零调整和感应确认。

(3)采样与测定:

1)示踪气体浓度的发生和测定:关闭门窗,在室内通入适量示踪气体后,将气源移至室外;用摇摆风扇搅动空气 3～5 分钟,使示踪气体分布均匀。按对角线或梅花状布点采集空气样品,同时在现场测定、记录示踪气体的浓度。

2)计算空气交换率(air change rate):单位时间内由室外进入室内空气的总量与该室室内空气总量之比称为空气交换率,单位:h^{-1}。可以用平均法或回归方程法计算空气交换率。

平均法比较简便。在室内通入示踪气体,浓度均匀时采样、测定开始时示踪气体的浓度;15或30分钟时,再次采样、测定最终示踪气体的浓度。前后浓度自然对数之差除以测定时间就是平均空气交换率:

$$A = \frac{\ln c_0 - \ln c_t}{t}$$

式中,A为平均空气交换率,h^{-1};c_0为测量开始时示踪气体浓度,mg/m^3;c_t是时间为t时示踪气体浓度,mg/m^3;t为测定时间,h。

回归方程法较平均法复杂。当示踪气体浓度均匀时,在30分钟内按一定的时间(t)间隔测量示踪气体浓度(c),测量频次不少于5次。用浓度的自然对数与对应的时间作$\ln c$-t图,用最小二乘法进行回归计算。回归方程式的斜率即为空气交换率:

$$\ln c_t = \ln c_0 - A \times t$$

当室内空气示踪气体本底浓度不为0时,前两个公式中的c_t、c_0要先减去本底浓度,然后再取自然对数计算A值。

(4)结果计算:按下式计算新风量:

$$Q = A \times V$$

式中,Q为新风量,m^3/h;A为空气交换率,h^{-1};V为室内空气容积,m^3。

第七节 换气率的测定

换气率(ventilation rate)是指在1小时内由室外进入室内空气量与该室室内空气量的百分比。换气率是气流本身的特性参数,是衡量室内某点或全室空气更换效果的指标,可用于评价密闭容器的密封性。换气率愈高意味着入室空气停留时间愈短。当室内环境温度相对稳定时,建筑材料的气密性对室内空气污染物的浓度存在一定程度的影响。一般来说,气密性越小,新风量越大,换气率就越高,有利于降低室内空气污染物的浓度。因此,测定室内换气率是公共场所卫生检测工作中的一个重要检测指标。

GB/T18204·19-2000推荐用示踪气体法测定公共场所室内换气率,示踪气体可用SF_6或CO_2。

1. 原理 在待测室内释放适量示踪气体,测定1小时前后室内空气中示踪气体含量,根据1小时内自然进入室内的空气量,计算室内的换气率。

2. 测定步骤

(1)测定室内空气总量:分别测定室内容积(V_1,m^3)和室内物品(如桌、床、柜等)的总体积(V_2,m^3),按下式计算室内空气体积(V,m^3)。

$$V = V_1 - V_2$$

(2)调试仪器:按照仪器说明书校正示踪气体浓度测定仪,并在清净的环境空气中对仪器进行归零调整和感应确认。

(3)采样与测定:

1)示踪气体浓度的发生和采样:关闭门窗,在室内通入适量示踪气体后,关闭气源,并移至室外,用风扇搅动空气3～5分钟,使示踪气体分布均匀。按对角线(3点)或梅花状(5点)布点,用100ml玻璃注射器或100ml真空采样瓶采集空气样品。完成采样后,人离开室内,1小时后按照上述方法布点再次采集样品。

2)样品的测定:采样后,样品保存时间不应超过三天,最好立即分析。若使用CO_2为示踪气体,则按GB/T 18204.24-2000的标准方法测定CO_2的浓度。若使用SF_6为示踪气体,则选用不锈钢色谱柱,以分子筛为固定相,电子捕获检测器检测,气相色谱法测定SF_6的浓度。

3. 结果计算

(1)1小时内自然进入室内空气量的计算:

SF_6法:

$$V_a = 2.30257 \times V \times \lg \frac{c_1}{c_2}$$

式中,V_a为1小时内自然渗入室内的空气量,m^3/h;V为室内的空气量,m^3;c_1为试验开始时空气中SF_6的浓度,mg/m^3;c_2为1小时后空气中SF_6的浓度,mg/m^3。

CO_2法:

$$V_a = 2.30257 \times V \times \lg \frac{c_1 - c_a}{c_2 - c_a}$$

式中,V_a为1小时内自然渗入室内的空气量,m^3/h;V为室内的空气量,m^3;c_1为试验开始时空气中CO_2的浓度,mg/m^3;c_2为1小时后空气中CO_2的浓度,mg/m^3;c_a为空气中CO_2的浓度,取值0.04%。

(2)1小时换气率的计算:

$$E = \frac{V_a}{V} \times 100\%$$

式中,E为1小时换气率,%;V_a为1小时内自然渗入室内的空气量,m^3/h;V为室内的空气量。

4. 方法说明

(1)室内示踪气体的释放量:SF_6为0.5～1.0g/m^3,CO_2为2.0～4.0g/m^3。

(2)2.30257是常用对数与自然对数的转换系数。

(杨胜园)

本章小结

空气物理性参数是空气质量四大参数之一,是描述空气物理性质和特征的重要指标,又称之为气象因素、气象参数。本章重点介绍了气温、气压、气湿和新风量等参数的特点和测定方法。

测定采样现场气温、气压的作用是,把采样体积换算成标准状态下的体积值,从而把待测物质的浓度换算成标准状态下的浓度值,使测定结果具有可比性,可以对照国家空气质量标准进行卫生评价。

气温的测定方法有玻璃液体温度计法和数显式温度计法。常用空盒气压计测定现场气压。空盒气压计使用简单、方便,结构轻巧,便于携带适宜于现场测定。动槽式水银气压计应用固定刻度和游标尺配合读数,测量结果准确,但体积较大,常固定安装在室内。

可用5种物理参数表征气湿,常用相对湿度表征气湿;常用通风干湿计法和电湿度计法测定气湿。

新风量是指在门窗关闭的状态下,单位时间内由空调系统通道、房间的缝隙进入室内的空气总量(m^3/h),是表征室内空气质量重要的物理参数,与室内空气质量息息相关。用示踪气体浓度衰减法测定新风量;该法还用于测定室内空气的换气率,两种测定的原理、采样方法、测定步骤相似,结果计算略有不同。

思考题

1. 什么叫空气物理性参数? 它主要包括哪些参数?
2. 简述气温的主要测定方法和原理。
3. 温度计的校正方法有哪些?
4. 简述动槽式水银气压计测定气压的方法。
5. 简述热球式电风速计的测定原理。
6. 什么叫相对湿度?
7. 什么叫新风量? 简述示踪气体法测定新风量的主要步骤。
8. 什么是换气率?

第四章 空气检验的质量保证

第一节 标 准 物 质

一、标准物质的定义、分类和分级

（一）标准物质的定义

标准物质（reference material，RM）是一种或多种规定特性足够均匀和稳定的材料；RM 已被确定其符合测量过程的预期用途。国际上把 RM 又称为标准样品、参考物质等，RM 主要用于测量系统校准、测量程序评估、给其他材料赋值和质量控制。

有证标准物质（certified reference material，CRM）是采用计量学上有效程序测定了的一个或多个规定特性的标准物质；CRM 附有证书，陈述其规定特性值、不确定度和计量溯源性。

基准标准物质（primary reference material，PRM）是一种具有最高计量品质，用基准方法确定量值的标准物质。一般由国家计量实验室研制，其量值可以直接溯源到 SI 单位，并经国际计量组织国际比对验证，是取得了等效度的标准物质。

由以上定义可见，标准物质具有三大基本特性：均匀性、稳定性和溯源性（准确可靠性）。

（二）标准物质的分类

标准物质种类繁多，分类方法也不相同，常用以下三种方法分类。

1. 按技术特性分类

（1）化学成分标准物质（成分量标准物质）：具有确定的化学成分，并用正确的技术方法对其化学成分进行了准确计量，用于成分分析仪器的校准和分析方法的评价，如金属、地质、环境等标准物质。

（2）物理化学特性标准物质：具有良好的物理化学特性，已经准确计量，用于物理化学特性计量器具刻度的校准或计量方法的评价，如 pH、热值等标准物质。

（3）工程技术特性标准物质：具有某种良好的技术特性并经准确计量，用于工程技术和特性计量器具刻度的校准、计量方法的评价及材料或产品参数的比较计量，如粒度标准物质、标准光敏褪色纸等。

2. 按用途分类　按照标准物质的用途，通常分为：①用于产品交换，即国内外贸易使用的标准物质；②用于质量控制，即用于生产流程的监测、产品的检验的标准物质；③用于特性测定的标准物质；④用于科学研究的标准物质。

3. 按学科或专业分类　可分为地质学、物理化学、环境科学等十几类学科或专业所用的标准物质。

国际标准化组织标准物质委员会(international organization for standardization /reference materials on committee,ISO/REMCO)按学科将标准物质分为17类:地质学,物理化学,核材料、放射性材料,环境,有色金属,黑色金属,塑料、橡胶、塑料制品,玻璃、陶瓷、耐火材料,生物、植物、食品,生物医学、药物,临床化学,纸,石油,无机化工产品,有机化工产品,技术和工程,物理学和计量学。

(三)标准物质的分级

ISO/REMCO 在量值溯源图中将标准物质分为三级:基准标准物质(PRM)、有证标准物质(CRM)和标准物质(RM)。

二、我国标准物质/标准样品的管理

(一)我国标准物质/标准样品的管理特点

标准物质和标准样品的英文描述是相同的,但是在不同的领域有不同的称呼。我国标准化工作者将其称为"标准样品",简称"标样",计量工作者将其称为"标准物质",简称"标物"。对具有准确特性量值的标准物质/标准样品来说,它们的研制程序相同,对其内在质量的要求也一样;对使用者而言,其作用也是相同的,都是作为一种标准。

(二)标准物质的管理

我国对标准物质按其定值的特性进行分类,有的按其生产、使用和管理标准物质的实际情况进行分类,有的按照标准物质的应用部门分类,有的按照应用领域进行分类,将标准物质分为13大类:钢铁成分分析标准物质,有色金属及金属中气体成分分析标准物质,建材成分分析标准物质,核材料成分分析与放射性测量标准物质,高分子材料特性测量标准物质,化工产品成分分析标准物质,地质矿产成分分析标准物质,环境化学分析标准物质,临床化学分析与药品成分分析标准物质,食品成分分析标准物质,煤炭石油成分分析和物理特性测量标准物质,工程技术特性测量标准物质,物理特性与物理化学特性测量标准物质。

1. **标准物质分级** 我国标准物质分为一级标准物质和二级标准物质,它们都符合"有证标准物质"的定义。

(1)一级标准物质(primary reference material)采用绝对测量法或用两种以上原理不同的准确可靠的方法定值,若只有一种定值方法,可采取多个实验室合作定值。它的不确定度具有国内最高水平,均匀性良好;在不确定度范围之内,其稳定性在一年以上,或达到国际上同类标准物质的先进水平;具有符合标准物质技术规范要求的包装形式。一级标准物质由国务院计量行政部门批准、颁布并授权生产,采用定义法或其他准确、可靠的方法对其特性进行计量。计量的准确度达到国内最高水平并相当于国际水平。

一级标准物质的定值准确度高,主要用于评价标准方法、仲裁分析以及对二级标准物质定值或检定高准确度的计量仪器,是量值传递的依据。

(2)二级标准物质(secondary reference material)采用与一级标准物质进行比较测量的方法或用一级标准物质的定值方法定值;其不确定度和均匀性未达到一级标准物质的水平;稳定性在6个月以上,能满足一般测量的需要;包装形式符合标准物质技术规范的要求。二级标准物质由国务院计量行政部门批准、颁布并授权生产,采用准确、可靠的方法或直接与一级标准物质相比较的方法对其特性进行计量,计量的准确度能满足现场计量的需要。

通常情况下,二级标准物质为了满足本单位和社会的一般要求,作为工作标准直接使用。所以,二级标准物质也称为工作标准物质(working reference material)。主要用于基层实验室常规分析、现场方法研究和评价、日常实验室内质量保证以及不同实验室间的质量保证,即用来评定日常分析操作的测量不确定度,由它们将量值传递到实际应用中。

由于标准物质的独特性质,在保证和控制分析测试质量、验证分析测试结果的准确性等工作中,标准物质具有无可替代的重要作用。

2. 标准物质的编号 按国家颁布的计量法规,国家质量监督检验检疫总局统一指定、颁发标准物质的编号。

(1)一级标准物质的代号是以"国家标准物质"的汉语拼音"Guo Jia Biao Zhun Wu Zhi"中"Guo"、"Biao"、"Wu"三个字的首字母"GBW"表示,以汉语拼音字母大写印刷体(白体)书写或印刷。编号形式为:标准物质代号"GBW"冠于编号前部,编号的前二位是标准物质的大类号,其顺序与标准物质目录编辑顺序一致,第三位数是标准物质的小类号,每大类标准物质分为 1~9 小类,第四、第五位是同一小类标准物质中按审批的时间先后顺序排列的顺序号,最后一位是标准物质的生产批号,用英文小写字母表示,批号顺序与英文字母顺序一致:

GBW　X　Y　Z　U

依次为:

GBW 是国家标准物质的代号。

X 是大类号(01~13 两位阿拉伯数字)。

Y 是小类号(一位阿拉伯数字)。

Z 是顺序号(两位阿拉伯数字)。

U 是标准物质生产批号(一位英文字母)。

(2)二级标准物质的代号是以"国家标准物质"的汉语拼音中"Guo"、"Biao"、"Wu"三个字的首字母"GBW",加上二级的汉语拼音中"Er"字的首字母"E",并以小括号括起来——"GBW(E)"表示。编号形式为:二级标准物质代号"GBW(E)"冠于编号前部,编号的前二位是标准物质的大类号(其顺序与标准物质目录编辑顺序一致),后四位是顺序号,生产批号用英文小写字母表示,排于编号最后一位:

GBW(E)　　X　　Y　　U

依次为:

GBW(E)是国家标准物质代号。

X 是大类号(01~13 两位阿拉伯数字)。

Y 是顺序号(四位阿拉伯数字)。

U 是标准物质生产批号(一位英文字母)。

3. 标准物质的批准和发布 标准物质经全国标准物质技术委员会审查后,上报国家质量监督检验检疫总局、国家标准化管理委员会统一编号、批准、发布,颁发标准物质证书。

(三)标准样品的管理

国家实物标准(称为标准样品)是国家标准化组织适用于与文字标准有关的以实物形态出现的标准。所以,标准样品就是为了保证国家标准或行业标准的实施而制定的国家实物标准。

我国国家级标准样品(即国家标准样品)按行业分为 16 类(一级类目代号),由两位阿拉伯数字组成。这 16 类分别是地质、矿产成分,物理特性与物理化学特性,钢铁成分,有色金属成分,化工产品成分(工业和化学气体、农药、化肥、试剂、助剂),煤炭石油成分和物理特性,环境化学分析(水、空气、土壤等),建材产品成分分析(水泥、玻璃、陶瓷、耐火材料等),核材料成分分析,高分子材料成分分析(塑料、橡胶、合成纤维、树脂等),生物、植物、食品成分分析,临床化学,药品(西药、中药、草药、生物药品等),工程与技术特性,物理与计量特性,其他(上述未能涵盖的)。

1. 标准样品的分级　我国标准样品分为国家标准样品和行业标准样品,都属于"有证标准"样品,行业标准样品不等于在水平上低于国家标准样品,只是批准的主管部门不同。

(1)标准样品的编号:

1)国家标准样品:它的代号由"国家实物标准"的汉语拼音"Guo Jia Shi Wu Biao Zhun"中"Guo"、"Shi"、"Biao"三个字的首字母"GSB"表示,编号时国家实物标准代号"GSB"冠于编号前部,加上《标准文献分类法》中的一级类目、二级类目的代号与二级类目范围内的顺序号、年代号相结合的办法组成:

GSB　X　Y　Z　(C)

依次为:

GSB 国家标准样品(国家实物标准)代号。

X 一级类目代号(01 ~ 16 两位阿拉伯数字)。

Y 二级类目代号(大流水顺序号,不按分类重排,便于管理和随机查找);

Z 年代号(四位阿拉伯数字)。

C 被替代标准样品号。

2)行业标准样品的编号:各个行业都有本行业的编号方法,有色为"YSS"代号,冶金为"YSB"代号。目前,冶金行业的行业标准样品的品种和数量最多,以冶金行业为例,简介行业标准样品的编号方法:

按国家标准样品代号 GSB 的取义方式,冶金行业标准样品代号即取"冶金行业"的第一个字汉语拼音字母"Y"代替"国家"的第一个字的第一个汉语拼音字母"G",后两位相同,代号为"YSB"。该代号(YSB)同时作为生产审查认可标记,经过审查认可的研制、生产单位生产的标准样品的包装、质量证明书上才可使用该标记。冶金行业标准样品的编号如下:

YSB　×　××　×　××-××

依次为:

YSB 冶金行业标准样品代号(审查认可标记)。

× 类别代号,C 表示化学分析用,S 表示仪器分析用。

×× 生产单位代码。

× 分类代码。

××-× 顺序号-年代号。

2. 国家标准样品的批准和发布

(1)国家标准样品经全国标准样品技术委员会审查后,上报国家质量监督检验检疫总局、国家标准化管理委员会统一进行编号、批准、发布,颁发国家标准样品证书。

(2)行业标准样品由国务院行业标准化主管部门(如国家发展和改革委员会)统一编号、批准、发布,颁发行业标准样品证书,并向国家标准化管理委员会备案公告。

(四)标准物质与标准样品的区别

1. 管理的程序不同　两者分别隶属不同的管理机构进行分类、分级管理。

2. 标准样品概念的外延大于标准物质 因为标准样品不仅包含可用于定量检测的RM,其量值可溯源到 SI 基本单位或其导出单位,而且包含一些量值无法溯源到 SI 基本单位或其导出单位的 RM。例如,酒和颜料的外观、颜色色光等性能指标属于感官性质指标,对感官性质指标进行定性定级时,有些难以用文字叙述清楚,需要用"实物"作为文字标准的补充进行检测。这种用于定性检测的标准样品以及生物性质的标准样品等就属于"量值无法溯源到 SI 基本单位或其导出单位的 RM"。计量领域中的标准物质是特指特性值可以采用定量检测技术测定,并且可以溯源到 SI 基本单位或其导出单位的一些 RM,因此,将应用于计量领域中的标准物质等同于 RM 是不妥的。目前,由于 RM 称谓的不统一,容易造成人们对 RM 认识上的混淆,而且不利于 RM 的使用和管理。

三、气体标准物质

(一)气体标准物质的定义与分类

气体标准物质(gas reference material),又称标准气体,是指以混合气体、纯气或高纯气体形式存在和使用的标准物质;是高度均匀、稳定性良好和量值准确的气体。气体标准物质具有复现、保存和传递量值的基本功能,主要用于校准仪器、仪表,评价测量方法,计量标准的传递和量值仲裁等。

按气体组分数的不同,气体标准物质可分为单元气体标准物质(纯气或高纯气体)、二元气体标准物质和多元气体标准物质(由 3 种及以上组分气配制而成的)等。按用途或属性不同,气体标准物质可分为仪器仪表校正用气体标准物质、石油化工产品成分分析用气体标准物质、环境监测用气体标准物质等。

(二)气体标准物质的基本特性

1. 均匀性 均匀性是标准物质十分重要的基本特性。虽然气体具有较大的流动性和扩散能力,气体物质容易混合均匀,但研制生产气体标准物质时,不同组分气体往往在不同的时间充入高压钢瓶,分子量又不相同,因此,钢瓶内的气体组分的分布也可能不均匀,甚至可能产生分层现象。另外,钢瓶内壁对气体分子的吸附作用,也不利于气体标准物质均匀分布。

2. 稳定性与有效期 稳定性是气体标准物质的重要特性之一。气体标准物质的稳定性主要指组分含量随时间和压力变化的情况。稳定性所考察的试验时间长,一般需要 6 个月以上。根据稳定性试验结果,确定气体标准物质的有效期。保持气体标准物质中组分含量长期稳定极为重要。气体标准物质的包装容器的材质与容器内壁处理是影响气体标准物质稳定性的关键因素。

(三)气体标准物质的命名

对气体标准物质选用两种命名形式。

1. 表明校准组分的名称形式 又分为混合气体标准物质和纯气或高纯气体等气体标准物质的命名。

混合气体标准物质命名为"×中×气体标准物质";例如"氮中一氧化碳气体标准物质";若为多组分混合气体,需将所有组分列出,以顿号分开后加以"混合"字样:"×中×1、×2、×3 混合气体标准物质";例如"氮中一氧化碳、二氧化碳、甲烷混合气体标准物质"。

对纯气或高纯气体等气体标准物质命名时,可以省去"气体"两字,命名为"×纯度标准物质";例如"硫化氢纯度标准物质"。

2. 表明用途的名称形式　命名为"×用气体标准物质";例如"天然气成分分析用气体标准物质"、"汽车排气成分分析用气体标准物质"等。

（四）气体标准物质特性值的表示方式

推荐采用"校准组分的摩尔分数"、"校准组分的体积分数"。

（五）气体标准物质的作用与用途

随着经济与科学技术的高度发展,气体标准物质已在国内外得到广泛的应用。气体标准物质在保证技术监督工作的科学性、权威性和公正性,保证产品质量与检验结果一致性、可比性以及资源开发、环境保护、消除贸易技术壁垒、保障人民身体健康等方面发挥了重要作用。

1. 在气体标准化研究中的应用　研究气体检验方法、制定气体的相关国家标准时,都必须应用气体标准物质;制定、验证、实施和修改有关行业标准的工作,也需要气体标准物质。

2. 在气体产品质量监督和质量控制中的应用　在贯彻实施国家气体标准和有关法规时,气体产品质检机构应用气体标准物质,对气体产品进行监督检验。在有关的仲裁检验中,只有选用气体标准物质做比对检验,才能保证仲裁结论的权威性和公正性。

3. 仪器仪表的校准　在现代化的生产中,人们往往应用仪器仪表检验原材料的品质、控制生产流程、检验产品质量。为了确保仪器仪表检测结果的可靠性,必须经常应用气体标准物质检定、校准仪器仪表;特别是一些在线仪器仪表,经长期使用,容易损坏,更需要气体标准物质经常校准。

4. 在环境空气质量监测中的应用　目前,环境污染日趋严重,人们越来越重视对环境空气质量的监测工作,国家制定了环境标准,颁布了环境空气中有害物质的卫生标准,开展了环境空气理化检验工作。提供量值准确的气体标准物质,是保证监测的准确性的重要前提。若没有气体标准物质,环境检测工作将难以进行质量控制,无法保证环境监测数据的准确性。

5. 分析方法的评价　人们研究建立了新的分析方法后,有时需要应用气体标准物质验证新方法的灵敏度、准确度和精密度,以便对新方法进行综合质量评价。

表 4-1 为我国已颁布的部分国家气体标准物质。

表 4-1　部分国家气体标准物质

	标准物质名称	国家标准编号
标准气体	氮中一氧化碳、二氧化碳、丙烷	GBW 08158
	氮中一氧化碳、二氧化碳、丙烷、氧	GBW 08159
	高纯一氧化碳	GBW 06301
	高纯氧	GBW（E）060041
	空气中氧化亚氮	GBW 08156
	高纯氩中氮	GBW 06309
	高纯氩中氧	GBW 06310
	高纯氩中氢	GBW 06311

	标准物质名称	国家标准编号
渗透管	二氧化硫	GBW 08201
	二氧化氮	GBW 08202
	硫化氢	GBW 08203
扩散管	苯	GBW 08208
	甲苯	GBW 08209
	邻二甲苯	GBW 08211

四、标准物质量值的溯源性与测量不确定度

(一) 溯源性概念

与其他计量标准一样,标准物质的基本功能是复现、保存和传递量值,保证不同时间与空间量值的可比性与一致性。溯源性是一切计量标准的根本属性,标准物质也不例外。

溯源性这个术语越来越多地用于描述测量的可靠性,但其确切意义并不总是清晰的。从绝对意义上看,就是通往测量单位的基本系统(国际单位 SI)或其导出单位。所以,溯源性是测量结果和计量标准量值的根本属性,在国际通用计量学基本术语(VIM)中定义为:"通过连续的比较链,一个测量结果能够与适当的标准,通常是国家或国际的标准器联系起来的性质"。比较链(溯源链)中的每一步比较都有给定的不确定度。测量不确定度(measurement uncertainty),简称不确定度,其定义为:根据所用到的信息,表征赋予被测量值分散性的非负参数。换言之,当一个测量结果能够描述为可溯源时,其最基本的是要指明"适当的标准器"的溯源性已被确立。这里的标准器可以是 SI 的基本单位(如安培)、无量纲的质量分数、定义的标度(如 pH、硬度等),也可以是国家或国际标准中所描述的一种方法。

溯源性是一条通往一些较高准确度水平或权威的不间断的通道(带有指定的不确定度),这条通道畅通的情况需要由不确定度来表达,也就是说溯源程度的量化需要由不确定度来描述。不确定度小表明这个连续通道没有什么障碍,溯源性好。所以,在溯源性的定义和比较链的概念中,既要求其连续性,又要求以规定的不确定度进行比较,这样才能保证最终测量结果能以确定的不确定度溯源至基本单位或标准。

(二) 标准物质的溯源体系

应尽可能地使用可溯源到国家或国际测量基准的有证标准物质。标准物质是实现准确一致的测量,保证量值有效传递的计量标准。在实际测量中,通过使用不同等级的标准物质,按准确度由低到高,逐级进行量值的追溯,直到国际基本单位,这一过程称为量值的"溯源过程"。相反的,从国际基本单位用不同等级的标准物质由高至低进行量值传递,最终至实际测量现场的过程,被称为量值的"传递过程"。由此,形成了化学测量的完整的溯源-量传体系。在整个溯源链中,标准物质起着复现量值、传递测量不确定度和实现测量准确一致的至关重要的作用。图 4-1 是国际标准化组织/标准物质委员会(ISO/REMCO)描绘的标准物质溯源体系;图 4-2 是我国的标准物质溯源体系。

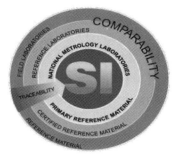

图 4-1 国际标准化组织/标准物质委员会(ISO/REMCO)的溯源体系

Comparability 可比性;Field Laboratories 现场实验室;Reference Laboratories 参考实验室;
National Metrology Laboratories 国家计量实验室;Traceability 溯源性,SI 国际单位制;
Primary Reference Material(PRM)基准标准物质;Certified Reference Material (CRM)
有证标准物质;Reference Material(RM)标准物质

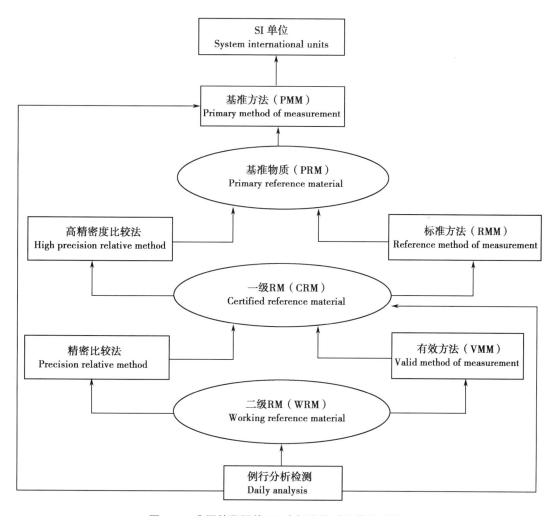

图 4-2 我国的溯源体系(或标准物质的传递系统)

其中图 4-1 从外到内是溯源链,图 4-2 从下到上是溯源链,链的顶端是国际单位制(SI)
单位(基本或导出单位)。SI 单位国际通用,不随时间和空间的变化而变化,因此,它们是溯源链的最高等级。

　　一级测量过程(PMM)是具有最高计量学特性的测量过程,它须是基于特异、无需同量校准且能溯源至 SI 单位、低的不确定度的测量原理,目前认为可用于一级测量过程的测量原理仅限于同位素稀释/质谱(ID/MS)、库仑法、重量法、滴定法和依数性(如凝固点降低)测量等。基准标准物质(PRM)是测量单位的体现者,具有最可能小的测量不确定度,它可由一级测量过程直接定值,也可通过可靠的杂质分析间接定值(PRM 是纯物质,直接测量主元素误差大),基准标准物质一般是高度纯化的待测物质。

　　二级测量过程是经充分论证,其不确定度能满足特定要求,能用于低一级测量过程评价和物质鉴定的测量过程,二级测量过程用基准标准物质校准。有证标准物质(CRM)用一种或多种一级或二级测量过程定值,一般具有与实际样品相同或相似的基质,主要用于量值传递。

　　一级和二级测量过程的建立、维持,基准标准物质和有证标准物质的制备有高度的知识、技术和设备要求,故一般由国际或国家计量机构及经认证合格的实验室完成。基准标准物质和有证标准物质一般是经计量权威机构或行政机构认证的。可以看出,图 4-1 从内到外、图 4-2 从上到下各环节的溯源性逐渐降低,而不确定度则逐渐增加,因此量值溯源过程应尽量减少中间环节。从计量学角度上讲,理想的情况是用一级测量过程直接测量样品,省去所有中间环节,因一级测量过程操作比较繁琐,这在实际检测工作中显然是不可能的。所以,在实际操作中,各种二级测量过程和有证标准物质在量值溯源和其他质量保证工作中承担主要角色。

　　溯源链既有严密性又有灵活性,例行分析时,可根据分析结果准确度水平的要求,选用不同等级的标准物质作测量标准。

（三）溯源性的量化-不确定度的给出

　　在标准物质定值中,标准值一般代表真值的目前最佳估计值。大多数情况下,真值是未知的,因此,标准值偏离真值不应该超过给定的测量不确定度,也就是说,在该不确定度下,该量值能溯源至基本单位或标准。

　　标准物质的标准值的不确定度评定主要考虑三方面:①来自定值程序的不确定度;其中第一部分是通过测量数据的标准偏差、测量次数及所要求的置信概率按统计方法计算出的不确定度 A 类评定分量 u_A,第二部分是通过对测量影响因素的分析估计出其大小的不确定度 B 类评定分量 u_B;②来自均匀性评估的不确定度 u_{bb};③来自稳定性考察的不确定度 u_s。将定值过程中的不确定度 A 类评定分量 u_A 和 B 类评定分量 u_B 按下式合成,得到定值过程引入的不确定度 u_{char}:

$$u_{char} = \sqrt{u_A^2 + u_B^2}$$

　　再将定值不确定度、均匀性检验不确定度、稳定性检验不确定度按照下式计算就给出合成标准不确定度,记为 u_{CRM}。

$$u_{CRM} = \sqrt{u_{char}^2 + u_{bb}^2 + u_s^2} = \sqrt{u_A^2 + u_B^2 + u_{bb}^2 + u_s^2}$$

　　该合成标准不确定度乘以包含因子(k),得到扩展不确定度或总不确定度 U_{CRM},在给出 U_{CRM} 时应指明 k 的数值,k 与要求的置信概率和自由度有关。标准物质的特性量值的扩展不确定度或总不确定度 U_{CRM} 为:

$$U_{CRM} = k \cdot u_{CRM}$$

如标准物质的标准值为 y,则标准物质的定值结果表示为:

$$y \pm U_{\text{CRM}}$$

或

$$y \pm k \cdot u_{\text{CRM}}$$

要明确指明扩展不确定度或总不确定度 U_{CRM} 的含义并指明选择的置信水平。结果的不确定度也可以用相对扩展不确定度 U_{rel} 表示,

$$U_{\text{rel}} = U_{\text{CRM}} / y$$

此时,结果表示为:标准值 = y,相对扩展不确定度为 U_{rel}。

对某些特性值的定值未达到规定要求,或不能给出不确定度的确切值时,可作为参考值并括以括号给出。

(四) 气体标准物质量值的传递与溯源

国际基准物质、国家一级气体标准物质价格昂贵,在空气理化检验的工作中通常使用较低级别的气体标准物质。为了保证测定结果的可靠性和可比性,要求所用的气体标准物质的量值必须具有可溯源性,即所用的气体标准物质的量值必须逐级传递下来。

气体标准物质的量值传递是指将国际基准或国家一级标准气体物质的准确量值传递到具体工作所用的标准气体物质上的过程,采用一套起传递作用的分析仪器及配气装置进行传递。

标准传递的逆过程称为标准的溯源。例如,验证方法的准确度时,可逆向逐级检查各步骤的误差,从而保证分析结果的质量。

由于能与称量法制备的基准混合气体比较(用气相色谱法或其他分析方法),在所有物质中,这种类型的气体标准物质的定值最容易溯源。基准标准的溯源是通过质量溯源到国家质量标准、成分的原子(分子)质量以及通过成分的纯度而建立起来的。对气瓶中混合气体的稳定性也需要确定,可通过在选定的时间间隔按时进行样品分析,并将新制备的混合气体的测量与经过长期储存的气体的测量予以比较来实现。

第二节　标准气体的配制

标准气体浓度较高,实际使用时需要配制成低浓度的标准气体(简称标准气)。配制标准气时的稀释气体可以是空气,也可以是惰性气体。

空气理化检验实验室常用静态法和动态法配制标准气。

一、静态配气法

(一) 配气原理

静态配气法(static gas preparation)是把一定量的气态或蒸气态的原料气加入容积已知的容器中,再加入稀释气体(dilution gas),混匀。根据加入原料气体量、稀释气体量和容器的容积,计算标准气的浓度。

静态配气法所用的原料气可以是纯气,也可以是浓度已知的混合气。常用物理法或化学法测定原料气体的纯度或浓度。

(二) 配气方法

根据储存气体所用容器的大小和类别,静态配气法分为大瓶配气法、注射器配气法、塑料袋配气法和高压钢瓶配气法等。

1. 大瓶配气法

（1）气体稀释配气法：取 20L 玻璃瓶或聚乙烯塑料瓶，洗净，用称水质量法精确标定大瓶容积；待瓶壁干后，将大瓶抽吸至负压，再吸入稀释气。如此反复数次，用稀释气置换瓶中原有的空气，再抽吸至负压（至剩余压力约 50kPa）。然后按适当方法准确加入一定量的原料气，继续充入稀释气至大瓶内外气压平衡。摇动大瓶，利用事先加入瓶中的翼形搅拌片的运动混匀瓶中气体，即为配制的标准气；根据大瓶的容积和加入原料气的量，计算瓶中标准气的浓度。

若原料气在常温下是气体，常用气体定量管和注射器两种方法向大瓶加入原料气。

1）用气体定量管加入原料气的方法：先标定气体定量管的容积，再按图 4-3 用气体定量管从钢瓶中取原料气。将气体定量管与钢瓶喷嘴减压阀相连，打开气体定量管两端的活塞，开启钢瓶气门，用钢瓶中的原料气置换气体定量管中原有气体；置换完全后，关闭所有的活塞和阀门。然后，将大配气瓶抽吸至负压，按图 4-4 将气体定量管的一端连接在配气瓶的短管端，另一端与净化稀释气相连，打开活塞，在负压和净化稀释气作用下，气体定量管中的原料气全部被吸入大配气瓶，待大瓶内外气压相等，关闭大瓶活塞，配气完毕。由下式计算所配标准气浓度：

$$c = \frac{abM}{V_m V} \times 10^3$$

式中，c 为标准气的浓度，mg/m^3；M 为原料气的摩尔质量，g/mol；V_m 为摩尔体积，L/mol；a 为原料气的加入量，即气体定量管的容积，ml；b 为原料气的纯度；V 为配气瓶的容积，L。

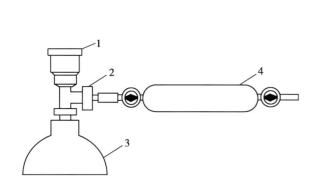

图 4-3 用气体定量管从钢瓶中取气装置

1. 气门开关；2. 钢瓶喷嘴的减压阀；
3. 钢瓶；4. 气体定量管

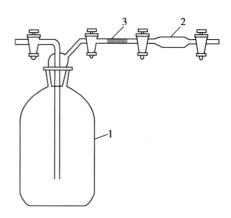

图 4-4 大瓶配气装置

1. 配气瓶；2. 气体定量管；3. 连接管

2）用注射器加入原料气的方法：用耐压玻璃配气瓶（图 4-5）为容器，先用称水质量法精确测量大瓶的容积，再按图 4-6 连接配气装置，抽成真空、充入稀释气，如此重复 3 次，用稀释气充分置换原有气体。最后一次充入稀释气接近大气压但低于大气压时，用注射器抽取原料气从配气瓶样气注入口（取样口）注入原料气，再继续向配气瓶中充入稀释气，直至瓶内压力处于一定程度的正压（如 133kPa）状态，静置 1 小时后即可使用。由下式计算标准气的浓度：

$$c = \frac{P_0 abM}{(P_0 + P')V_m V} \times 10^3$$

式中,c 为标准气浓度,mg/m^3;a 为注入原料气的体积,ml;b 为原料气的纯度;M 为原料气的摩尔质量,g/mol;V_m 为摩尔体积,L/mol;P_0 为大气压,kPa;P' 为 U 型管压力计读数,kPa;V 为配气瓶体积,L。

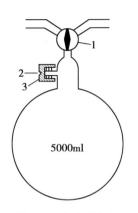

图 4-5 真空配气瓶

1. 真空三通活塞;2. 取
样口;3. 硅橡胶垫

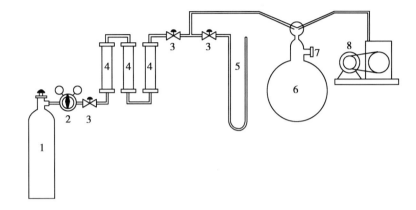

图 4-6 真空瓶配气装置

1. 稀释钢瓶;2. 减压阀;3. 针阀;4. 气体净化管(内装分子筛,硅胶和活性炭,烧碱石棉);5. U 形管压力计;6. 真空配气瓶;7. 配气瓶样气注入口;8. 真空瓶

(2)挥发性液体配气法:图 4-7 是挥发性液体配制标准气的装置。取一支带毛细管的薄壁玻璃小安瓿瓶(直径 10~15mm),洗净,烘干,置于干燥器中,冷却后,精确称量空瓶质量(m_1)。再将安瓿瓶加热,立即将其毛细管尖端插入易挥发的液体中;由于安瓿瓶不断冷却,瓶内气压下降,形成负压,将液体吸入瓶中。掌握吸液速度,可以控制吸入液体的量;若吸入量太多,再将安瓿瓶倒放,毛细管朝下,温热瓶体,使瓶内气体受热膨胀,排出液体,用滤纸接取流出的液体后立即将瓶体正放,待毛细管口不再残留液体时,在火焰上快速熔封毛细管口;在干燥器中冷至室温后,精确称量安瓿瓶和吸入液体的总质量(m_2)。两次称量质量之差就是瓶中液体的质量。

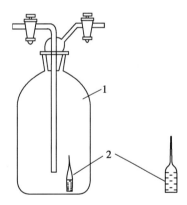

图 4-7 挥发性液体配气装置

1. 配气瓶;2. 小安瓿瓶
(内装挥发性液体)

把安瓿瓶放在大配气瓶中,按上述方法将大瓶抽成负压,摇动配气瓶使安瓿瓶碰壁破碎,液体分布在大瓶瓶底自动逸散挥发。继续向大瓶中充入稀释气体,直至配气瓶内外压力平衡,混匀备用。用挥发性液体配制的标准气浓度为:

$$c = \frac{ab}{V} \times 10^6$$

$$a = m_2 - m_1$$

式中,c 为标准气的浓度,mg/m^3;a 为加入挥发性液体的质量,g;b 为液体的纯度;V 为配气瓶的容积,L。

若已知挥发性液体的密度,也可以用微量注射器精确量取一定量的液体,直接注入真空瓶中,不必使用安瓿瓶,配制更加方便。这时挥发性液体的质量为:

$$a = dV$$

式中,d 为液体密度,$\mu g/\mu l$;V 为液体体积,μl。

以上用于大瓶配气的液体应具有良好的挥发性,但是,常常因挥发不完全而导致配气困难。按配气装置将配气瓶抽至真空,有利于提高液体挥发程度,但这时若用注射器注入液体,配气瓶真空度对注射器内腔产生吸力,注射器死体积中的液体也被吸入配气瓶挥发,导致标准气实际浓度大于浓度计算值,造成正误差。因此,用注射器注入挥发性液体配制标准气时,要修正注射器的死体积。

回收率试验发现,用挥发性液体配制标准气的配制效果与物质种类有关。研究表明有些液体物质在挥发过程中同时伴有聚合等反应。因此,实际工作中所选用的挥发性液体物质能否用于配制标准气,必须事先进行深入的研究。

用大瓶配气具有两个明显的缺点:

一是瓶壁可能吸附原料气,使实际浓度值下降,有时损失可达到50%。实际工作中可用两次配气法克服吸附损失:按前法进行第一次配气后,将其放置一段时间,使配气瓶内壁吸附达到饱和。然后抽真空,用相同的方法再进行第二次配气,减免内壁吸附造成的负误差。

二是用一个大瓶配制的标准气,使用时浓度不断变化,可供使用的气体量很少。因为,当从配气瓶中抽取一定量的标准气时,瓶内气压随之下降,稀释气自动从进气口进入大瓶,稀释了标准气,其浓度不断下降。实验发现,抽取配气瓶容积10%的气体后,剩余气体浓度下降5%。若密封进气口,阻止稀释气进入,虽然气体浓度不变,但因形成了负压,抽气困难,用气量依然很少。克服这一困难的简便方法是采用多瓶串联配气。

(3)多瓶串联配气法:按照上述方法,配制多瓶浓度相同的标准气,然后将其互相串联。用气时,从最后一个大瓶中抽取标准气。取气时,在负压的作用下,稀释气进入第一个大瓶,各瓶内气体依次进入前一个大瓶,最后一个大瓶内气体浓度变化缓慢,相对稳定。表4-2是用五个容积相同的大瓶串联配气、取气时各瓶内气体浓度的变化情况。由表可见,当取气量达到一个大瓶容积的3倍时,第五瓶气体的浓度只下降5.6%,可见,五瓶串联配气可供使用的标准气量大大增加。

表4-2　串联五个大瓶*静态配气时各瓶内气体浓度变化情况表

抽取气体量占一瓶容量的百分比(%)	浓度(%)									
	第一瓶		第二瓶		第三瓶		第四瓶		第五瓶	
	剩余	平均	剩余	平均	剩余	平均	剩余	平均	剩余	平均
0	100.0	100.0	100.0	100.0	100.0	100.0	100.0	100.0	100.0	100.0
10	90.5	95.2	95.5	99.8	100.0	100.0	100.0	100.0	100.0	100.0
20	81.9	90.8	98.3	99.3	99.9	100.0	100.0	100.0	100.0	100.0
40	67.0	82.7	93.9	97.6	99.2	99.7	99.9	100.0	100.0	100.0
60	54.9	75.6	87.9	95.2	97.7	99.3	99.7	99.9	100.0	100.0
80	44.9	69.3	80.9	92.5	95.3	98.2	99.1	99.8	99.9	100.0

抽取气体量占一瓶容量的百分比(%)	浓度(%)									
	第一瓶		第二瓶		第三瓶		第四瓶		第五瓶	
	剩余	平均	剩余	平均	剩余	平均	剩余	平均	剩余	平均
100	36.8	63.7	73.6	89.4	92.0	97.2	98.1	99.5	99.6	99.9
120	30.1	58.8	66.3	86.1	88.0	96.0	96.6	99.1	99.2	99.8
140	24.7	54.4	59.2	83.7	83.4	94.4	94.6	98.6	98.6	99.7
160	20.2	50.5	52.5	79.4	78.3	92.7	92.1	97.9	97.4	99.4
180	16.5	47.0	46.3	76.0	73.1	90.8	89.1	97.1	96.4	99.2
200	13.5	43.9	40.6	72.8	67.7	88.8	85.6	96.1	94.7	98.8
220	11.1	41.1	35.5	69.7	62.3	86.5	81.9	94.9	92.7	98.3
240	9.1	38.6	30.8	66.6	57.0	84.3	77.9	93.6	90.4	97.7
260	7.4	36.3	26.8	63.8	51.9	82.0	73.7	92.2	87.8	97.0
280	6.1	34.2	23.1	61.0	46.9	79.6	69.2	90.7	84.8	96.2
300	5.0	32.4	19.9	58.4	42.3	77.4	64.7	81.6	89.1	95.4
320	4.1	30.7	17.1	56.0	38.0	75.1	60.3	85.7	78.1	94.4
340	3.3	29.1	14.7	53.6	34.0	55.9	72.8	84.4	74.5	93.3
360	2.7	27.7	12.6	51.4	30.3	70.5	51.5	83.9	70.6	92.1
380	2.2	26.4	10.7	49.4	26.9	68.3	47.4	82.1	66.9	90.9
400	1.8	25.2	9.2	47.4	23.8	66.2	43.4	80.2	62.8	89.5
420	1.5	24.1	7.8	45.6	21.0	64.1	39.6	78.4	59.0	88.2
440	1.2	23.1	6.6	44.0	18.6	62.1	36.0	76.5	56.2	86.7
460	1.0	22.2	5.6	42.3	16.3	60.2	32.6	74.7	51.1	85.3
480	0.8	21.3	4.8	40.8	14.2	59.3	29.3	72.9	47.5	83.8
500	0.7	20.5	4.0	39.3	12.4	56.6	26.4	71.1	43.8	82.2

注：*5个大瓶的容量相同、气体初始浓度相同；由第一瓶进入稀释气体

　　2. 注射器配气法　　只需要少量标准气时，可选用100ml注射器配制标准气；经过多次稀释即可制得所需要的低浓度标准气。根据原料气浓度和稀释倍数可计算标准气的浓度。配气用的注射器必须气密性好，死体积小，刻度准确。配气前放一小片聚四氟乙烯薄片，以备搅拌用。若原料气是钢瓶气，按图4-8用注射器从钢瓶中抽取一定体积原料气，再吸入稀释气至100ml，上下运动小薄片混匀气体，备用。

　　注射器配气法虽然简便易行，配制某些标准气时浓度也很准确；但是，由于受注射器内壁吸附、死体积大和液体挥发不完全等因素的影响，配制的气体浓度误差较大，所以，许多有机化合物的标准气都不宜用该法配制。用挥发性液体配气时，尤其要经过验证合格后才能用注射器配气。

　　3. 塑料袋配气法　　以塑料袋为容器，按图4-9用气体定量管准确量取一定量的原料

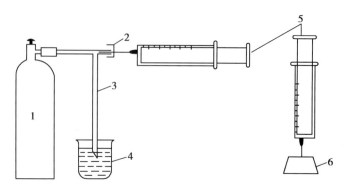

图 4-8　用注射器从钢瓶中取气装置
1. 钢瓶(原料气);2. 硅橡胶垫片;3. 三通管;4. 烧杯(内装液体,如水);
5. 注射器;6. 硅橡胶块(封针头用)

气,通过三通活塞用注射器吸取适量稀释气充入塑料袋,反复挤压塑料袋混匀气体,根据加入原料气和稀释气的量计算袋内标准气的浓度。

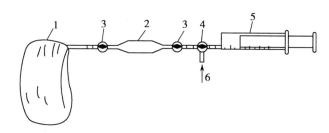

图 4-9　塑料袋配气装置
1. 塑料袋;2. 气体定量管;3. 二通活塞;4. 三通活塞;5. 注射器;6. 稀释气体入口

　　用塑料袋配气时,要特别防止袋壁吸附气体、袋壁与气体反应和渗漏等现象。一般的塑料袋对多数气体都有明显的吸附作用,不能用于配气。通常选用聚四氟乙烯袋、聚酯树脂塑料袋和聚乙烯膜铝箔夹层袋配气。

　　塑料袋配气具有独特的优点:配气方法简便,使用方便;在一定范围内可以调整配气量和气体浓度;取气时,塑料袋自动收缩,袋的内外压力保持平衡,袋内剩余气体的浓度基本保持初始值,变化很小。该法缺点也很明显,所以气体配好后应及时使用,放置时间不能太长,用高沸点化合物挥发配制的气体的贮存时间很短,用低沸点化合物挥发配制的气体最长贮存时间不能超过 2 ~ 3 天。

　　4. 高压钢瓶配气法　用高压钢瓶作为容器,配成具有较高压力的混合气的方法,称为高压钢瓶配气法,又称为高压配气法。根据配气计量方法,高压钢瓶配气法又分为压力法、流量法、容量法和质量法四种;其中以质量法配制标准气的浓度最精确,它作为配制标准气的基准方法,已广泛用于配制 CO、CH$_4$ 和 NO 等标准气。

　　质量法配气时,用高载荷的精密天平称量装入钢瓶中的各种气体组分,依据各组分的质量比计算钢瓶中标准气的浓度。该法所用的天平负荷量能容许称量钢瓶的质量,天平分度值要求为每格 10mg;对钢瓶的质量要求较高,最好用不锈钢或特种材料制造的钢瓶。另外,要求配气室、天平室最好具备恒温条件。

　　除高压钢瓶配气法外,静态配气法具有设备简单、操作方便、标准物质和稀释气体的用量小等优点。但由于有些气体化学性质活泼,长期与容器接触可能发生吸附或者反应,导致所配气体浓度不准确或随时间变化,尤其对低浓度的气体来说,误差较大。因此,静态配气法一般只适用于配制少量化学活泼性较差的标准气,要配制大量的标准气,特别是要配制化学性质活泼物质的标准气时,必须选用动态配气法。

二、动态配气法

(一) 配气原理

动态配气法(dynamic gas preparation)是将已知浓度的原料气以较小的流量恒定不变地送入气体混合器(图4-10)中,同时将稀释气以较大的流量恒定不变地送入气体混合室,与原料气混匀并将其稀释。混匀后的气体连续不断地从混合室流出,备用。

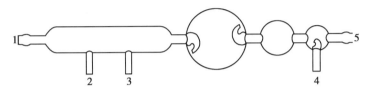

图 4-10　气体混合器装置

1. 放空口;2、3. 标准气出口;4. 原料气入口;5. 稀释气入口

根据两种气体的流量,按下式计算标准气的浓度:

$$c = \frac{Q_0}{Q_0 + Q} \times c_0$$

式中,c 为标准气的浓度,mg/m^3;c_0 为原料气的浓度,mg/m^3;Q_0 为原料气的流量,L/min;Q 为稀释气的流量,L/min。

由于 Q_0 值很小,$Q_0 + Q \approx Q$,根据两种气体的流量比(即稀释倍数)也可以计算出标准气的浓度;调节流量比可以配制所需不同浓度的标准气。动态配气法具有很多优点,所以配气装置和配气方法一旦建立,就能方便地配制大量恒定浓度的标准气;若几种气体互不作用,可以很方便地同时配制多组分的混合标准气;由于该配气过程是动态的、连续流动的,原料气与稀释气能充分混合均匀,避免了静态配气法中瓶壁吸附和发生化学反应等不足;配气过程中,只要对稀释气进行严格净化处理,其空白值将很低,甚至可以达到零。动态配气法的主要缺点是配气装置复杂,稀释气体用量大。

(二) 配气方法

根据原料气的来源,动态配气法分为渗透膜法、气体扩散法、饱和蒸汽法、负压喷射法、电解法和气相滴定法等多种方法,其中渗透膜法是最常用的方法。实际工作中可根据配气方法的特点和实验要求选择使用。

1. 渗透膜法　利用原料气体或液体的分子通过惰性塑料薄膜渗透进入稀释气流,根据渗透量和稀释气的流量计算配制气体的浓度。由于分子渗透速度很慢,所以渗透膜法广泛用于配制标准气。根据渗透物质的物理状态可把渗透膜配气法分为两大类:①渗透物质是气体的称为气体分子渗透配气法(如气体渗透瓶法);②渗透物质是液体的称为液体分子渗透配气法(如渗透管法和液体渗透法)。其中,渗透管法尤为重要,应用广泛。

(1)渗透管法:渗透管(permeation tube)是 20 世纪 60 年代中期出现的一种标准气源,渗透管法利用液体分子能渗透塑料膜的原理配制恒定浓度标准气。

1)渗透管的结构:渗透管由容器和渗透膜两部分组成。容器是用耐腐蚀、耐压的惰性材料(如硬质玻璃、不锈钢、硬质塑料等)制作的,内装易挥发性纯液体。对常温下是气体的物质,可经过冷冻、压缩,将其液化再灌入容器。渗透膜是一种惰性的塑料膜,采用聚四氟乙烯或聚氯乙烯等材料制作而成;厚度小于1mm,化学性能稳定,长期使用不变质。渗透管长度一般不超过10cm,质量不超过10g。图4-11是SO_2渗透管结构示意图。它由玻璃小安瓿瓶和聚四氟乙烯塑料帽两部分构成。安瓿瓶内装纯SO_2溶液1ml左右,塑料帽压套在安瓿瓶颈部,用不锈钢丝加固环将其固定,密封瓶内气体,使安瓿瓶可耐受几个大气压而不漏气。塑料帽是用聚四氟乙烯棒车制的,上部壁薄,是渗透管的渗透面,管内液体挥发形成的气体分子只能由渗透面缓慢渗透出来。图4-12是H_2S渗透管结构图。常温下H_2S等物质蒸气压比较大,不能用玻璃安瓿瓶盛装,必须用耐高压的材料制作渗透管容器;钛钢硬度大,质量轻,非常适合制作这类容器。

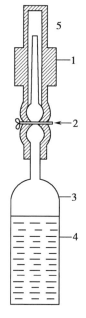

图4-11　SO_2渗透管结构图

1. 聚四氟乙烯塑料帽;2. 加固环(不锈钢丝);
3. 玻璃小瓶;4. 二氧化硫液体;5. 薄壁部分

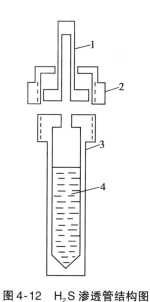

图4-12　H_2S渗透管结构图

1. 渗透膜;2. 压盖;3. 小容器
(用钛钢车制成);4. 硫化氢液体

渗透管要放在干燥瓶中避光保存。干燥瓶中要放入硅胶等干燥剂吸收水分,使渗透膜处于干燥状态;同时还要放入吸收剂,吸收渗透出来的原料气体,使其蒸气压为零。新制备的渗透管要进行升温预处理,即先将其在35~40℃(高于校准温度和使用温度5℃左右)的条件下放置2~3天,再测定渗透率。已经进行过预处理的渗透管,在以后的测定中不需再作升温预处理。

2)渗透率的测定:渗透管内气体分子通过塑料膜向外渗透,单位时间内的渗透量称为渗透率。

$$q = -D \times A \frac{dp}{dx}$$

式中,q为渗透率,$\mu g/min$;A为渗透面积,mm^2;D为气体分子的渗透系数,$\mu g/(min \cdot$

mm·kPa)；$-\dfrac{dp}{dx}$为渗透管内外气体分子的压力梯度，kPa/mm。$-\dfrac{dp}{dx}$中的负号表示压力从管内到管外是减小的。管内压力就是一定温度下瓶中液体的饱和蒸气压 P。渗透出来的气体分子在管外被干燥瓶中的吸收剂快速吸收，或者在动态配气装置中被大量稀释气体带走，或者自身很快扩散离开渗透面，所以其分压可以认为是零，若渗透膜厚度为 L，则

$$\frac{dp}{dx} = \frac{P}{L}$$

$$q = -DA\frac{P}{L}$$

对于一个特定的渗透管来说，A 和 L 都是常数，D、P 的大小都受温度的影响。因此，渗透率与温度有关，在正确的试验条件下，渗透率只与温度有关。实验测定发现，SO_2 渗透管渗透率的自然对数与温度之间呈线性关系，温度影响较大。25℃时，温度变化 0.1℃，渗透率的测定误差达到 0.6%。因此，测定渗透率时必须严格控制温度（精确到 ±0.1℃），在恒定温度条件下进行测定。

渗透率的测定方法有称量法、化学分析法和电量法等。

称量法：将渗透管放入干燥瓶中，同时放入干燥剂和吸收剂，用多孔隔板将其与渗透管隔开。盖好干燥瓶，放入恒温水浴中，每隔一个时间段（24 小时以上，见表 4-3）周期性地取出渗透管用精密天平（感量十万分之一）快速称量，两次称量结果之差为渗透量；按下式计算渗透率：

$$q = \frac{m_1 - m_2}{t_2 - t_1} \times 10^3$$

式中，m_1、m_2 分别为 t_1、t_2 时渗透管的质量，mg；t_1、t_2 分别为称量时间，min。

用一系列渗透率的平均值作为渗透管在这一特定温度条件下的渗透率。表 4-3 为 SO_2 管用称量法测定渗透率的结果。若用渗透管的质量对时间作图，所绘制的 $m\text{-}t$ 曲线称为渗透管的特性曲线（图 4-13）。若温度恒定，渗透率已达到平衡状态，特性曲线呈一条直线，其斜率为渗透率。

表 4-3　称量法测定 SO_2 的渗透率

称量次数	称量日期		时间间隔	渗透管质量	渗透量	渗透率
	日/月	时：分	（min）	（g）	（mg）	（μg/min）
0	20/5	14：00	—	6.49606	—	—
1	23/5	14：09	4321	6.49384	2.22	0.514
2	26/5	14：09	4320	6.49156	2.28	0.528
3	29/5	8：20	3971	6.48950	2.06	0.519
4	31/5	13：32	3202	6.48778	1.72	0.536
5	3/6	14：10	4348	6.48549	2.29	0.527
6	6/6	14：06	4316	6.48327	2.22	0.513
7	9/6	14：12	4326	6.48095	2.32	0.537

称量次数	称量日期		时间间隔 （min）	渗透管质量 （g）	渗透量 （mg）	渗透率 （μg/min）
	日/月	时∶分				
8	12/6	14∶30	4338	6.47867	2.28	0.527
平均值	–	–	–	–	–	0.525±0.009
RSD	–	–	–	–	–	1.7%

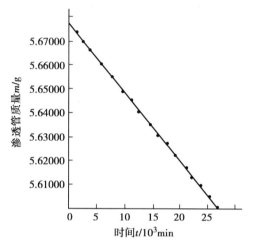

图4-13　NO$_2$渗透管的特性曲线

化学法：将渗透管放在图4-14的气体发生瓶中，恒温，开启气路A（关闭气路B），用净化、干燥的稀释气以300～500ml/min的流量将渗透出来的原料气带出。待渗透状态稳定

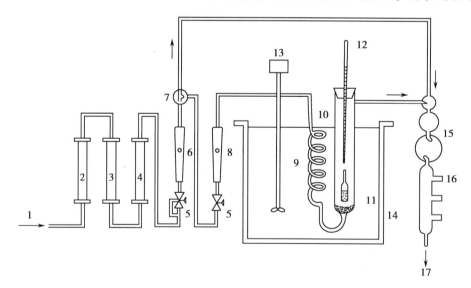

图4-14　渗透管的动态配气装置

1. 稀释气入口；2. 硅胶过滤管；3. 活性炭过滤管；4. 分子筛过滤管；5. 流量调节阀；6. 流量计；7. 分流阀；8. 流量计；9. 气体预热管；10. 气体发生瓶；11. 渗透管；12. 精密温度计；13. 搅拌器；14. 恒温水浴；15. 气体混合室；16. 标准气出口；17. 放空口

(至少 24 小时)后,在气体发生瓶出气口接上气体吸收管,用吸收液采集渗透出来的原料气,同时用秒表记录采气时间。采样后,用化学方法分析吸收液中渗透物(原料气)的量,用下式计算各次测定的渗透率,以渗透率测定的平均值作为渗透管的渗透率。

$$q = \frac{m}{t}$$

式中,m 为吸收液中渗透物的质量,μg;t 为采气时间,min。

表 4-4 是化学分析法测定某 SO_2 渗透管渗透率的结果。

表 4-4 盐酸副玫瑰苯胺法测定 SO_2 渗透管的渗透率

样品号	稀释气流量 (ml/min)	采气时间 (min)	吸收液中 SO_2 含量(μg)	渗透率 (μg/min)
1	300	4	1.93	0.482
2	300	4	2.10	0.525
3	300	4	2.02	0.505
4	300	4	2.03	0.507
5	300	4	1.95	0.437
6	300	4	1.93	0.432
7	300	4	2.10	0.525
8	300	4	2.12	0.530
9	300	4	2.05	0.510
10	300	4	2.00	0.500
平均值	–	–	–	0.495

称量法和化学法测定渗透率具有不同的特点。化学法方便、快速,不必每一次都将渗透管取出称量,只需 1~2 天就可完成渗透率的测定;但因受采样效率和分析方法的影响,测定的准确度比称量法差,相对误差在 5% 左右;测定前对所选的采样方法、分析方法都要进行验证,选择可靠的方法测定渗透率,否则误差更大。称量法测定周期长,一般需要十多天,甚至一个月才能完成渗透率的测定;需要长时间连续恒温、称量,每次称量都要取出渗透管,麻烦、费时;但测定渗透率的结果准确。一般说来,化学法及其他方法的测定值只作为称量法测定结果的一个参考。

3)渗透管配气方法:渗透管配气装置与化学法测定渗透率的装置(图 4-14)完全相同,气体发生器的水浴温度也控制在完全相同的条件(精确到 ±0.1℃)。不同的是,配气时稀释气分 A、B 两路流动,A 路流量较小(<500ml/min,不影响渗透管的恒温),经过气体发生瓶,带出渗透管渗出的原料气;B 路流量较大,在混合室中与 A 路气体相遇,混匀。调节 B 路气体的流量,可配制不同浓度的标准气。按下式计算标准气的浓度:

$$c = \frac{q}{Q_1 + Q_2}$$

式中,c 为标准气的浓度,mg/m^3;Q_1、Q_2 分别为 A、B 路气体流量,L/min。

4)方法说明:测定渗透率或用渗透管配气时,不能直接用手接触渗透管,即便戴了手套也不能直接接触,只能用镊子夹取渗透管上的不锈钢丝环来取放渗透管。在储存、运输和使用过程中,渗透管都必须直立放置,以防止汗渍、污物或原料液玷污渗透管的渗透膜,影响渗透率。因为渗透率要在恒温24小时之后才能稳定,所以整个使用期间,A路稀释气不能关闭。暂时不用标准气时,可将A路气体调小至0.2L/min,节约用气。

渗透管配气结果准确,它的主要误差来源于恒温精度、气体流量的准确度和稳定性。

(2)气体渗透瓶法:又称正压渗透瓶配气法。图4-15是正压渗透瓶配气的装置。气体渗透瓶是一个耐压的玻璃瓶,抽真空后,充入几个大气压的纯气(原料气),形成正压(瓶内压力大于大气压)。玻璃瓶上方有一个毛细孔,孔内密封一段塑料膜。在正压作用下,气体分子由此向外渗透。随着渗透的进行,虽然瓶内压力下降,但因气体分子渗透量很小,压力变化非常缓慢,对渗透率的影响可以忽略不计,只要温度恒定,渗透率几乎保持不变。用恒定流量的稀释气体带走渗出的原料气分子,就可以得到恒定的所需浓度的标准气。

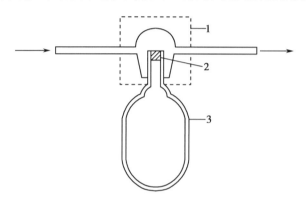

图4-15 正压渗透瓶配气装置

1. 恒温套;2. 毛细管渗透面;3. 厚壁玻璃瓶(内充正压气体)

气体渗透瓶对温度的要求不如渗透管严格,一般恒定到±1℃即可,其渗透率可用化学法或其他方法测定。

(3)液体渗透法:如图4-16所示,液体渗透管是一根聚四氟乙烯塑料管,两端用玻璃珠(或塞子)密封,中间一段装有易挥发的原料液,与塑料薄膜直接接触。液体分子从薄膜中渗透出来,被稀释气体带走,混匀,配制标准气。这种方法使用方便,像渗透管一样,可以用称量法或化学法测定渗透率。

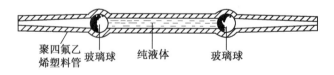

聚四氟乙　玻璃球　　纯液体　　玻璃球
烯塑料管

图4-16 液体渗透管

图4-17是一般实验室可用的液体渗透配气装置。向一个密封的玻璃瓶或玻璃管中加入一些易挥发的液体,在液体中插入一根聚四氟乙烯塑料管,两端引出瓶口。液体分子从塑料管壁渗入塑料管内,被流经管内的稀释气带出。

由于瓶中液体温度恒定,所以液体内压恒定,渗入塑料管内的液体分子的量也就恒定;用化学方法测定其渗透量,根据渗透率、气体流量计算出所配气体的浓度。用该装置配气时,稀释气的流量要小,以确保瓶内温度恒定。通过改变温度、增加塑料管与原料液之间的接触面积,可以配制不同浓度的标准气。

2. 气体扩散法　气体扩散法是气体分子从液相扩散到气相,被稀释气流带走,再混匀配制成标准气的方法。根据扩散速度和稀释气流量计算标准气的浓度。通过控制原料液中气体分子的扩散速度、调节稀释气的流量,可以配制不同浓度的标准气。

气体扩散法的原理与渗透管配气法的原理非常相似,都是原料气分子从液相进入气相配制标准气,但进入的原理不同,前者是经扩散口扩散进入,后者是通过渗透膜渗透进入。两法的配气装置几乎相同。

气相扩散配气方法虽然很多,但扩散管中所装的液体只有两类:一类是纯溶剂;另一类是溶液。从下面两种具体配气方法可知,两类液体的组成不同,原料气扩散进入稀释气的原理也不同。

(1)毛细管扩散法:图4-18是毛细管扩散法配气的示意图。毛细管中装的是纯溶剂,液面分子挥发形成气体分子,从扩散口扩散出来直接进入稀释气体,配制标准气。形成气体分子的过程中没有经过化学反应。

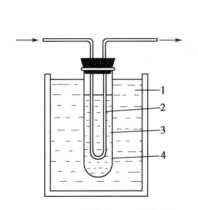

图4-17　液体渗透配气装置

1. 恒温槽;2. 聚四氟乙烯管;
3. 易挥发液体;4. 试管

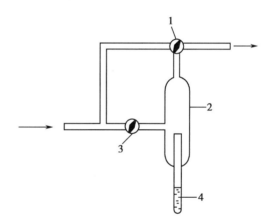

图4-18　毛细管扩散法配气示意图

1. 三通活塞;2. 扩散管;3. 二通活塞;
4. 纯溶剂(原料)

气体分子的扩散量可以用化学方法或物理方法测定。可以在扩散后,通过称量毛细管的失重来计算,也可以在液体挥发后,通过测定毛细管液面下降的高度来计算。配气过程中,虽然液面不断下降,但因下降量很小,对扩散速度的影响可以忽略不计。因此,在恒温条件下,毛细管扩散速度是恒定的。

(2)溶液中扩散法:该方法的扩散管中装的是溶液,不是溶剂,只有经过化学反应才能产生原料气。图4-19是配制 NO_x 标准气的装置。在气体发生瓶中加有 $NaNO_2$ 溶液、缓冲溶液(pH5 ~ 9),经过下列化学反应产生了 NO_x 气体分子:

$$NaNO_2 \rightleftharpoons Na^+ + NO_2^-$$

$$NO_2^- + H^+ \rightleftharpoons HNO_2$$

$$3HNO_2 \rightleftharpoons 2NO\uparrow + HNO_3 + H_2O$$

$$2HNO_3 + NO \rightleftharpoons 3NO_2\uparrow + H_2O$$

NO_x 扩散到稀释气体中配制 NO_x 标准气。

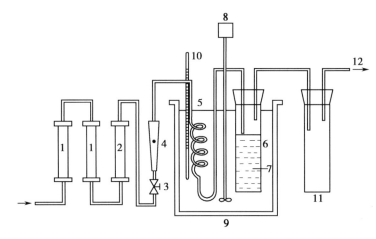

图4-19 亚硝酸钠溶液发生NO$_x$配制标准气装置

1. 硅胶和分子筛干燥管;2. 活性炭过滤管;3. 流量调节阀;4. 流量计;5. 预热管;6. NO$_x$发生瓶;

7. 亚硝酸钠溶液、pH5~9缓冲溶液;8. 搅拌器;9. 恒温水浴;

10. 温度计;11. 冷肼;12. NO$_x$标准气出口

在这一扩散过程中,化学反应产生的气体分子经历了液相扩散和气相扩散两个过程。反应产生的原料气分子从溶液内部(液相)扩散到液面,然后从液面扩散到气相。与毛细管扩散法相比,气体分子多经历了化学反应过程和液相扩散过程。影响NO$_x$气体产生的主要因素有溶液的pH值、亚硝酸钠的浓度、溶液的温度以及稀释气体的流量,只要严格控制这些因素,即可获得浓度稳定的标准气。

扩散管在使用前,要测定其扩散速度,测定方法与测定渗透率相同。

3. 饱和蒸气法 这种方法是在恒温条件下,利用液体饱和蒸气作原料气的配气方法。

从相关手册上查得一定温度条件下液体的饱和蒸气压力,用下式计算饱和蒸气的浓度:

$$d_t = \frac{P_t M}{RT} \times 10^6$$

式中,d_t为饱和蒸气的浓度,μg/ml;P_t为在恒定温度(t℃)时的饱和蒸气压力,Pa;M为化合物摩尔质量,g/mol;R为摩尔气体常数,8.31×10^6(ml·Pa)/(mol·K);T为绝对温度($T = 273 + t$),K。

图4-20是饱和蒸气法配气装置。饱和蒸气发生瓶中装有原料液,稀释气总流量为Q,由分流阀分成两路,其中一路控制流量为Q_0,直接流入原料液吹出饱和蒸气,经过雾滴过滤器后饱和蒸气进入气体混合室与另一路稀释气混匀,配制成标准气。用化学方法或其他方法可以测定标准气的浓度,也可以用下式计算其浓度。

$$c = \frac{d_t Q_0}{Q}$$

式中,c为标准气的浓度,mg/m^3;d_t为温度t℃时饱和蒸气浓度,μg/ml;Q_0为流经饱和蒸气发生瓶中的稀释气的流量,ml/min;Q为稀释气的总流量,L/min。

配气时,将两个饱和蒸气发生瓶串联,增大了液体蒸发面,有利于尽快达到气液平衡,确保第二个瓶中蒸发出来的蒸气浓度近似于饱和蒸气浓度;实际工作中,为了更加有利于蒸气达到饱和状态,最好使第一个饱和瓶的温度略高于第二个饱和瓶的温度。配气过程中,Q_0

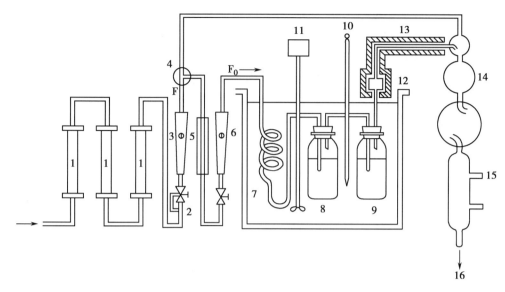

图 4-20　饱和蒸气配气装置

1. 净化管；2. 稳流器；3. 流量计；4. 分流阀；5. 阻力毛细管；6. 小流量计；7. 气体预热管；
8、9. 饱和蒸气发生器；10. 精密温度计；11. 搅拌器；12. 雾滴过滤器；
13. 加热器；14. 气体混合室；15. 标准气出口；16. 放空口

必须控制到足够小，使稀释气以足够慢的速度流过饱和瓶，有足够多的时间被蒸气饱和。为了防止饱和蒸气冷凝而改变浓度，必须将蒸气发生瓶与混合室之间的管路加热保温，使管路温度略高于液体恒温温度。

（周之荣）

第三节　采样的质量保证

空气样品的采集是空气理化检验的关键步骤，采样人员一定要严格按照采样的操作步骤、质量保证（quality assurance）和质量控制（quality control）的规定进行采样。采样的质量保证主要包括采样仪器的检验和校正、采样系统气密性检验、现场空白检验以及平行样品检验等。

一、采样仪器的检验和校正

采样仪器应符合国家有关标准和技术要求，并通过计量检定。使用前，应按照仪器说明书对仪器进行检验和校正。

（一）直接采样仪器的检验和校正

用直接法采样，必须保证样品收集器对待测物无吸附或吸收作用，收集器材质也不释放待测物或可能干扰测定的物质。其具体检验方法是：将已知浓度的待测物充入采集器中，密封放置一定时间（12～24 小时）后，测定采集器内待测物的浓度，比较放置前后待测物浓度的变化，一般要求其浓度变化不超过 5%。用塑料袋采样时，塑料袋表面的吸附作用几乎无法避免。所以，应事先对塑料袋进行样品稳定性试验，选择对待测组分有足够稳定时间的塑料袋。如果塑料袋对待测组分的吸附损失较大，必须对测定结果进行校正，即在相同的条件下,用已知浓度的待测物进行采样、测定,计算吸附损失,校正样品的测定结果。

集气瓶和注射器在使用前要对其容积和刻度进行校正。

(二) 有动力采样仪器的检验和校正

有动力采样主要包括吸收管采样、固体吸附剂采样、滤料采样、分级采样等。像直接采样一样,使用有动力采样仪器采样时,要保证吸收液、吸附剂、滤料等不干扰待测物的测定,采样效率、采样材料要符合要求。这些采样方法都是以抽气泵为动力,用流量计计量采样量、气体的流量和采样时间决定采样体积,采样流量恒定时,采样体积等于采样流量乘以采样时间。因此,流量计计量准确是保证采样体积准确的前提,有动力采样仪器的校正主要是对流量计的校准。

1. 流量计的校准　由于流量计出厂前校准的条件与使用时的条件不同,尤其是阻力不同,所以流量计在使用前必须重新校准。

(1)皂膜流量计体积刻度的校准:将皂膜流量计的玻璃管洗净,固定在一个支架上,在玻璃管下口和支管上分别套上橡皮管并用螺丝夹夹住,注水至上刻度线(注意排气泡),静止一定时间(如1小时),使水温与室温一致。将已洗净的带磨口玻璃塞的锥形瓶(体积比皂膜流量计玻璃管稍大)外部擦干,放在分析天平上称量。打开下口的螺丝夹,放水于已称量的锥形瓶中,至下刻度线,立即盖塞,精确称量。同时记录水温(t℃)。两刻度线之间的体积为:

$$V = \frac{m_2 - m_1}{\rho}$$

式中,V为两刻度线之间的体积,ml;m_1为锥形瓶的质量,g;m_2为水+锥形瓶的质量,g;ρ为t℃时水的密度,mg/ml。

一般校准3次,取平均值,保证结果的准确性。将校准后的体积值和校准时的温度标记在玻璃管的外壁上。

(2)湿式气体流量计的体积校准:湿式流量计的刻度值反映的是流过气体的体积值,不是流速。校准时,测量流过气体的准确体积值与湿式气体流量计两个刻度差值的一致性。校准装置如图4-21所示。

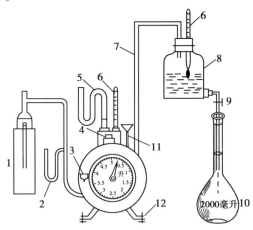

图4-21　湿式流量计的校准装置

1. 水饱和器;2. 气压计(ΔP_s);3. 水位标记;4. 水平仪;5. 气压计(ΔP_m);6. 温度计;

7. 空气进气管;8. 贮水瓶;9. 螺丝夹;10. 容量瓶;11. 加水漏斗;12. 水平调节螺丝

首先调节流量计使其呈水平状态,从加水漏斗向流量计注水至液面与水位口相平。移动刻度标尺刻度或向开口气压计中加水来调节流量计上气压计的零点。先不连接水饱和器,贮水器中加满蒸馏水,放置约24小时,使其与室温平衡。松开贮水器出水口放水管上的弹簧夹,以约2000ml/min的速度放水,如果流量计上气压计的读数<98Pa,则流量计处于正常状态,否则说明流量计有故障。

再连接水饱和器,继续放水至2L,用弹簧夹夹住放水管。记录流量计刻度盘上的开始体积(V_1);松开放水管弹簧夹放水至2000ml洁净干燥容量瓶的刻度线,记录流量计刻度盘上的最后体积(V_2)。水流动时,记录有关温度、压力的读数,分别计算流量计刻度盘两个标示体积之差(V_m)和从进气管进入流量计的气体体积(V_c)。

$$V_m = V_2 - V_1$$

$$V_c = \frac{P_b - \Delta P_m}{P_b - \Delta P_s} \times \frac{T_m}{T_r} \times V_t$$

式中,V_c为进入流量计的气体体积,L;P_b为校准时的大气压力,kPa;ΔP_m为流量计上气压计的读数,kPa;ΔP_s为水饱和器上气压计的读数,kPa;T_m为流量计的温度,K;T_r为贮水器的温度,K;V_t为容量瓶的体积,L。

重复操作3次,取平均值作为校准值,并用下式计算相对误差。

$$E_r = \frac{\overline{V}_m - \overline{V}_c}{\overline{V}_c} \times 100\%$$

式中,E_r为相对误差;$\overline{V}_m$为流量计刻度盘上标示体积之差的平均值,L;$\overline{V}_c$为校准值,L。

相对误差不应大于1%,否则应检查校准装置的气密性;或校准容量瓶的体积后,重新校准。如果仍不符合要求,则应重新调节流量计。

湿式气体流量计要正确使用才能发挥作用。使用已校准过的湿式气体流量计时,一定按照计量部门校准好的液位线,结合校准证书上的仪表系数才能正确、科学地使用湿式气体流量计为本单位正确地溯源量值,保证流量量值的正确传递。

(3)采样系统中转子流量计的校准:转子流量计的流量一般较小,通常采用皂膜流量计对其校准。按图4-22安装好校准系统,把皂膜流量计连在吸收管进气口的一边;检查系统的气密性,确保系统不漏气。为了防止皂液进入吸收管,在皂膜流量计和吸收管之间连接一个皂膜捕集器,在橡皮球中装满肥皂水,并用肥皂水润湿皂膜流量计的玻璃管壁,使皂膜能顺利沿管壁上升。

启动抽气泵,调节三通管,使流量计中的转子停留在满量程20%的位置,并记录校准温度和相对应的饱和蒸气压。挤压橡皮球,使皂液上升至进气口,形成皂膜。气体推动皂膜缓慢上升,反复操作,直至一个皂膜能通过整个玻璃管,用秒表记录通过皂膜上、下刻度线之间的时间。重复操作3次,计时误差应小于±0.2秒。

按上述步骤,自下而上,分别校准转子流量计满量程40%、60%、80%和100%的刻度线。以转子上升的高度为纵坐标,相应皂膜流量计测得的流量为横坐标,绘制校准曲线。

(4)用湿式流量计校准孔口流量计:与转子流量计一样,初次使用、使用时间过久或者更换了液体的孔口流量计都必须校准。一般可以用皂膜流量计或湿式流量计对其进行校准。图4-23是用湿式流量计校准孔口流量计的装置。

首先检查系统的气密性;启动抽气泵,调节三通管,将孔口流量计的液面调至某一刻度。当系统流量处于稳定状态时,记录在一确定时间段(计时误差小于±0.2秒)湿式流量计指

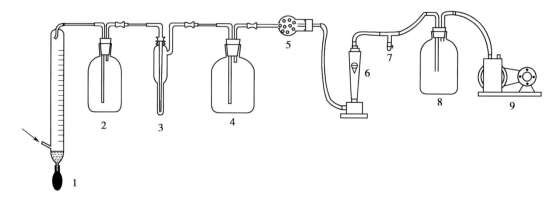

图 4-22　用皂膜流量计校准采样系统中的转子流量计
1. 皂膜流量计;2. 皂膜捕集器;3. 吸收管;4. 缓冲瓶;5. 干燥管;
6. 转子流量计;7. 三通管;8. 缓冲瓶;9. 真空泵

针的起始读数和终止读数。重复测定 3 次,取平均值。调节孔口流量计的液面至其他刻度,同样进行校准,一般要校准 5 个刻度。同时记录气温(t)、气压(P_b)、湿式流量计的水温(T_m)和流量计上气压计的压力读数(ΔP_m)。以孔口流量计的刻度为纵坐标,相应湿式流量计测得的流量为横坐标,绘制校准曲线。

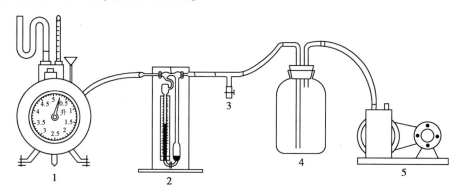

图 4-23　用湿式流量计校准孔口流量计
1. 湿式流量计;2. 孔口流量计;3. 三通管;4. 缓冲瓶;5. 真空泵

　　用湿式流量计校准其他流量计时,应该用两种连接方式各校正一次:一种方式是将待校正的流量计连接在前面校正;另一种方式是把待校准的流量计连接在后面校正。校正后,对应绘制两条校准曲线,准确的气体流量值是在两条校准曲线的中间。用此中间值制成标尺,贴在孔口流量计上备用,并注明校准时的气温和气压。也可将气体体积换算为标准状况下的体积,这时测得的结果就是标准状况下的流量值。

　　不同孔口流量计的校准曲线是不同的,校准曲线不能通用。若已校孔口流量计更换了溶液,原来的校准曲线不能再使用,必须重新校准。

　　(5)临界限流孔流量计的校准:临界限流孔流量计是一定孔径的毛细管,用来控制小流量采样器的装置,通常用皂膜流量计校准临界限流孔流量计的流量。

　　安装好校准系统(图 4-24)后,先检查校准系统的气密性,确保不漏气。启动抽气泵,使临界限流孔两端压力比(Pd/Pu)<0.5;然后关闭抽气泵,把皂膜流量计连接到校准系统中;

再次启动抽气泵,挤压橡皮球,使皂液在进气口形成皂膜,缓慢上升,直至完整通过玻璃管而不破裂;用秒表记录皂膜通过上、下刻度线之间的时间(计时误差小于±0.25分钟)。重复操作3次,取平均值计算临界限流孔流量计的流速,计算方法与校准转子流量计时相同。

临界限流孔流量计应每月校准1次,误差应小于5%;否则需要清洗或更换新的临界限流孔,清洗或新更换的临界限流孔应重新校准流量。使用临界限流孔时,抽气泵的有载负压应大于70kPa,连续采样时,其流量波动应小于5%。

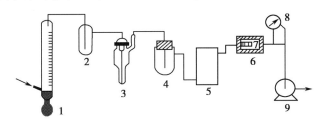

图4-24　用皂膜流量计校准采样系统中的临界限流孔流量计
1. 皂膜流量计;2. 皂膜捕集器;3. 吸收管;4. 缓冲瓶;5. 干燥器;6. 恒温箱;
7. 临界限流孔流量计;8. 负压表;9. 抽气泵

(6)用标准流量计校准:用标准流量计(已校准过的高精度流量计)校准未知流量计的方法最为简便,将两个流量计串联,通过不同流量的气体,以标准流量计的读数校准被校流量计。两个流量计的相对位置不同对读数稍有影响,应取标准流量计在前和在后的读数平均值制作校准标尺。

2. 压力和温度对流量计读数的影响　用流量计测量气体流量时,测得的流量结果与气体的密度有关,而气体密度与温度和压力有关,所以,压力和温度对流量计的读数有影响。如果流量计实际使用时的温度、压力与校准时的不同,将产生流量测定误差,应对测结果进行修正。修正公式如下:

$$Q_r = Q\sqrt{\frac{T_2 \cdot P_1}{T_1 \cdot P_2}}$$

式中,Q_r 为修正后的流量,L/min;Q 为流量计使用时的读数,L/min;T_1 为流量计校准时的温度,K;T_2 为实际使用时的温度,K;P_1 为流量计校准时的压力,kPa;P_2 为实际使用时的压力,kPa。

如果需要,也可通过气体状态方程将流量计的读数值换算为校准状态时的流量,即

$$Q_c = Q_r\frac{P_2 T_1}{P_1 T_2} = Q\sqrt{\frac{P_2 T_1}{P_1 T_2}}$$

式中,Q_c 为校准状态时的流量,L/min。

有些流量计在校准时已将气体体积换算为标准状态(101.325kPa,0℃)下的体积,所以,校准状态的流量也就是标准状态下的流量,即

$$Q_s = Q\sqrt{\frac{P_2 T_s}{P_s T_2}}$$

式中,Q_s 为标准状态下的流量,L/min;T_s 为标准状态下的温度,273K;P_s 为标准状态下的大气压力,101.325kPa。

由此可见,如果流量计的使用状态和校准状态相差很大(如使用阻力较大的采集器或

温度、压力变化很大),则必须对流量测定结果进行修正。一般情况下,使用状态和校准状态的压力差很小,温度差也不会大于±15℃,所导致的流量误差不超过3%。但是,如果要求精确测定流量或长时间采样时,则要求流量计的校准状态与使用状态尽可能一致,如果差别很大,则要在使用状态下重新校准流量计或对测定流量进行修正。

为了使流量计的使用状态尽可能和校准状态一致,应该把流量计串联在采样系统中进行校准,这样可以把采样系统中各种装置(如收集瓶、流量调节阀、滤料等)所产生的通气阻力对流量测定的影响减至最小。

二、气密性检查

气密性是保证空气采样质量的又一重要环节。对于直接采样,在采样前必须对收集器的气密性进行检查。

注射器的气密性检查方法是:先检查内芯与外筒之间是否滑动自如,再将注射器吸入100ml 空气,用橡胶帽封好进气口,垂直放置24小时,最后剩余空气应不少于60ml。

塑料袋和集气瓶的气密性检查方法是:先向容器内充气呈正压,用检查漏液方式或浸入水中检查有无漏气现象。

对于浓缩法采样,在采样前应对采样系统进行气密性检查。对于溶液吸收采样,首先应对吸收管进行气密性检查:向吸收管中加入5ml 或2ml 水(按体积大小),封闭内管进气口,将外管出气口与水抽气瓶连接。当两个水抽气瓶的水面相差1m,吸收管不再冒气泡时开始,10分钟内抽气瓶的水面无变化,表明其气密性好。

三、现场空白检验

在现场采样过程中,每批应留有两个空白采样管(即经历了采样、运输和分析的全过程,只是不连接采样系统采样),并按其他样品管一样进行样品处理,作为采样过程中空白检验,以检查样品在采样、运输和放置过程中是否受到污染。若空白检验值超过控制范围,则这批样品作废。

四、平行样检验

采样时,每批样品中平行样数量不得低于10%。每一次平行采样,测定值之差与平均值比较的相对偏差不得超过20%。两台采样器平行采样时,中间应保持一定距离,否则对采样和测定结果有影响。大流量采样器采样时,仪器间的距离以3~4m 为宜,流量在10L/min 左右的采样器采样时,仪器间的距离以2m 为宜,小流量采样器采样时,流量一般小于0.5L/min,如 SO_2、NO_x 采样器,仪器间的距离以1m 为宜。

五、采样效率界限的有关规定

1. 液体吸收管采样 采样效率应在90%以上,否则应串联更多的吸收管或更换吸收液。

2. 填充柱或浸渍滤料采样 对于溶剂洗脱法,采样后,分别测定前后两段填充剂中或前后两张浸渍滤纸上待测物的含量;对于热解吸法,应串联两支填充柱或两张浸渍滤纸采样,分别测定前后两支填充柱中或两张浸渍滤纸上待测物的含量。用前段(或前支填充管、或前张浸渍滤纸上)采集待测物的含量占待测物总量的百分数表示采样效率,采样效率应在90%以上。

3. 用滤料采集颗粒物 用一个已知采样效率高的方法与滤料同时采样(或串联在其后采样)进行比较,或用不同滤料前后交换串联进行采样,选择效率最高者采样测定。平均采样效率应大于90%。

在以上各种采样效率的试验中,待测物浓度应在 0.5~5 倍国家标准规定的最高容许浓度范围内,每个浓度点设 6 个样品,精密度应在方法允许限定之内。

总之,采样前,要根据待测物的理化性质和在空气中的存在状态,选择合适的采样地点、采样时间和采样方法;根据方法的灵敏度、污染物的最高容许浓度及测定要求计算最小采气量;按照仪器的性能要求、操作规范安装调试采样仪器;设计好采样记录表格及所需的其他器材(如温度计、气压计、秒表、防毒面具等),采样记录包括采样日期、采样地点、采样项目、采样现场平面图(包括采样点分布、门窗、通风口)、现场可能的污染源、人员活动情况、采样器编号、采样开始时间、流量(包括流量变化情况)、采样过程中出现的情况、采样终止时间、气温、气压、天气情况、实际采样体积、换算为标准状况下的体积、采样人和核对人签字等。采样过程中要随时观察流量计的流量,对于浓缩采样,要注意吸收液或吸收剂的变化情况并及时采取相应的措施,认真做好采样记录。采样结束后要根据样品的稳定性等保证样品在采集、运输和贮存过程中无泄漏损失,无污染和测定形态变化。

第四节 空气检验的质量控制

空气理化检验的对象成分复杂,实时性强,检验结果极易受气象条件、采样方法等因素影响。因而,质量保证和质量控制是空气理化检验非常重要的技术工作和管理工作,它对提高检验质量、保证结果的准确性、可靠性具有极为重要的作用。

空气理化检验的质量保证是整个检验过程的全面质量管理。其内容包括:样品采集、贮存、运输、前处理,仪器设备、器皿的选择与校准,试剂、溶剂和基准物质的选用,统一测定方法,质量控制程序,数据的记录和整理(包括原始数据和检测数据),各类人员的要求和技术培训,实验室的环境条件(温度、湿度、压力、风速、清洁度)和安全,以及编写有关的文件(包括检验报告)、指南和手册等。

空气理化检验质量控制是质量保证的一个部分。质量控制的目的是将分析误差控制在容许限度以内,以保证数据(检验结果)在给定的置信水平内达到质量要求。空气理化检验质量控制包括实验室内部质量控制和实验室外部质量控制两个部分。

一、实验室内质量控制

实验室内质量控制是实验室人员对检验质量进行自我控制,以确保其稳定性的过程,是保证检验结果可靠的基础,也是保证实验室间检验结果有可比性的关键。实验室内质量控制包括检验方法评价和检验质量控制。方法评价主要是对方法的精密度、准确度进行评价,旨在了解实验室对检验方法的适应情况以及操作人员的技能情况。检验质量控制则是通过质量控制图或其他方法,监控检验方法的稳定性,以便及时发现异常,找出发生异常的原因,采取相应的纠正措施,保证分析结果准确、可靠。

实验室内质量控制常见的内容有:①空白试验;②标准物质期间核查;③仪器设备的定期检定;④平行样分析;⑤加标分析;⑥比较试验;⑦"盲样"(密码样品)分析;⑧编制质量控

制图等。

（一）检验方法评价

检验方法是全部检验工作的基础。因此,在进行检验质量控制时,首先应根据检验目的和具体情况选择合适的方法,应尽量选用国家标准方法或国内外公认的方法,有利于实验室间检验结果的相互比较。由于实验室的环境、条件、操作水平不同,即使采用公认的方法,也应对方法的适应性进行评价,以保证检验结果的准确、可靠。

评价检验方法主要是评价方法的精密度和准确度:①测定空白的批内标准差,计算检验方法的检测下限;②比较每个浓度标准的批内变异和批间变异、检验变异的显著性,评价方法的精密度;③比较标准、样品和加标样品的标准差,检验样品中是否存在影响精密度的干扰物质,确定有无消除干扰物质的必要性;④测定加标样品的回收率,检验样品中是否存在影响方法的准确度,而不影响方法精密度的组分;⑤对空白、标准、样品、加标样品的总标准差与检出下限浓度的标准差进行比较,评价方法的适应情况和操作人员的技术水平。

1. 评价精密度　取试剂空白、标准溶液、样品溶液和加标样品溶液,每天分析一批,共做 6 批,每批按随机顺序,每个溶液同时取 2 份进行分析。标准溶液浓度为检测方法测定范围上限的 0.9 倍,加标样品溶液中标准物质加入量的大小要超过分析误差的限度,加标后待测物的总量不能超过测定范围。对所得结果进行统计处理,就可对该方法的精密度进行评价。

2. 评价准确度　按照评价精密度的方法进行测定,将每个标准和样品的分析结果减去空白值,然后计算加标回收率。在使用气相色谱法时,常常直接采集气体样品注入仪器测定。精密度的检查方法与溶液样品的相同。准确度的检查可以使用已知浓度的标准气,用零气为空白,而不做加标试验。因为气相色谱法本身对干扰物的分离能力较强,较少出现干扰物的影响,误差主要来源于进样操作和仪器稳定性。气相色谱法液体进样时可以单配一个质控标准,其浓度大约在检测方法线性范围的中部;必须每天分析质控标准,在标准曲线上查出测定值,与理论值比较。如果差别 >15％ ,要新配质控标准,重复试验。若新配质控标准仍不符合要求,要重新校准仪器。

（二）方法精密度和准确度的控制

当完成方法精密度和准确度的评价后,所选的检验方法可用于常规检验工作。然而,由于许多因素(如标准溶液、温度、试剂、操作人员等)的不断变化,还必须对检验过程中可能出现的误差进行监督,以保证检验结果的准确性。监督的方法有核对校准曲线、重复测定样品与加标样品、对照分析和质量控制图等,最常用、最简便的方法就是应用质量控制图。

质量控制图的理论依据是检验结果之间存在变异,且这种变异符合正态分布。质量控制图主要反映检验质量的稳定性,以便发现检验过程中的异常现象,并及时采取措施纠正。绘制质量控制图的一般步骤为:①收集检验数据:至少要积累质控样品重复检验的 20 组数据,这些数据应当是一段时间的积累,不应在同一天测出,以保证数据的代表性。②计算统计量:如样本平均值、极差与标准差等。③画出中心线与可信范围:可信范围包括按标准偏差求得的容许限和控制限。容许限与控制限又可按置信度不同来划分,如 $\pm 2s$ (或 $\pm 2s_{\bar{x}}$) 叫警戒值,相等于95％的概率; $\pm 3s$ (或 $\pm 3s_{\bar{x}}$) 叫控制值,相等于99％的概率。④以检验结果为纵坐标,测定时间或顺序为横坐标,把各个检验结果在图上逐个标出。质量控制图的基本构成见图 4-25。

绘制控制图时应注意:①如果测定结果中有超出控制限者,应予剔除,如剔除过多,其数

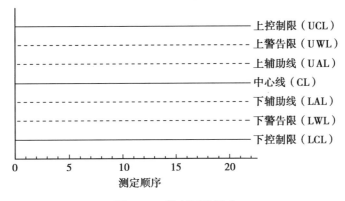

图 4-25 控制图的组成

据点少于 20 个时,应补充新的测定数据,重新计算各参数并绘制控制图,直至落在控制限内的数据不少于 20 个为止;②落在上下辅助线范围的数据点应约占总数的 68%,如果少于 50%,则说明数据分布不合理,此图不可靠;③连续 7 个数据点位于中心线的同一侧时,表明所测数据失控,此图不能用;④绘制控制图时的测定条件应和样品的测定条件相同。出现以上数据分布不合理或数据失控的情况时,应立即查明原因,加以纠正,然后测定更多数据,重新绘制控制图。

绘制控制图后,应标明实验室名称、测定项目、测定方法、浓度或浓度范围、实验温度、压力、控制指标、操作和审核人员以及绘制日期等。

在控制图的使用过程中,还应通过控制样品的测定,积累更多的合格数据(即处在控制限范围内的数据)。如以每增加 20 个数据为一单元,与原来的数据一起重新计算参数,绘制新的控制图,不断提高控制图的准确度和灵敏度,直至中心线和控制限的位置基本稳定。

实际工作中,应根据项目的检验频率和操作人员的熟练程度,每隔一定时间,取两份平行的质控样品,和未知样品同时测定,并将质控样品的测定结果点在控制图上。如果该点位于上下警告限之间的区域,则提示测定过程处于控制状态,结果是可信的。若超出此区域,但仍在控制限之间的区域,则提示检验质量开始变差,有失控倾向,应进行初步检查,采取相应的纠正措施。如果超出控制限之间的区域,则提示检验工作出现异常,检验过程失去控制,数据不可信,应立即停止实验,查明原因,予以纠正,并重新测定该批样品。如遇有 7 个点连续逐渐上升或下降,则提示有失控倾向,应立即查明原因,予以纠正。即使过程处于控制状态,也可根据相邻几次测定值的分布趋势,对检验质量进行初步判断。例如,趋向性分布可能是系统误差造成的,分散度变大可能是实验参数失控或其他人为因素造成。

根据监测项目不同,实验室用于控制准确度和精密度的控制图有:均数控制图、空白试验值控制图、极差控制图、均数-极差控制图和回收率控制图等。

1. 均数($\bar{x}$)控制图 在一定时间(至少 20 天)范围内,用同一方法(测定样品的方法)多次(至少 20 次)重复测定控制样品,一般要求每天测定一次,每次都做平行测定(x_i、x_i'),不能在同一时间内连续进行 20 次重复测定;测定时,控制样品的浓度、组成应尽量与实际样品接近。然后,按下式计算平行测定的均值($\bar{x}$)和其他参数。

$$\bar{x}_i = \frac{x_i + x_i'}{2}$$

$$\bar{\bar{x}} = \sum \frac{\bar{x}_i}{n}$$

$$s = \sqrt{\frac{\sum \bar{x}_i^2 - \frac{(\sum \bar{x}_i)^2}{n}}{n-1}}$$

$$R_i = |x_i - x_i'|$$

$$\bar{R} = \frac{R_i}{n}$$

以总均值$\bar{\bar{x}}$为中心线,$\bar{\bar{x}}+3s$为上、下控制限,$\bar{\bar{x}}+2s$为上、下警告限,$\bar{\bar{x}}+s$为辅助线,以测定值为纵坐标,测定顺序或测定日期为横坐标,并将各测定数据标在图上,即得均数($\bar{x}$)控制图。

例1:对SO_2标准气体平行取样测定,20个平行样的测定结果见表4-5,试作控制图。

表4-5　SO_2标准气体的平行样数据

样品序号	1	2	3	4	5	6	7	8	9	10
$\bar{x}_i$(mg/m³)	0.25	0.23	0.24	0.26	0.24	0.22	0.26	0.29	0.26	0.23
样品序号	11	12	13	14	15	16	17	18	19	20
$\bar{x}_i$(mg/m³)	0.21	0.25	0.24	0.30	0.26	0.27	0.23	0.25	0.26	0.25

解:总均值　$\bar{\bar{x}} = \frac{\sum \bar{x}_i}{n} = 0.25$

标准偏差 $s = \sqrt{\frac{\sum \bar{x}_i^2 - \frac{(\sum \bar{x}_i)^2}{n}}{n-1}} = 0.02$

$\bar{\bar{x}} + s = 0.27$ 　　　 $\bar{\bar{x}} - s = 0.23$

$\bar{\bar{x}} + 2s = 0.29$ 　　　 $\bar{\bar{x}} - 2s = 0.21$

$\bar{\bar{x}} + 3s = 0.31$ 　　　 $\bar{\bar{x}} - 3s = 0.19$

根据以上数据作图(图4-26)。

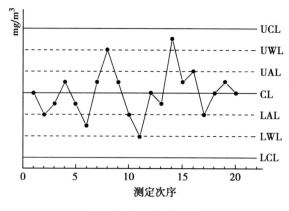

图4-26　均数控制图

2. 均数-极差($\bar{x} - R$)控制图　均数-极差控制图可以同时考察均数与极差的变化情

况。该图包括均数和极差两部分,均数部分反映对准确度的控制,极差部分反映对精密度的控制,见图4-27。

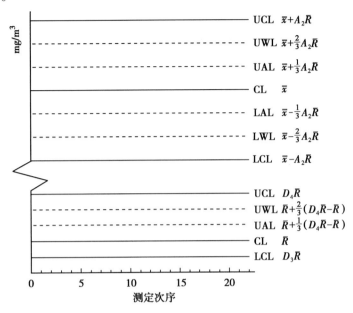

图 4-27 均数-极差控制图

均数控制部分

中心线——$\bar{\bar{x}}$

上、下控制限——$\bar{\bar{x}} \pm A_2\bar{R}$

上、下警告限——$\bar{\bar{x}} \pm \dfrac{2}{3}A_2\bar{R}$

上、下辅助线——$\bar{\bar{x}} \pm \dfrac{1}{3}A_2\bar{R}$

极差控制部分

中心线——$\bar{R}$

上控制限——$D_4\bar{R}$

上警告限——$\bar{R} + \dfrac{2}{3}(D_4\bar{R} - \bar{R})$

上辅助线——$\bar{R} + \dfrac{1}{3}(D_4\bar{R} - \bar{R})$

下控制限——$D_3\bar{R}$

其中,系数 A_2、D_3、D_4 可以从表4-6中查出。

表 4-6 均数-极差控制图系数

系数	每次测定平行样个数(n)								
	2	3	4	5	6	7	8	9	10
A_2	1.88	1.02	0.73	0.58	0.48	0.42	0.37	0.34	0.31
D_3	0	0	0	0	0	0.076	0.136	0.184	0.223
D_4	3.27	2.58	2.28	2.12	2.00	1.92	1.86	1.82	1.78

因为极差越小越好,所以极差控制图没有下警告限,只有下控制限。

例2:用某法测定控制样品中某物质的含量(mg/m³)。20个样品,每个样品重复测定二次,其测定结果见表4-7。绘制均数-极差控制图。

表4-7 控制样品中某物质含量的测定结果(mg/m³)

序号	测定结果		$\bar{x}$	R	序号	测定结果		$\bar{x}$	R
	x_i	x_i'				x_i	x_i'		
1	0.501	0.491	0.496	0.010	11	0.518	0.514	0.516	0.004
2	0.490	0.490	0.490	0.000	12	0.500	0.512	0.506	0.012
3	0.485	0.482	0.484	0.003	13	0.513	0.503	0.508	0.010
4	0.520	0.512	0.516	0.008	14	0.512	0.497	0.504	0.015
5	0.500	0.490	0.495	0.010	15	0.502	0.500	0.501	0.002
6	0.510	0.488	0.499	0.022	16	0.506	0.510	0.508	0.004
7	0.505	0.500	0.502	0.005	17	0.485	0.503	0.494	0.018
8	0.475	0.493	0.484	0.018	18	0.484	0.487	0.486	0.003
9	0.500	0.515	0.508	0.015	19	0.512	0.495	0.504	0.017
10	0.498	0.501	0.500	0.003	20	0.509	0.500	0.504	0.009

解　$\bar{\bar{x}} = \dfrac{\sum \bar{x}}{20} = 0.50$

$\bar{R} = \dfrac{\sum R}{20} = 0.009$

均数控制部分

上、下控制限$\bar{\bar{x}} \pm A_2 \bar{R}$分别为 0.517 和 0.483;

上、下警告限$\bar{\bar{x}} \pm \dfrac{2}{3} A_2 \bar{R}$分别为 0.511 和 0.489

上、下辅助线$\bar{\bar{x}} \pm \dfrac{1}{3} A_2 \bar{R}$分别为 0.506,0.494

极差控制部分

上控制限 $D_4 \bar{R}$为 0.029

上警告限$\bar{R} + \dfrac{2}{3}(D_4 \bar{R} - \bar{R})$为 0.022

上辅助线$\bar{R} + \dfrac{1}{3}(D_4 \bar{R} - \bar{R})$为 0.016

下控制限 $D_3 \bar{R}$为 0

根据以上数据绘制控制图(图4-28)。

3. 回收率($\bar{P}$)控制图　回收率控制图是以样品的加标回收率为测定值而绘制的图。空气样品成分复杂,浓度多变,仅用均数或均数-极差控制图不易控制样品中多种干扰因素对分析方法的影响,若同时使用回收率控制图,控制效果比较理想。

绘制回收率控制图的方法是:先对至少20份样品和加标样品进行测定,然后计算各次

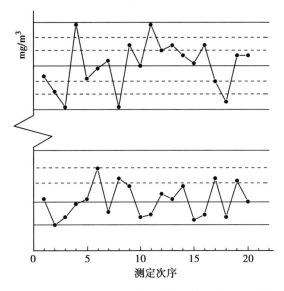

图4-28 测定控制样品中某物质含量的均数-极差控制图

测定的加标回收率、平均加标回收率和相应的标准偏差。表4-8和图4-29分别为原子吸收光谱法测定质控样品中铅的回收率数据和相应的质控图。

表4-8 原子吸收光谱法测定质控样品中Pb的回收率(%)

序号	1	2	3	4	5	6	7	8	9	10
回收率	98.2	110.0	106.3	100.5	104.2	106.4	116.1	96.6	100.5	90.8
序号	11	12	13	14	15	16	17	18	19	20
回收率	88.9	110.8	98.5	98.8	90.9	90.3	108.5	96.9	106.7	110.2

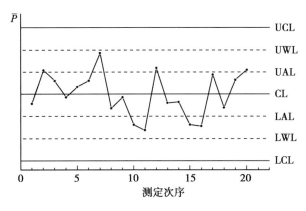

图4-29 回收率控制图

平均回收率 $\overline{P} = \dfrac{\sum P_i}{n} = 101.5\%$

标准偏差 $s = 7.82\%$

上、下控制限 $\overline{P} \pm 3s$ 分别为125.0%和78.0%。

上、下警告限 $\overline{P} \pm 2s$ 分别为117.1%和85.9%。

上、下辅助线 $\overline{P} \pm s$ 分别为 109.3% 和 93.7%。

进行加标回收率试验时,应该注意:①标准品的形态应与待测物的形态相同;②加标量不能过大,一般为待测物含量的 0.5~2 倍,加标后的总量不超过测定方法上限的 90%;③标准品的浓度约为待测物浓度的 100 倍,加入标准品溶液的体积约为样品溶液体积的 1%。

回收率控制图的应用常因样品浓度相差过大而受到限制。一般来说,在一个分析方法适用的浓度范围内,对中、高浓度水平,加标回收率受浓度波动的影响非常小,即对中、高浓度水平,可使用统一的控制图。但对于低浓度样品,则需分别绘制不同浓度范围的回收率控制图。

在常规分析中,控制样品一般占样品总数的 10%~20%。每个控制样品平行取 3 份,其中 1 份加标,同时进行测定。将测得的回收率直接点在控制图上进行检验。

如果没有回收率控制图,也可按 95%~105% 作为回收率的目标值。超出此范围时,再按测定结果的标准差、测定次数、加标量和给定的置信度计算可接受的回收率范围,即

$$P_{\text{下限}} = 95\% - \frac{t_{0.05,f} \times \frac{s}{\sqrt{n}}}{D} \times 100\%$$

$$P_{\text{上限}} = 105\% + \frac{t_{0.05,f} \times \frac{s}{\sqrt{n}}}{D} \times 100\%$$

式中,P 为回收率;$t_{0.05,f}$ 为置信度为 95%,自由度为 $f(=n-1)$ 时的 t 值;s 为 n 个加标回收率测定值的标准差;D 为加标量。

由于加标样品和样品的测定条件完全相同,其干扰因素、操作损失和环境污染影响也很相似,因而难以对系统误差进行分析并找出测定中存在的具体问题。

(三) 其他质量控制方法

1. 空白试验　又称为试剂空白试验,是指在不加样品的情况下,以实验用水代替实际样品,完全按照待测样品的方法和条件进行测定,所得测定值为方法空白值。从样品测定值减去空白值即为样品的含量。一般空白试验和样品测定同时进行。

每批样品测定时都应同时做空白试验,空白样品的测定值应小于方法检出限的两倍。除另有规定外,通常至少每测 10 个样品应测一个试剂空白样品,若样品数少于 10 个,则每批样品测定一个试剂空白样品。重量法中空白样品的空白值即空白滤纸的质量,不需另外测空白样品。

空白值的大小及重复性,除与方法有关外,在很大程度上与实验条件有关。如实验用水、试剂的纯度、器皿的洁净度、仪器的精密度和使用情况、实验室内环境空气的清洁度、实验条件的稳定性以及分析人员的操作技术等。

2. 标准物质期间核查　是指在使用和保管过程中,对标准物质及由标准物质配制的标准储备液进行质量控制,保证标准物质的量值准确、可靠和可溯源性。

对于未开封的有证标准物质可以免予核查;对于已开封的,应检查其保存条件是否符合要求、是否在有效期内、包装是否完好无损。若发现有异常现象,该标准物质应立即停止使用。由标准物质配制而成的标准储备液的核查,先将有证标准物质稀释,并配制工作曲线,对有证标准样品(已知浓度为 c)进行测试,记录结果 c_1;同时用待核查的标准储备液稀释并配制工作曲线,对上述有证标准样品进行测试,记录结果 c_2。结果判定时先对 c_1 与 c 相比

较,若 c_1 在 c 的不确定度范围内,则表示该测试操作过程正确无误;若 c_1 不在 c 的不确定度范围内,则表示该测试操作过程中有误,应重新核查。只有在测试操作过程正确无误的情况下,才能比较 c_2 与 c。c_2 与 c 相比较,若 c_2 在 c 的不确定度范围内,则判定该储备液合格;若 c_2 不在 c 的不确定度范围内,则判定该储备液不合格,应停止使用。

3. 平行样品测定 平行样品测定一般是指将同一样品分为两份或多份,按完全相同方法和条件同步测定。一般是做双份平行,某些要求严格的测定,如标准溶液的标定、仪器的校正等,常常需做 3~5 份平行。平行样品测定反映测定结果的精密度,可以检查同批测定结果的稳定情况。

在实际工作中,可根据样品情况、所用方法和仪器以及操作人员的技术水平等因素安排平行样品的数量。条件许可时,应全部做平行双样测定。否则,至少应按同批样品的数量,随机抽取 10%~20% 的样品进行平行双样测定。样品量较少时,应增加平行样的测定率,保证每批样品中至少有一份样品做平行双样测定。

使用经过验证的方法进行平行样品测定时,其结果的精密度应符合方法给定的标准差的要求,否则应找出原因,并重新测定原样品。

4. 查核样品测定 查核样品(quality check sample)是指将适当浓度的标准品添加到与样品相似的基质中所配制成的样品,或直接购买的浓度已知的样品。查核样品测定结果可反映测定结果的准确度。除测定方法另有规定外,通常至少每 10 个样品应同时测定一个查核样品,若样品数少于 10 个,则每批样品应测定一个查核样品。实验室应记录查核样品编号、测定日期、查核样品浓度值、查核样品测定值及回收率。

5. 比较实验 对同一样品采用不同的方法进行测定,比较其结果符合的程度来估计测定的准确度。对于难度较大、不易掌握的方法,或对测定结果有争议的样品,常常应用比较实验。如果有必要,还可以进一步交换仪器、操作者,并将测定结果加以比较,以检查检验过程的稳定性和存在的问题。

6. 对照分析 在样品测定的同时,对标准物质进行平行测定,将测定结果与标准值对照,以控制测定结果的准确度。也可对他人(上级或权威部门)制备(或选用)标准物质,或标准合成样品,或操作人员曾测得结果的样品(即密码样)进行测定,然后由上级或权威部门对测定结果进行检查,以控制检验质量。

二、实验室间的质量控制

实验室间的质量控制简称实验室间质控,其目的是检查各实验室是否存在系统误差,尤其是检查一些实验室内部不易核对的误差来源(例如试剂的纯度,蒸馏水的质量等),保证各实验室间测定结果的可比性,提高实验室的检测水平。接受控制的实验室必须是内部质量控制合格的各实验室。检查机构可判断实验室是否具有从事检测活动的能力,以及监控他们检测能力的持续状况。各实验室可以通过利用实验室间质控识别与同行机构之间的差异,补充其内部质量控制技术,为质量的持续改进和管理提供信息。实验室间质控通常由某一系统的中心实验室或上级监测机构负责施行。具体操作程序如下:

1. 统一分析方法 为了减少各实验室的系统误差,使所得数据具有可比性,各实验室在进行常规分析和质量控制活动中,常使用统一的方法,首先应从国家或部门规定的标准方法之中选定。当根据具体情况,需要选用标准方法以外的其他分析方法时,必须用该法和相应的标准方法对几份样品进行比较实验,按规定判定无显著性差异后方可采用。各实验室均应以选定方法所规定的检出限、精密度和准确度为依据,控制和评价检验质量。

2. 进行实验室质量考核　实验室质量考核由负责单位根据所要考核项目的具体情况,制订出具体的考核方案并加以实施。考核方案一般包括测定项目、分析方法、参加单位、统一程序以及结果评定。实施过程包括:质控样品的分发、检验方法评价以及综合各实验室的数据进行统计处理并做出评价。

质控样品应逐级向下分发。一级标准由国家指定的权威机构将国家计量总局确认的标准物质分发给各省、直辖市、自治区的主管中心实验室,作为检验质量保证的基准使用;二级标准由各省、直辖市和自治区的主管中心实验室按规定配制,检验证明其浓度参考值、均匀度和稳定性达到要求,并经国家权威机构确认后,方可分发给各实验室作为质量考核的基准使用。如果标准样品系列不够完备而有特殊用途时,各省、直辖市、自治区在具备合格实验室和合格分析人员的条件下,可自行配制所需的统一样品,分发给下级实验室,供质量控制活动使用。各级标准样品或统一样品均应在规定的条件下保存,凡是超过稳定期、失去保存条件、开封使用后无法或没有及时恢复原封装而不能继续保存者都应报废。

各实验室按照规定的程序对质控样品进行检验(包括样品、加标样品、空白平行样品等的检验以及检测下限、回归方程的核查等内容),并将检验内容上报负责单位。负责单位综合各实验室的检验结果,进行统计处理后作出评价,并将评价结果反馈给各质控实验室,以便各自查找产生误差的原因并及时纠正。

3. 实验室误差检验　在实验室间起支配作用的误差通常为系统误差。实验室之间是否存在系统误差,其大小、方向以及对分析结果的可比性是否有显著性影响,可通过不定期地对各实验室进行误差检验,以便发现问题,及时采取措施予以纠正。常用的误差检验方法是双样法。

双样法,又称 Youden 法,它基于两个基本假设:①所有实验室的室内随机误差基本相同;②任何一个实验室在分析两个成分极为相似的样品时,其系统误差基本相同。应该说,一个实验室如果对实验室内部的质量控制合格,那么上述基本假设是合理的。在此基础上,就可用两份相似样品的测定结果来估计存在的随机误差和系统误差。

绘制双样图的方法是:①选择 5 个以上实验室;②将两份待测组分浓度不同(相差约 5%),但组成极为相似的质控样品 x 和 y 同时分发给各实验室;③各实验室对样品进行单次测定,在规定的日期内上报测定结果 x_i、y_i(i 为实验室编号);④计算各实验室测定结果的平均值 $\bar{x}$ 和 $\bar{y}$,并在直角坐标系中画出 $x = \bar{x}$ 和 $y = \bar{y}$ 的两条线;⑤将各实验室的测定结果(x_i、y_i)点在图中相应的位置,即可得双样图。

如果各实验间不存在系统误差,根据随机误差分布的特点,各实验室对两份相似样品的测定值应随机分布在其平均值两侧,各点随机地分布在 4 个象限中,即大致形成一个以($\bar{x}$,$\bar{y}$)为中心的圆,如图 4-30(a)。如果各实验室间存在系统误差,则各实验室对两相似样品的测定值将双双偏高或双双偏低,各点主要分布在" + +"和" - -"这两个象限内,形成一个与横轴方向约成 45°角倾斜的椭圆,如图 4-30(b)所示。根据椭圆的长轴和短轴之间的差及其位置,可以估计实验室间系统误差的大小和方向;根据各点到斜线的距离,可以估计各实验室随机误差的大小。

三、国际实验室间质控简介

随着国际间的交往日益频繁,国内许多实验室参加了国际的实验室间质量控制,这种实

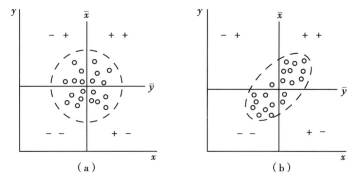

图 4-30　双样图

验室间质控通常利用能力验证实验来判定实验室的检测水平。

　　根据国际实验室认可合作组织(International Laboratory Accreditation Cooperation, IL-AC)、亚太实验室认可合作组织(Asia Pacific Laboratory Accreditation Cooperation, APLAC)的要求,中国合格评定国家认可委员会(China National Accreditation Service for Conformity Assessment, CNAS)制定了能力验证政策,组织相关实验室参加国际能力验证计划。寻求认可和已经认可的实验室必须按照政策规定的能力验证领域、频次参加 CNAS 组织或承认的能力验证活动,主要内容为能力验证计划、实验室间比对和测量审核活动。

　　能力验证计划指为确定实验室在特定领域的检测、测量和校准能力而设计和运作的实验室间比对,它是由认可机构或其授权的机构组织和运作的。能力验证计划有六种类型:实验室间校准计划(测量比对计划)、实验室间检测计划、分割样品检测计划、定性计划、已知值计划、部分过程计划,其中实验室间检测计划是最常用的能力验证计划。

　　实验室间比对是按照预先规定的条件,由两个或多个实验室组织、实施对相同或类似的测试样品进行检测和评价,从而确定实验室能力、识别实验室存在的问题与实验室间的差异,是判断和监控实验室能力的一种有效手段。比对可以是双边的也可以是多边的,除了由 CNAS 组织进行外,也可在具有测量不确定度相同或基本相同的实验室间组织进行。它与能力验证计划的区别就在于行为主体不同。

　　测量审核是实验室对被测物品(材料或制品)进行实际测试,将测试结果与参考值进行比较的活动,即通常所说的盲样测试。其结果是判定实验室能力的重要技术依据,也是能力验证计划的有效补充。应申请参加测量审核的实验室为:实验室从未参加过同领域的能力验证计划,或已经参加过但已超过有效期,或参加过但结果为可疑或不满意的。测量审核的频次要满足:实验室在获得认可前,至少应参加一次测量审核;获认可的实验室,其被认可的主要领域每四年应至少参加一次测量审核。测量审核通常采取邮寄样品实施或委派技术人员进行现场考核,检测结果满意的实验室将获颁发结果满意证书。

(黄明元)

本 章 小 结

　　ISO/REMCO 将标准物质分为基准标准物质(PRM)、有证标准物质(CRM)和标准物质(RM)三级,标准物质按学科分为 17 类。我国标准物质分为一级和二级,它们都符合有"证标准物质"的定义,按其应用领域分为 13 大类;标准样品分为国家标准样品和行业标准样品,都属于"有证标准"样品,按行业分为 16 类(一级类目代号)。在我国,标准物质与标准样品的管理程序不同,标准样品概念的外延大于标准物质。使用标准物质时应尽可能地使用可溯源到国家或国际测量基准的有证标准物质,通过不确定度的给出使溯源性量化。

标准气配制方法分为静态法和动态法。

静态法有大瓶配气法、注射器配气法、塑料袋配气法、高压钢瓶配气法,除高压钢瓶配气法外,静态配气法具有设备简单,操作方便,标准物质和稀释气体的用量小等优点,但是存在不足:与容器接触可能发生吸附或者反应,导致浓度不准确或随时间变化,尤其对低浓度的气体来说,误差较大。因此,静态配气法一般只适用于配制少量化学活泼性较差物质的标准气。

动态法有渗透膜法、气体扩散法、饱和蒸气法,可以配制大量的标准气,特别是配制化学性质活泼物质的标准气时,必须选用动态配气法。

采样的质量保证包括采样仪器的检验和校正、采样系统气密性检验、现场空白检验、平行样品检验以及采样效率等。

采样仪器使用前应进行检验和校正。

直接法采样的集气瓶和注射器在使用前要对其容积和刻度进行校正,有动力采样仪器的校正主要是对流量计的校准。直接采样必须对收集器的气密性进行检查。

浓缩法采样应对采样系统进行气密性检查。在现场采样中,每批应留有两个空白采样管作为采样过程中空白检验且每批样品中平行样数量不得低于10%。

空气理化检验质量控制包括实验室内部质量控制和实验室外部质量控制。

实验室内质量控制包括检验方法评价和检验质量控制。检验方法评价是对方法的精密度、准确度进行评价;检验质量控制则是通过质量控制图或其他方法,监控检验方法的稳定性。质量控制图有:均数控制图、空白试验值控制图、极差控制图、均数-极差控制图和回收率控制图等。

实验室间的质量控制具体操作程序为:统一分析方法,实验室质量考核,实验室误差检验。

思考题

1. 空气理化检验工作中,标准气体有何用途?有哪几种主要配气方法?
2. 简述渗透管法的配气原理;简述称重法测定渗透率的操作步骤。
3. 气体扩散法和渗透管法两种配气方法有何异同?
4. 采样的质量保证措施有哪些?
5. 对采样用的注射器有什么要求?
6. 对于有动力采样仪器,为什么说准确测定流量是采样质量保证的关键?
7. 在流量计校准时,为什么必须将流量计串联在采样系统中校准?
8. 简述质量控制图的绘制步骤及其使用方法。
9. 当测定结果落在质量控制图上下辅助线范围内的数据点少于50%时,所绘制的质量控制图是否可用?为什么?
10. 什么是平行样品测定?进行平行样品测定有什么意义?
11. 什么是比较实验?实验室内比较实验有什么意义?

第五章 空气中颗粒物的测定

第一节 空气颗粒物

空气颗粒物(particulate matter)是悬浮在空气中的固态或液态颗粒状物质的总称,是空气中的不定组分之一。颗粒物的物理化学特征包括颗粒物来源、化学成分和颗粒物粒径分布等。受工业化和城市化的影响,全世界几乎所有城市均出现了不同程度的空气污染问题,而在发展中国家则更为严重。2013年中国环境状况公报报告,中国气象局基于能见度的观察结果表明,2013年全国平均霾日数为18.3天,为1961年以来最多。中东部地区雾和霾天气多发,华北中南部至江南北部的大部分地区雾和霾日数范围为50~100天,部分地区超过100天。研究表明,造成灰霾天气的主要原因是空气颗粒物,其中首要污染物主要是$PM_{2.5}$。空气颗粒物对居民的健康和生活带来严重的威胁,特别是$PM_{2.5}$已逐渐成为影响人类健康的主要污染物之一。关于空气颗粒物的检测已经成为十分重要的空气理化检验工作任务。

一、空气颗粒物的来源和化学成分

空气颗粒物的来源有天然源、人为源和混合源。

1. 天然源 包括海盐粒子、土壤尘、风沙尘和植物花粉。

2. 人为源 主要包括燃煤飞灰、燃油飞灰、机动车尾气尘、生物质燃烧飞灰和工业粉尘。其中,天然源在全球范围内分布均匀,如海盐粒子在海风作用下吹向大陆并扩散到空气中,裸露的农田、地面、山体等受外力作用扬起的尘,以及城市周边沙地及沙漠受外力作用扬起的尘。人为源数量虽然相对少些,但分布比较集中,主要分布在工业地区和人为活动的密集区。例如,工业锅炉、窑炉、电厂锅炉等从烟囱中排放的飞灰、油灰,钢铁冶炼、建筑和其他工业产生的工业粉尘,燃汽油和柴油的机动车尾气中含有的油烟飞灰,以及居民区炊事、取暖所用燃油源排放的油灰。

3. 混合源 是指既受到自然力作用又受到人力作用而排放的颗粒物,主要是扬尘、道路尘。不同国家和地区的经济发展、能源结构、工艺方法以及管理水平等不同,因而其空气颗粒物的来源和发生量也有很大的差别,但贡献率比较大的几种排放源通常是燃煤烟尘、冶金工业、汽车尾气、物料转运、建筑施工以及地面扬尘等。

空气颗粒物的化学成分很复杂,主要取决于颗粒物的来源。一般来说,其主要成分有灰尘、铵盐、硝酸盐、硫酸盐、重金属、微量元素、多环芳烃、水分以及夹杂其中的微生物等。一般有机化学成分形成的空气颗粒物占总重量的10%~30%,其中多环芳烃(polycyclic aromatic hydrocarbons,PAH)是目前研究的重点之一;无机化学成分主要是可溶性无机盐和其他元素类,具体成分和含量因污染区域和污染来源不同而异。这些颗粒物中含有致癌、致突变、致畸的化合物和一些有毒有害化学成分(表5-1)。

表5-1　空气颗粒物的组成成分及其对健康产生的毒性作用

颗粒物的成分	毒性作用
重金属	诱发炎症、引起DNA损伤、改变细胞膜通透性、产生活性氧自由基、引起中毒
有机物	致癌、致突变、诱发变态反应
生物来源(病毒、细菌及其内毒素、动植物屑片、真菌孢子)	引起过敏反应、改变呼吸道的免疫功能、引起呼吸道传染病
离子(NH_4^+、NO_3^-、SO_4^{2-}、H^+)	损伤呼吸道黏膜、改变金属等的溶解性
光化学物(臭氧、过氧化物、醛类)	引起下呼吸道损伤
颗粒核	呼吸道刺激、上皮细胞增生、肺组织纤维化

　　$PM_{2.5}$的形成机制复杂,除污染源直接排放的一次细颗粒物以外,多数来自于二次转化过程,即排放到空气中的气态污染物经过复杂的化学反应而形成的空气颗粒物,主要的前体物包括SO_2、NO_x、VOCs和NH_3等。$PM_{2.5}$不是一种单一成分的污染物,其化学组分非常复杂,主要包括SO_4^{2-}、NO_3^-和NH_4^+等水溶性离子,有机碳、元素碳等含碳组分,还包括金属元素、矿物尘和生物气溶胶等,每种成分都可能有多种来源,既有岩石土壤风化、海浪飞溅、森林植被释放等天然来源,也有燃煤、工业过程、机动车尾气、生物质燃烧等人为来源。

二、空气颗粒物粒径表示方法和粒度分布

　　空气颗粒物的粒径是描述颗粒物的一个重要指标,它反映了颗粒物来源的本质,影响空气的光散射性质和气候效应。颗粒物的许多性质如体积、质量和沉降速度等都与颗粒物的大小有关。由于来源和形成条件不同,颗粒物的形状多种多样,无法直接测量其实际直径。为了便于测量和相互比较,目前,国内外均采用空气动力学当量直径来表示颗粒物的粒径。空气动力学当量直径是指在通常的温度、压力和相对湿度下,层流气流中,与单位密度($1g/cm^3$)球体具有相同沉降速度的颗粒直径。这一表示方法又分为两种:

　　1. 颗粒物的空气动力学直径(particle aerodynamic diameter,PAD)　指在通常温度、压力、相对湿度的空气中,在重力作用下与实际颗粒物具有相同末速度、密度为$1g/cm^3$球体的直径。

　　2. 颗粒物的扩散直径(particle diffusion diameter,PDD)　指在通常温度、压力和相对湿度条件下,与实际颗粒物具有相同扩散系数的球形直径。小颗粒物扩散作用比重力沉降作用更显著,由于布朗运动,不能很快沉降。此时,应使用扩散直径来表示颗粒物的粒径。

　　上述粒径表示方法没有涉及颗粒物的密度和形状,使得颗粒物通过人体呼吸系统时所发生的撞击、沉降和扩散作用与其在采样时的动力学特征相一致,有利于研究和评价颗粒物的卫生和健康效应。

　　空气中的悬浮颗粒物是由各种不同大小粒径的颗粒物所组成的多分散体系。在多分散

体系中,常用各种粒径范围颗粒物的质量占颗粒物总质量的百分数,即质量分散度表示该种多分散体系的粒度分布状态。将颗粒物的粒径取对数坐标,不同粒径颗粒物累积质量百分率取概率刻度坐标,在对数－概率纸上可得到颗粒物的粒度分布曲线(图5-1),该曲线是一条直线,表明空气中悬浮颗粒物的粒度分布不呈正态分布,而是接近对数正态分布。

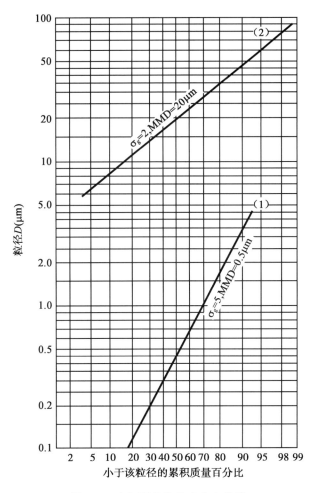

图5-1 空气颗粒物粒度分布曲线

为了便于表示分散体系中颗粒物的大小,采用质量中值直径(mass medium diameter, MMD)表示悬浮颗粒物体系的几何平均粒径,常用 D_{50} 表示。MMD 是指在颗粒物粒度分布曲线中,颗粒物的累积质量占其总质量一半时所对应的空气动力学粒径,也叫质量中值空气动力学直径。这种表示方法可以直接表达出颗粒物在空气中停留的时间、沉降速度、进入呼吸道的可能性以及在呼吸道的沉积部位等。根据肺气体动力学试验的研究结果,MMD > $2\mu m$ 的颗粒物大部分沉积在鼻咽区,MMD < $2\mu m$ 的颗粒物在肺泡和支气管区的沉积率最大,对人体健康影响也最大。因此,MMD 的数据可作为特定地区空气颗粒物污染评价的重要参数之一。在实际工作中,可用空气颗粒物分级采样器采集不同粒度的颗粒物,经过称量,可获得各种粒度中颗粒的质量和颗粒物总质量,再用对数正态概率纸作图或用公式计算,即可求得 MMD 的数值。

三、空气颗粒物的分类

（一）根据空气颗粒物粒径大小分类

空气颗粒物的空气动力学当量直径通常为 $0.1 \sim 100\mu m$，环境空气中的颗粒物主要包括空气动力学当量直径 $\leqslant 100\mu m$ 的颗粒物、$\leqslant 10\mu m$ 的颗粒物、介于 $10 \sim 2.5\mu m$ 之间的颗粒物、$\leqslant 2.5\mu m$ 的颗粒物和 $\leqslant 0.1\mu m$ 的颗粒物，目前国际上主要分别称之为总悬浮颗粒物（TSP）、可吸入颗粒物（PM_{10}）、粗颗粒物（$PM_{10\text{-}2.5}$）、细颗粒物（$PM_{2.5}$）、超细颗粒物（$PM_{0.1}$）等。我国 GB3095-2012 环境空气质量标准按照粒径大小，对环境空气中的几种颗粒物定义如下：

1. 总悬浮颗粒物（total suspended particle，TSP）　指环境空气中，空气动力学当量直径 $\leqslant 100\mu m$ 的颗粒物。曾是我国唯一的环境空气中颗粒物的监测指标，现仍用作环境空气质量监测指标。

2. PM_{10}（particular matter less than or equal to $10\mu m$）　指环境空气中，空气动力学当量直径 $\leqslant 10\mu m$ 的颗粒物，也称可吸入颗粒物（inhalable particle matter）。

3. $PM_{2.5}$（particular matter less than or equal to $2.5\mu m$）　指环境空气中，空气动力学当量直径 $\leqslant 2.5\mu m$ 的颗粒物，也称细颗粒物（fine particle matter）。

不同粒径颗粒物在来源、形成机制、物质组成以及输送距离等方面存在着差异，见表5-2。

表5-2　不同粒径颗粒物性质比较

	细粒子	粗粒子
形成机制	燃烧、高温过程和大气化学反应	较大固体或液滴的破碎
来源	煤、石油、汽油以及木材的燃烧；NO_x、SO_2 和一些有机化合物的大气转变；高温过程，熔炉、钢厂等	工业粉尘和土壤进入道路和街道之后的再悬浮；被扰动土壤的悬浮（如耕作、采矿、未铺装道路）；施工和拆除工地；无控制措施的煤和石油燃烧；海洋飞沫；生物污染源
物质组成	硫酸盐、硝酸盐、铵盐和氢离子，含有碳元素的很多有机化合物，金属化合物，粒子结合水	悬浮的土壤和街道尘；无控制措施的煤、石油和木材燃烧中释放出的飞灰，由 NO_3/HCl/SO_2 与粗粒子反应生成的硝酸盐/氯化物/硫酸盐；地壳元素（Si、Al、Ti、Fe）的氧化物；$CaCO_3$、$CaSO_4$、NaCl、海盐、花粉、霉菌和真菌的孢子、动植物残骸碎片，轮胎、车辆制动系统和路面摩擦的碎屑
输送距离	小于 1 千米到几千千米	小于 1 千米到几十千米

注：引自马广大.大气污染控制技术手册［M］.北京：化学工业出版社,2010

（二）根据颗粒物的物理状态分类

1. 固态颗粒物　固态颗粒物主要是烟和粉尘。烟是指燃烧过程产生的或燃烧产生的气体转化形成的颗粒物，其粒径为 $0.01 \sim 1\mu m$；粉尘是指工业生产中的破碎和运转作业所产生的颗粒物，其粒径大于 $1\mu m$。

2. 液态颗粒物 液态颗粒物主要是雾、雾尘或尘雾。雾是大量微小水滴或冰晶形成的悬浮体系,按其对大气能见度的影响可分为浓雾和轻雾。尘雾是工业生产中的过饱和蒸气为凝结核凝聚,以及化学反应和液体喷雾所形成的悬浮体系。一般认为尘雾的粒径小于 $10\mu m$。

3. 固液混合态颗粒物 固液混合态颗粒物主要是烟尘,是指燃烧、冶炼等工业生产过程中释放的尘粒为凝结核所形成的烟雾混合体系,其粒径一般小于 $1\mu m$。

(三)根据颗粒物的生成机制分类

空气颗粒物排放源种类非常复杂,根据其生成机制分为一次颗粒物和二次颗粒物。一次颗粒物(简称一次粒子)是指自然或人类活动直接释放到大气中的颗粒物;二次颗粒物(简称二次粒子)是指进入大气中的颗粒物通过化学反应或物理化学过程转化形成的颗粒物。二次颗粒物的形成过程可以导致新粒子的出现,也可以导致先前存在的粒子中颗粒物的增加。空气粒子中的大多数硫酸盐、硝酸盐和一部分有机化合物可以通过空气中的化学反应而形成。不同二次颗粒物前体物及其排放源见表5-3。

表5-3 不同二次颗粒物的前体物及其来源

二次污染物	前体物	一次排放物	排放源
硫酸、硫酸盐	SO_3	SO_2	化工、电厂、炼油、炼焦、家用燃煤、集中供热锅炉、硫酸厂等
硝酸、硝酸盐	HNO_3、HNO_2、N_2O_5	H_2O、NO_x	化工、电厂、集中供热锅炉、机动车尾气、硝酸厂等
氯化物	Cl^-	Cl^-	海洋、化工、北方冬季融雪剂
铵盐	NH_3	H_2O、NH_3	化工、农田、海产养殖加工
二次有机碳	SOC	VOCs	电厂、植被、加油站、溶剂、涂料
光化学产物(PANs等)	NO_x、O_3、碳氢化合物	NO_x、碳氢化合物	交通、化工

(四)根据其他特性分类

1. 按主要成分,分为有机、无机和生物性颗粒物。

2. 按吸湿性,分为吸湿性和非吸湿性、亲水性和憎水性颗粒物。

3. 按形成状态,分为分散性和凝聚性颗粒物。

四、空气颗粒物对人体健康的影响

空气颗粒物污染是影响人类健康的主要环境危害之一,其造成的公共健康风险一直受到各国政府和公众的关注。世界卫生组织(WHO)、美国环保局(USEPA)和欧盟(EU)等机构在评价空气污染健康危害时均选择颗粒物作为代表性大气污染物。空气颗粒物对人体健康的影响,主要与其化学成分和粒径大小有关。自然因素产生的颗粒物中无机成分较多,而燃料燃烧及化工生产中产生的颗粒物除了含一些有害元素,如Pb、Cd、As、Hg及其盐外,还含有大量有机成分,如多环芳烃(PAHs)等。而且,颗粒物粒径大小不同,被吸入并沉积在呼吸系统中的部位也不同,对机体产生的危害也不同。其中,PM_{10}和$PM_{2.5}$对人体健康危害最大。大多数有毒有害成分存在于粒径小于 $10\mu m$ 的颗粒中,而多环芳烃、过渡金属等有毒有害物质则多吸附于粒径小于 2.5μm 的细粒子表面上,并且 90% 左右的细粒子可深入到肺泡区并进入血液循环而运往全身;PM_{10} 中的粗颗粒物部分经吸入后一般聚积在下呼吸道,危害相对较小。$PM_{2.5}$ 粒径更小,能进入呼吸道更深的部位,表面积大,活性强,易附带有毒、有害物质,在空气中停留时间长、输送距离远。与 TSP、PM_{10} 相比,$PM_{2.5}$ 对人体健康和空气环境质量的影响更大。它对太阳辐射具有吸收作用和散射作用,破坏地表能量的收支平衡,影响地球的气候系统,降低大气能见度,危及人体健康,是很多城市的首要空气污染物。

根据暴露时间的长短,将空气颗粒物对人体健康的影响分为长期暴露下的慢性效应和短期暴露下的急性效应。急性效应包括增加死亡率及呼吸系统疾病和慢性阻塞性肺病的门诊急诊病例。慢性效应同样可导致上述疾病发病率和死亡率升高。

1. 颗粒物对呼吸系统的影响 空气中 PM_{10} 浓度的上升容易引起上呼吸道感染,使鼻炎、慢性咽炎、慢性支气管炎、支气管哮喘、肺气肿、尘肺等呼吸系统疾病加重。PM_{10} 每增加 $100μg/m^3$,男女感冒、咳嗽的发生率分别升高 4.81% 和 4.48%。过多的可吸入颗粒物的沉积会损害肺部呼吸氧气的能力,使肺泡中巨噬细胞的吞噬功能和生存能力下降,导致肺部排除污染物的能力降低。空气中 PM_{10} 每增加 $10μg/m^3$,肺功能下降 1%。$PM_{2.5}$ 与肺组织细胞接触后,可通过机械刺激或其成分的毒性作用,对肺组织细胞和生物膜造成损伤。与 $PM_{2.5}$ 暴露有关的呼吸系统疾病有鼻窦炎、肺功能不全、慢性阻塞性肺部疾病、过敏性疾病、结节病和肺癌等。我国开展的关于颗粒物对居民健康危害的定量评价中,包括广州、武汉、兰州和重庆 4 个城市的研究中发现,TSP、PM_{10}、$PM_{2.5-10}$ 和 $PM_{2.5}$ 每增加 $50μg/m^3$,儿童患哮喘的危险性将分别增加 5%、18%、34% 和 29%;患支气管炎的危险性将分别增加 16%、53%、156% 和 68%。

2. 颗粒物对心血管疾病的影响 由颗粒物导致的心脏自主神经系统在心率、血黏稠度等方面的改变能增加突发心肌梗死的危险。人暴露在高浓度 $PM_{2.5}$ 中,会增加血液的黏稠度和血液中某些白蛋白的含量,从而导致血栓。研究指出,可吸入颗粒物对健康的影响在中年以上和已患心脏疾病的人群中表现得较为明显,与心脏病的形成有关。另有研究发现,有呼吸系统疾病并受可吸入颗粒物影响的心血管患者,其住院率比较高。关于 $PM_{2.5}$ 的心血管效应机制目前认为有两种:一是由于存在肺部炎症时,肺内的迷走神经受体受到刺激后造成自主神经系统功能紊乱,如心率变异性(heart rate variability,HRV)而波及心脏;二是炎症介质和颗粒物随血液循环到达心脏而发生直接毒性作用,主要是由易穿透肺泡上皮进入循环系统的成分(超微颗粒、过渡金属等)导致的,与 $PM_{2.5}$ 急性心血管效应(暴露后几天内)如心肌梗死有关。

香港的两项研究分析结果显示,PM_{10} 浓度每增加 $10μg/m^3$,人群心血管疾病住院率增加 0.66%。在北京市大气污染对城区居民每天心脑血管疾病死亡的短期影响研究中发现,空气中 PM_{10} 浓度每升高 $10μg/m^3$,心脑血管疾病死亡危险性增加 0.4%(0.2%~0.6%)。

3. 颗粒物对中枢神经系统的影响 城市中的许多可吸入颗粒物是由机动车尾气产生的。含铅汽油燃烧后生成的铅化物微粒(含氧化铅、碳酸铅)扩散到大气中,随呼吸道进入人体而影响身体健康。研究表明,铅对人体神经系统有明显的损害作用,可影响儿童智力的正常发育。母体接触铅污染后,后代可以出现神经系统发育异常。

4. 颗粒物的遗传毒性 通常认为,颗粒物污染与人类生殖功能的改变显著相关。许多研究发现颗粒物的浓度与早产儿、新生儿死亡率的上升、低出生体重、宫内发育迟缓及先天功能缺陷具有显著的统计学相关性。最新研究指出,颗粒物对生殖系统的影响不仅表现为胎儿出生时形态畸形,而且还会导致一些细微的功能缺陷,而影响其一生。

5. 颗粒物的致癌、致突变、致畸作用 2013 年 10 月,国际癌症研究机构发布报告,首次指出空气污染对人类致癌,并视其为普遍和主要的环境致癌物。虽然空气污染作为一个整体致癌因素被提出,它对人体的伤害可能是由其所含的几大污染物同时作用的结果。颗粒物,特别是 $PM_{2.5}$ 作为空气污染的主要污染物之一,极易吸附多环芳烃等有机污染物和重金属,使致癌、致畸、致突变的概率明显升高。其中代表物苯并[a]芘(BaP)是最具致癌性的物质,能诱发皮肤癌、肺癌和胃癌。另外,空气中的多环芳烃可以和 O_3、NO_x、HNO_3 等反应,转变成致癌或诱变作用更强的化合物,从而对人体健康构成威胁。

6. 增加死亡率 对于健康人而言,PM_{10} 虽然不是直接的致死因素,但却可以导致患有心血管病、呼吸系统疾病和其他疾病的敏感体质患者的死亡。在美国犹他谷州立学院进行的 PM_{10} 流行病学研究表明,PM_{10} 日均质量浓度增加 $50\mu g/m^3$,死亡率平均增加 4% ~ 5%;PM_{10} 超过 $100\mu g/m^3$ 时,死亡率比 PM_{10} 小于 $50\mu g/m^3$ 时平均高出 11%。

为了保护人们健康,国内外对空气中 $PM_{2.5}$ 等颗粒物提出了浓度限值。2005 年,世界卫生组织(WHO)规定环境空气中 $PM_{2.5}$ 浓度限值为 $10\mu g/m^3$,同时还设立了三个过渡阶段的目标值:第一阶段年均值为 $35\mu g/m^3$,24 小时均值为 $75\mu g/m^3$;第二阶段年均值为 $25\mu g/m^3$,24 小时均值为 $50\mu g/m^3$;第三阶段年均值为 $15mg/m^3$,24 小时均值为 $37.5mg/m^3$。1997 年,美国规定 $PM_{2.5}$ 的年均值为 $15mg/m^3$,24 小时均值为 $65mg/m^3$;2006 年又进行了修订,年均值为 $15mg/m^3$,24 小时均值为 $35mg/m^3$。2009 年,日本公布了 $PM_{2.5}$ 的浓度限值,与美国的相同。2012 年,我国发布了 $PM_{2.5}$ 的浓度限值,将于 2016 年 1 月 1 日起实施:一级浓度限值为年均值 $15mg/m^3$,24 小时均值 $35mg/m^3$;二级浓度限值为年均值 $35\mu g/m^3$,24 小时均值 $75\mu g/m^3$。

第二节 PM_{10} 和 $PM_{2.5}$ 的测定

PM_{10} 和 $PM_{2.5}$ 是悬浮颗粒物中对环境和人体健康危害最大的一类,是室内外空气质量的重要监测指标。GB 3095-2012 环境空气质量标准中规定,测定 PM_{10} 和 $PM_{2.5}$ 的手工分析方法是重量法,自动分析方法是微量振荡天平法和 β 射线法;HJ 618-2011 也采用重量法测定环境空气中的 PM_{10} 和 $PM_{2.5}$;WS/T 206-2001 规定可采用光散射法测定公共场所空气中可吸入颗粒物(PM_{10})。我国目前对空气颗粒物的测定方法主要采用重量法,该方法具有检出限低、结果准确等优点,但操作时需要耗费较多人力和时间,很多情况下无法满足连续自动检测的要求。光散射法是利用颗粒物对光的散射作用进行测定的,该法仪器携带方便,测定范围宽($0.01 ~ 100mg/m^3$)。微量振荡天平法和 β 射线法均采用自动监测仪器对空气进行连续检测。前者是一种直接质量测量法(即称量法),其准确性基本取决于采样流量;后者是一种间接质量测量法,其准确性不仅与采样流量有关,还受颗粒物成分的影响。

一、重量法

(一)原理

在规定的流速下,用具有 $PM_{2.5}$ 切割器和采样系统的采样器进行采样,抽取一定体积的空气,将 $PM_{2.5}$ 截留在恒重的滤膜上,根据采样前后滤膜的重量差和采样体积,计算 $PM_{2.5}$ 的浓度。

　　将 $PM_{2.5}$ 切割器换为 PM_{10} 切割器,采集、测定、计算 PM_{10} 的浓度。

（二）样品采集与处理

　　在温度 15~30℃、相对湿度 45%~55% 条件下,将滤膜平衡 24 小时后,称重,再平衡,直至滤膜恒重。将滤膜毛面朝进气方向,安装在具有 $PM_{2.5}$ 切割器采样器的采样夹中,在规定的流速下抽取一定体积空气,环境空气中的 $PM_{2.5}$ 被采集在滤膜上。采样后,小心取下采样滤料,尘面向内对折,放于清洁纸袋中,存于样品盒内。采样后如不能立即称重,应在 4℃ 条件下冷藏保存。

（三）样品测定

　　在采样前相同的温度、湿度等条件下,将采样滤膜放置 24 小时,用感量为 0.1mg 或 0.01mg 的分析天平称量滤膜,至恒重,记录采样滤膜重量。

（四）结果计算

　　按下式计算 $PM_{2.5}$ 的浓度:

$$\rho = \frac{W_2 - W_1}{V} \times 1000$$

　　式中,ρ 为空气中 $PM_{2.5}$ 浓度,mg/m^3;W_1 和 W_2 分别是空白滤膜和采样后滤膜的重量,g;V 为标准状态(101.325kPa,273K)下的采样体积,m^3。

（五）方法说明

　　1. 滤膜使用前均需进行检查,不得有针孔或任何缺陷。采样前后,应使用同一台分析天平称量滤膜,同时要消除静电的影响。取清洁滤膜若干张,在恒温恒湿箱(室),按平衡条件平衡 24 小时,称重。每张滤膜要连续称量 10 次以上,求得每张滤膜的平均值作为该张滤膜的原始质量。以上述滤膜作为"标准滤膜"。每一次称滤膜的同时,称量两张"标准滤膜"。若标准滤膜称出的重量在原始质量 ±5mg(大流量)或 ±0.5mg(中流量和小流量)范围内,则认为该批样品滤膜称量合格,数据可用。否则应检查称量条件,重新称量。

　　2. 要经常检查采样头的密闭性。当滤膜安放正确,采样系统不漏气时,采样后滤膜上颗粒物与四周白边之间界限应清晰,如出现界线模糊时,则表明应更换滤膜密封垫。

　　3. 对电机有电刷的采样器,应尽可能在工作前更换电刷,以防由于电刷而造成采样停工而导致采样失败。更换时间视以往情况确定,更换电刷后要重新校准流量。新更换电刷的采样器应在负载条件下运转 1 小时,待电刷与转子的整流子良好接触后,再进行流量校准。

　　4. 当 PM_{10} 或 $PM_{2.5}$ 含量很低时,采样时间不能过短。对于感量为 0.1mg 和 0.01mg 的分析天平,滤膜上颗粒物负载量应分别大于 1mg 和 0.1mg,以减少称量误差。

（六）卫生标准

　　GB 3095-2012 环境空气质量标准中规定,PM_{10} 一级浓度限值为年平均浓度 $40\mu g/m^3$,24h 平均浓度 $50\mu g/m^3$;$PM_{2.5}$ 一级浓度限值为年平均浓度 $15\mu g/m^3$,24 小时平均浓度 $35\mu g/m^3$。

二、光散射法

（一）原理

　　空气样品经入口切割器被连续吸入暗室,一定粒径范围的颗粒物在暗室中与入射光作用,产生散射光。在颗粒物性质一定的条件下,颗粒物的散射光强度与其质量浓度成正比。经光电传感器的光电转换,散射光转变成电信号,放大后再转换为电脉冲数(counts per minute,CPM),利用 CPM 计算空气中颗粒物的浓度。

(二)测定方法

在采样点,将光散射法数字测定仪安装在 3～5m 高处,避免地面扬尘影响。按照仪器使用说明书开启仪器,调节仪器灵敏度,抽气采样,测量和读数。记录现场采样时间和累计读数。

(三)结果计算

1. 计算单位时间内的脉冲数 R(CPM)

$$R = \frac{累计读数}{t}$$

2. 计算可吸入颗粒物的浓度 ρ

$$\rho = (R - B) \times K$$

式中,ρ 为可吸入颗粒物的质量浓度,mg/m^3;R 为单位时间内的脉冲数,CPM;B 为仪器基底值,CPM;K 为质量浓度转换系数,即由 CPM 换算为 mg/m^3 的系数,$mg/(m^3 \cdot CPM)$。

(四)方法说明

1. K 值的测定　由于光散射法对于不同粒径、不同颜色的颗粒物会得出不同的测定结果,所以,在某一特定的环境中进行测定时,必须先用质量法与光散射法所用的仪器平行测定,求出 K 值。然后再用光散射法仪器测定颗粒物的浓度。仪器说明书中有一个具体的 K 值(如 $K = 0.01$),这个 K 值是仪器出厂前用标准粒子校正后的 K 值,只能表明同一型号的仪器 K 值相同,仪器的灵敏度相同,并不是实际测定样品时可用的 K 值。

实际工作中,K 值的测定方法是:将光散射式粉尘测定仪和滤料颗粒物采样器置于现场同一测定点和同一高度,两仪器的吸气口中心距离应在 10cm 内,同时采样。按下式计算 K 值。

$$K = \frac{\rho}{R - B}$$

式中,ρ 为质量法测得的可吸入颗粒物浓度,(mg/m^3);R 为光散射式粉尘测定仪测量值,CPM;B 为光散射式粉尘测定仪基底值,CPM。

2. 基底值　又称暗计数,是无尘空气通过仪器时的测定值。基底值是颗粒物以外的因素造成的计数,在实际测定时,应从测定值中扣除。基底值产生的原因主要是来自光源的杂散光、光电倍增管的暗电流和检测区空气分子的光散射。

3. 应在相对湿度小于 90%,平均风速小于 1m/s 的环境中进行光散射法测定。

4. 精密度和准确度　平均相对标准差 $< \pm 7\%$。光散射法与质量法相比较,总不确定度(ROU)应 $\leqslant 25\%$。

三、微量振荡天平法

(一)原理

利用锥形元件振荡微量天平原理测定空气颗粒物 PM_{10} 或 $PM_{2.5}$。在质量传感器内安装有一个振荡空心锥形管,将采样滤膜安放在锥形管的振荡端上。采样时,环境空气由管尖进入振荡端,穿过滤膜,颗粒物沉积在滤膜上,滤膜质量增加,导致振荡端的振动频率改变,通过测定采样前后振荡频率的变化量,计算出滤膜上采集的颗粒物质量,结合采样气体的体积,计算空气颗粒物的浓度。

（二）样品采集与处理

微量振荡天平法颗粒物监测仪由 PM_{10} 采样头、$PM_{2.5}$ 切割器、滤膜动态测量系统、采样泵和仪器主机组成。环境空气以 $1m^3/h$ 的流速经过 PM_{10} 采样头和 $PM_{2.5}$ 切割器后，成为符合技术要求的颗粒物样品气体，随后进入配置有滤膜动态测量系统（FDMS）的微量振荡天平法监测仪主机。在主机中，测量样品质量的微量振荡天平传感器的主要部件是一支一端固定，另一端装有滤膜的空心锥形管，样品气流通过滤膜，颗粒物被收集在滤膜上。工作时，空心锥形管处于往复振荡状态，随着滤膜上采集的颗粒物质量的变化，其振荡频率发生变化，通过准确测量仪器频率的变化，获得采集颗粒物的质量，然后根据采样体积计算得出样品中颗粒物的浓度。

（三）结果计算

颗粒物质量与振荡频率之间的关系可表示为：

$$dm = K_0 \left(\frac{1}{f_1^2} - \frac{1}{f_0^2} \right)$$

式中，dm 为颗粒物变化的质量，μg；K_0 为弹性常数（包括质量变换因子），$\mu g \cdot Hz^2$；f_0 为初始频率，Hz；f_1 为最终频率，Hz。

（四）方法说明

1. 测量之前，按照仪器要求对流量、温度、气压和质量传感器进行校准。

2. 该方法对空气温度变化较为敏感，为了降低温度影响，通常对振荡天平室等进行 50℃ 恒温加热，可能将损失一部分不稳定的半挥发性物质。

四、β 射线法

（一）原理

采样时，采样泵吸入环境空气流经采样器的颗粒物（PM_{10} 或 $PM_{2.5}$）切割器、采样管和滤膜，颗粒物沉积在滤膜上，使颗粒物质量增加，滤膜厚度增加。测定时，β 射线穿过滤膜，β 射线的强度随之逐渐减弱；根据 β 射线能量的变化检测出空气中颗粒物的浓度。

（二）样品采集与处理

β 射线法颗粒物监测仪由 PM_{10} 采样头、$PM_{2.5}$ 切割器、样品动态加热系统、采样泵和仪器主机组成。流量为 $1m^3/h$ 的环境空气样品经过 PM_{10} 采样头和 $PM_{2.5}$ 切割器后成为符合技术要求的颗粒物样品气体。在样品动态加热系统中，样品气体的相对湿度被调整 35% 以下。样品进入仪器主机后，颗粒物被收集在可以自动更换的滤膜上。仪器中滤膜的两侧分别设置了 β 射线源和 β 射线检测器。随着样品采集的进行，在滤膜上收集的颗粒物越来越多，颗粒物质量也随之增加，滤膜厚度增加，此时 β 射线检测器检测到的 β 射线强度会相应地减弱。由于 β 射线检测器的输出信号能直接反映颗粒物的质量变化，仪器通过分析颗粒物质量数值和相同时段内采样体积，最终得出采样时段的颗粒物浓度。配置有膜动态测量系统后，仪器能准确测量在这个过程中挥发掉的颗粒物成分，使最终报告数据得到有效补偿，接近于真实值。

（三）结果计算

$$\rho = -\frac{S \ln(I/I_0)}{uV}$$

式中：ρ 为质量浓度，mg/m^3；S 为捕集面积，cm^2；I 为通过沉积有颗粒物滤膜的 β 射线量,I_0 为通过滤膜的 β 射线量;u 为质量吸收系数,cm^2/mg;V 为捕集气流体积,m^3。

(四) 方法说明

测量之前,按照仪器要求进行流量、温度、气压和标准膜片的校准。

第三节 TSP 的测定

1. 原理 以恒速抽取一定量的空气,通过具有一定切割特性的采样器后,空气中粒径小于 $100\mu m$ 的悬浮颗粒物被截留在已恒重的滤膜上。根据采样前、后滤膜重量之差及采样体积,计算总悬浮颗粒物的浓度。

2. 样品采集与处理

(1)采样器流量的校准。

(2)滤膜准备:在 $15\sim30℃$ 中的某一温度下,将滤膜平衡 24 小时,称量滤膜。大流量采样器的滤膜称量时精确到 $1mg$,中流量采样器滤膜称量时精确到 $0.1mg$。记录滤膜重量 $W_0(g)$。

(3)采样:将已称量过的滤膜毛面向上,放在滤膜支持网上,放上滤膜夹,对正拧紧,按照采样器使用说明采样。样品采完后,用镊子轻轻取下滤膜,采样面向里,将滤膜对折,放入滤膜袋中保存、运输。

(4)尘膜的平衡及称量:尘膜在恒温恒湿箱中,与干净滤膜在相同平衡条件下平衡 24 小时后,称量滤膜,记录滤膜重量 $W_1(g)$。

3. 计算

$$\rho = \frac{K \times (W_1 - W_0)}{Q_N \times t}$$

式中,ρ 为总悬浮颗粒物质量浓度,$\mu g/m^3$;t 是累计采样时间,min;Q_N 是采样器平均抽气流量,m^3/min;K 是常数,大流量采样器 $K = 1 \times 10^6$,中流量采样器 $K = 1 \times 10^9$;W_0 和 W_1 分别是空白滤膜和采样后滤膜的重量,μg。

4. 方法说明

(1)新购置或维修后的采样器在启用前,需进行流量校准;正常使用的采样器每月需进行一次流量校准。

(2)该方法适用于大流量或中流量总悬浮颗粒物采样器进行空气中总悬浮颗粒物的测定。

(3)总悬浮颗粒物含量过高或雾天,滤膜的采样阻力大于 $10kPa$,该方法不适用。

(4)测试方法的再现性,即当两台总悬浮颗粒物采样器安放位置相距不大于 4m、不少于 2m 时,同时采样测定总悬浮颗粒物含量,相对偏差不大于 15%。

(5)采样后,滤膜重量增加了,方法要求大流量采样滤膜的增重量不得小于 $100mg$,中流量采样滤膜的增重量不得小于 $10mg$。否则,衡量误差大。

(6)方法检出限为 $0.001mg/m^3$。

5. 卫生标准 GB 3095-2012 环境空气质量标准中规定,TSP 的一级浓度限值为年平均浓度 $80\mu g/m^3$,24 小时平均浓度 $120\mu g/m^3$。

第四节 灰尘自然沉降量的测定

灰尘自然沉降量又称为降尘,是指每个月(以 30 天计)沉降于单位面积上的灰尘质量。

降尘是空气中粒径大于 $10\mu m$ 的颗粒物,在空气中飘浮的时间较短,极易降落到地面。降尘来自燃料燃烧产生的烟尘、工农业生产性粉尘和天然尘土。降尘污染空气,降低大气能见度;污染水源、土壤、食品等。降尘是空气污染监测的主要指标之一,灰尘的自然沉降能力主要决定于自身重量及粒度大小,但风力、降水、地形等自然因素也有一定影响。因此,很难区分自然降尘和非自然降尘。灰尘自然沉降量测定的颗粒物一般是指在空气环境条件下,靠重力自然沉降在集尘缸中的颗粒物。对于沉降在集尘缸中的颗粒物可以进行沉降量测定、颗粒物成分分析等。

GB/T 15265-94 规定应用重量法测定环境空气的降尘,方法简便可行,便于推广。

一、灰尘自然沉降量的测定

(一) 原理

向集尘缸中加入乙二醇水溶液,空气中可沉降的颗粒物自然沉降在集尘缸中,经蒸发、干燥、称量后,根据颗粒物的重量和集尘缸的面积,计算灰尘自然沉降量。

(二) 样品采集与处理

将采样点选择在矮建筑物的顶部,以方便更换集尘缸等操作。采样点附近无高大的建筑物、高大的树木及局部污染源。集尘缸(内径 15cm ± 0.5cm,高 30cm 的圆筒形玻璃缸,缸底要平)放置高度应距地面 5 ~ 12m,相对高度 1 ~ 1.5m,以防止受扬尘的影响。各采样点集尘缸的放置高度应基本一致。同时,在清洁区设置对照点采样。

于集尘缸中加入 60 ~ 80ml 乙二醇(以覆盖缸底为准),再加入适量水(冬、夏季加 50ml 左右,春、秋季加 100 ~ 200ml),固定放置在采样点采样。记录放缸地点、缸号和时间(年、月、日、时)。

按月定期更换集尘缸(30d ± 2d)。取缸时应核对地点、缸号,记录取缸时间(年、月、日、时)。用塑料袋罩好集尘缸,带回实验室。更换缸的时间统一规定为月底 5 天内完成。在夏天多雨季节,因降雨量较大,应注意缸内积水情况,防止水满溢出,造成尘样流失。必要时,应中途更换干净的集尘缸,继续收集,采集的样品合并后测定。

测定前,将瓷坩埚洗净、编号,在 $(105 ± 5)℃$ 下烘至恒重(两次称量误差小于 0.4mg),记为 W_0。

用光亮无锈的镊子夹取落入缸内的树叶、昆虫等异物,用水将附着在上面的细小尘粒淋洗下来后弃去。将缸内的溶液和尘粒全部转入 1000ml 烧杯中,在电热板上小心蒸发,使体积浓缩至 10 ~ 20ml。将烧杯中的溶液和尘粒全部转移到已恒重的瓷坩埚中,放在搪瓷盘里,在电热板上小心蒸发至干,然后放入烘箱,于 $(105 ± 5)℃$ 下烘至恒重,记为 W_1。

在样品测定的同时,做试剂空白实验。将恒重时的质量减去瓷坩埚的质量即为试剂空白的重量,记为 W_c。

(三) 结果计算

根据定义,用下式计算灰尘自然沉降量:

$$M = \frac{W_1 - W_0 - W_c}{S \times n} \times 30 \times 10^4$$

式中,M 为灰尘自然沉降量,$t/(km^2 \cdot 30d)$;W_1 为采样后经处理恒重的样品和坩埚的重量,g;W_0 为空坩埚恒重后的重量,g;W_c 为试剂空白的重量,g;S 为缸口面积,cm^2;n 为采样天数(准确到 0.1 天)。

（四）方法说明

1. 测量缸口面积时,应从三个不同方向测量缸的内径,求平均值,计算缸口面积。

2. 每个样品所使用的集尘缸、烧杯和瓷坩埚的编号必须一致,并及时填入记录表中。

3. 瓷坩埚在烘箱、搪瓷盘及干燥器中应分散放置,不可重叠。

4. 样品在瓷坩埚中蒸发、浓缩时,不要用水淋洗坩埚壁,以防乙二醇-水界面剧烈沸腾使溶液溢出。当样品溶液浓缩至 20ml 以下时,应降低温度并不断摇动,使尘粒黏附在坩埚壁上,避免样品溅出。

5. 做空白实验时,所用乙二醇与加入集尘缸的乙二醇应是同一批号,且加入量要相等。

6. 加乙二醇水溶液既可以防止冰冻,又可以保持缸底湿润,还能抑制微生物及藻类的生长。

7. 报告结果要求保留一位小数。

二、降尘成分分析

（一）原理

空气中的颗粒物自然沉降在集尘缸内,根据颗粒物中各成分溶解性质的不同,用化学方法分别分析沉降物中的各项指标:非水溶性物质、苯溶性物质、非水溶性物质的灰分、非水溶性可燃物质、pH 值、硫酸盐和氯化物含量、水溶性物质、水溶性物质的灰分、水溶性可燃物质、灰分总量,可燃性物质总量、固体污染物总量等。结果均以每月每平方米面积上沉降的克数［g/（m² · 30d）］表示。

（二）样品采集与处理

样品的采集方法同灰尘自然沉降量(重量法)的测定。

采集样品后,首先检查样品,记录集尘缸中尘粒的物理性状,如果发现有树叶、小虫等异物,可用镊子夹出,并小心用水在集尘缸上冲洗,然后弃去异物。如有异种污染物(如石块等)进入时,样品不可再进行分析。

将集尘缸中的沉淀物移入到 1000ml 烧杯中,用淀帚(是指在玻璃棒的一端套上一小段乳胶管,然后用止血夹夹紧,放在(105±5)℃的烘箱中,烘 3 小时后使乳胶管黏合在一起,剪掉不黏合的部分制成,用来扫除尘粒)擦下缸底黏着物质,并用少量水冲洗集尘缸壁至无灰尘为止。盖上表面皿,放置 24 小时,使不溶物沉淀后进行分析。

当收集的样品是干的或仅残留极少量水时,在分析之前,应加水把液体体积补足到 500ml。补足后把样品于室温下放置 24 小时,使可溶性物质溶解后进行分析。

若收集的水中加有防冻剂,可将全部样品转入 1000ml 烧杯中,在电热板上加热蒸发至少量体积,然后加水至 500ml,静置 12 小时后进行分析。

（三）样品的测定与结果计算

1. 非水溶性物质的测定　先将无灰滤纸放在称量瓶中,一起称量至恒重,再将烧杯中的样品用已恒重的无灰滤纸抽吸过滤,收集沉淀物,包好放入称量瓶中,在 105℃ 干燥箱中干燥 2~3 小时,取出放入干燥器中,冷却 50 分钟,称量。再干燥 1 小时,再称量,直至恒重为止(两次质量之差小于 ±0.4mg)。用下式计算非水溶性物质的含量:

$$M = \frac{W_2 - W_1}{S} \times K$$

式中,M 为非水溶性物质含量,g/（m² · 30d）;W_2 为称量瓶 + 滤纸 + 样品的重量,g;W_1 为

称量瓶 + 滤纸的重量,g;S 为集尘缸缸口面积,m^2;K 为 30 天与实际采样天数的比例系数。

此沉淀物做苯溶性物质测定,滤液供水溶性物质测定。为便于分析和计算,可将滤液调至 500ml 体积(滤液多时应加热浓缩至 500ml)。

2. 苯溶性物质的测定　将干燥的带有非水溶性沉淀物的滤纸放入索氏提取器中,加入 40ml 苯,在水浴上加热提取 4 小时,取出提取过的沉淀物放回到同编号的称量瓶中,在空气中干燥至苯完全挥发,在 105℃ 干燥箱中干燥 1 小时,再在干燥器中冷却 50 分钟,称量直至恒重。用下式计算苯溶性物质的含量:

$$D = \frac{W_2 - W_1}{S} \times K$$

式中,D 为苯溶性物质的含量,$g/(m^2 \cdot 30d)$;W_2 为苯提取前称量瓶 + 样品 + 滤纸的重量,g;W_1 为苯提取后称量瓶 + 样品 + 滤纸的重量,g;S 为集尘缸缸口面积,m^2;K 为 30 天与实际采样天数的比例系数。

经苯提取后的沉淀物做非水溶性物质的灰分测定。

3. 非水溶性物质灰分的测定　将用苯提取过的沉淀物和滤纸放入已恒重的瓷坩埚中,置入高温炉(600℃)灼烧 1 小时,取出放入干燥器中,冷却 50 分钟,称量直至恒重。用下式计算非水溶性物质的灰分含量:

$$B_1 = \frac{(W_2 - W_1) - P}{S} \times K$$

式中,B_1 为非水溶性物质灰分的含量,$g/(m^2 \cdot 30d)$;W_2 为非水溶性物质灰分 + 坩埚重量,g;W_1 为坩埚的重量,g;P 为滤纸灰分重量,g;S 为集尘缸缸口面积,m^2;K 为 30 天与实际采样天数的比例系数。

4. 非水溶性可燃物质的测定　已知非水溶性物质和其灰分的含量,则非水溶性可燃物质的含量为:

$$C_1 = M - B_1$$

式中,C_1 为非水溶性可燃物质的含量,$g/(m^2 \cdot 30d)$;M 为非水溶性物质的含量,$g/(m^2 \cdot 30d)$;B_1 为非水溶性物质灰分的含量,$g/(m^2 \cdot 30d)$。

5. pH 的测定　取 10ml 滤液,用 pH 计或精密 pH 试纸测定。

6. 硫酸盐的测定　取 200ml 滤液,加 2ml 饱和溴水,5ml 浓盐酸,煮沸,直到溴完全被驱除为止,趁热缓缓加入 10ml 10% 氯化钡溶液,边加边用玻棒搅拌,静置过夜。用无灰滤纸过滤并洗涤,至无氯离子为止(用 1% 硝酸银溶液滴加到滤液中不产生混浊)。将滤纸和沉淀移到已恒重的瓷坩埚中烘干,然后在电炉上灰化,再放入高温炉(800℃)灼烧 1 小时,取出放入干燥器中,冷却 50 分钟,称量直至恒重。硫酸盐的含量为:

$$E = \frac{(W_2 - W_1 - P) \times 2.5 \times 0.4115}{S} \times K$$

式中,E 为硫酸盐含量,$g/(m^2 \cdot 30d)$;W_2 为硫酸钡和坩埚的重量,g;W_1 为坩埚重量,g;P 为滤纸灰分重量,g;2.5 为滤液总体积与测定液体之比;0.4115 为硫酸钡换算成硫酸盐(SO_4^{2-})的系数;S 为集尘缸缸口面积,m^2;K 为 30 天与实际采样天数的比例系数。

7. 氯化物的测定　取 50ml 滤液,加入 3 滴酚酞指示剂,用 0.05mol/L 氢氧化钠溶液或 0.025mol/L 硫酸溶液调节样品使酚酞指示剂从粉红恰到无色。加入 0.5ml 10% 铬酸钾溶液,用硝酸银标准液滴定,终点为淡橘红色为止。记录所用硝酸银标准溶液的体积。氯化物的含量为：

$$F = \frac{V \times 0.0005 \times 10}{S} \times K$$

式中，F 为氯化物的含量，g/（m² · 30d）；V 为所用硝酸银标准液的体积，ml；0.0005 为 1ml 硝酸银溶液相当于氯化物（Cl⁻）的克数，g/ml；10 为滤液总体积与测定液体积之比；S 为集尘缸缸口面积，m²；K 为 30 天与实际采样天数的比例系数。

8. 水溶性物质的测定　取 200ml 滤液，放在已恒重的瓷蒸发皿中，在电热板上蒸干，在 105℃干燥箱中干燥 1 小时，放入干燥器中，冷却 50 分钟，称量至恒重。水溶性物质的含量为：

$$A = \frac{(W_2 - W_1) \times 2.5}{S} \times K$$

式中，A 为水溶性物质质量，g/（m² · 30d）；W_2 为加入样品蒸干后蒸发皿的重量，g；W_1 为蒸发皿重量，g；2.5 为滤液总体积与测定液体积之比；S 为集尘缸缸口面积，m²；K 为 30 天与实际采样天数的比例系数。

此水溶性物质留做其灰分测定。

9. 水溶性物质灰分的测定　将蒸发干燥的水溶性物质在高温炉中（600℃）灼烧 30 分钟，取出放入干燥器中，冷却 50 分钟，称量至恒重。水溶性物质的灰分含量为：

$$B_2 = \frac{(W_2 - W_1) \times 2.5}{S} \times K$$

式中，B_2 为水溶性物质灰分的含量，g/（m² · 30d）；W_2 为灰分 + 蒸发皿的重量，g；W_1 为蒸发皿重量，g；2.5 为滤液总体积与测定液体积之比；S 为集尘缸缸口面积，m²；K 为 30 天与实际采样天数的比例系数。

10. 水溶性可燃物质的测定　已知水溶性物质和其灰分的含量，则水溶性可燃物质的含量为：

$$C_2 = A - B_2$$

式中，C_2 为水溶性可燃物质的含量，g/（m² · 30d）；A 为水溶性物质的含量，g/（m² · 30d）；B_2 为水溶性物质灰分的含量，g/（m² · 30d）。

11. 灰分总量　灰分总量为水溶性物质灰分含量和非水溶性物质灰分含量之和，即：

$$B = B_1 + B_2$$

式中，B 为灰分总量，g/（m² · 30d）；B_1 为非水溶性物质灰分含量，g/（m² · 30d）；B_2 为水溶性物质灰分含量，g/（m² · 30d）。

12. 可燃性物质总量　可燃性物质总量为水溶性可燃物质的含量和非水溶性可燃物质的含量之和，即：

$$C = C_1 + C_2$$

式中，C 为可燃物质总量，g/（m² · 30d）；C_1 为非水溶性可燃物质的含量，g/（m² · 30d）；C_2 为水溶性可燃物质的含量，g/（m² · 30d）。

13. 固体污染物的总量　固体污染物的总量（即灰尘自然沉降量）为水溶性物质含量和非水溶性物质含量之和，即：

$$F = A + M$$

式中，F 为固体污染物的总量，g/（m² · 30d）；A 为水溶性物质的含量，g/（m² · 30d）；M 为非水溶性物质的含量，g/（m² · 30d）。

检验公式

$$F = B + C$$

式中, F 为固体污染物的总量, $g/(m^2 \cdot 30d)$; B 为灰分总量, $g/(m^2 \cdot 30d)$; C 为可燃性物质总量, $g/(m^2 \cdot 30d)$。

（王素华　张凌燕）

第五节　生产性粉尘

生产性粉尘是指在生产过程中形成的,并能较长时间飘浮在空气中的固体微粒。生产性粉尘可致硅沉着病、硅酸盐肺等多种职业性肺部疾病,是污染作业环境、威胁职业人群健康的重要职业性有害因素之一。同时它也可污染环境,危害居民健康。

一、来源与分类

（一）来源

在工农业生产中,很多生产过程中都可产生生产性粉尘,如矿山开采、隧道开凿、筑路、矿石粉碎及生产中的固体物质的破碎和机械加工;水泥、玻璃、陶瓷、机械制造、化学工业等生产中的粉末状物质的配料、混合、过筛、包装、运转等;皮毛、纺织业的原料处理;金属熔炼、焊接切割以及可燃物的不完全燃烧等。

（二）分类

根据其性质,生产性粉尘可分为三类:

1. 无机粉尘(inorganic dust)　包括矿物性粉尘(如石英、石棉、滑石、煤等)、金属性粉尘(如铝、铅、锰、锌、铁、锡等)和人工无机粉尘(如水泥、玻璃纤维、金刚砂等)。

2. 有机粉尘(organic dust)　包括动物性粉尘(如兽毛、羽绒、骨质、丝等)、植物性粉尘(如棉、麻、亚麻、谷物、木、茶等)、人工有机尘(如合成染料、合成树脂、合成纤维、TNT 炸药、有机农药等)。

3. 混合性粉尘(mixed dust)　在生产环境中大部分生产性粉尘是以两种或多种粉尘的混合形式存在,称之为混合性粉尘。

二、粉尘的理化性质及其卫生学意义

1. 粉尘的粒径和分散度　粉尘颗粒的大小用粒径来表示,由于粉尘颗粒的大小不同,形状各异,观测粒径的方法不同,其表达方式也不同,分为定向直径、定向面积等分直径、投影圆等值直径、筛分直径、等体积直径、沉降直径、空气动力学直径和分割直径。其中定向直径是各粒子在平面投影图中同一方向上的最大投影长度。通过测定粉尘样品颗粒的粒径,各种粒径范围内颗粒物的量占颗粒物总量的百分数称为粉尘粒径分布,又称为粉尘的分散度;它反映物质被粉碎的程度。测定空气中粉尘分散度,就是用显微镜观测粉尘中颗粒的定向直径,并计算不同粒径颗粒的百分比。粉尘的分散度有两种表示形式:

（1）质量分散度:用粉尘中不同粒径粒子的质量组成百分比表示。粒径较小的颗粒占总质量的百分比愈大,质量分散度愈高。

（2）数量分散度:用粉尘中不同粒径粒子的数量组成百分比表示。粒径较小的颗粒愈多,其分散度愈高。

常用质量分散度表示粉尘分散度,分散度愈高,形成的气溶胶体系愈稳定,颗粒物在空气中悬浮的时间愈长,被吸入机体的概率愈大,比表面积愈大,吸附其他空气中有害物质(如苯并[a]芘等)的能力愈强。

2. 粉尘的化学组成、浓度和接触时间　粉尘的化学成分决定其对机体的作用性质和危害程度。例如,铅尘可导致铅中毒;二氧化硅粉尘可导致硅沉着病;石棉尘可导致石棉肺和间皮瘤等。对于同一种粉尘来说,浓度愈大、接触时间愈长,吸入到呼吸系统的量愈多,对机体危害愈严重。采集粉尘样品时,浓度较高的场所,采样时间要适当缩短;浓度较低的场所,则应适当延长,以保证所采集的粉尘量能够符合要求。

3. 粉尘的比表面积　指单位体积(或质量)粉尘所具有的表面积。粉尘的许多理化性质与其比表面积密切相关,比表面积越大,其吸附能力越强,越容易吸附空气中存在的水分、化学物质,采样时越难捕集。

4. 粉尘的溶解度　具有化学毒性的粉尘如铅、锰及其化合物等,溶解度越大,对人体的危害也越大;糖、面粉等无毒粉尘的溶解度虽然大,但因易被人体吸收、排泄,毒性较小;而矽尘、石棉尘等致纤维化作用的粉尘,虽然在体内溶解度较小,但可在体内持续产生危害作用。

5. 粉尘的荷电性　在粉碎过程中,或在流动过程中,因为相互摩擦、碰撞、放射线照射、电晕放电或接触了带电体等原因,致使粉尘带有电荷。一般粉尘粒径越小,越容易荷电。环境温度升高、湿度降低时,粉尘容易荷电。同一种粉尘颗粒可以带有正电荷、负电荷或不带电荷。粉尘颗粒带有不同电性的电荷时,有利于粉尘颗粒凝集,加速沉降。一般认为,带有电荷的粉尘颗粒更容易被阻留于肺部,影响细胞吞噬速度。

6. 粉尘的比重、形状与硬度　粉尘颗粒的比重大小和形状与粉尘的沉降速度有一定的关系,比重愈大、愈接近球形,沉降速度愈快;采集这类粉尘样品时,采样流量要相应加大,否则,粉尘难以到达滤膜表面。边缘锐利、呈锯齿状、坚硬的大颗粒粉尘(如铁尘等)易引起上呼吸道黏膜和眼睛的局部刺激和损伤。长而柔软的纤维状粉尘(如棉尘等),易沉降黏附于呼吸道黏膜,可导致慢性炎症。

7. 粉尘的爆炸性　高分散度、高浓度的可氧化的粉尘(如煤、面粉、糖、硫磺、铝等),遇到明火、火花或放电时可发生爆炸。爆炸浓度极限为:煤尘 $30 \sim 40 g/m^3$,面粉、硫磺、铝 $7 g/m^3$。在采集这些样品时,不能用带电的动力采样,以防爆炸。有些粉尘如镁、碳化钙等与水接触后易发生自燃或爆炸,有些粉尘相互接触或混合后也会发生爆炸,如溴与磷、锌粉与镁粉等。

8. 粉尘的黏附性　指粉尘颗粒附着在固体表面上,或颗粒相互附着的现象。一般情况下,粉尘粒径越小、形状越不规则、表面越粗糙、含水率越高、荷电量越大,越易于产生黏附现象。粉尘的黏附性越高,采样时越易被捕获采集。

第六节　粉尘浓度的测定

一、概述

粉尘浓度是指单位体积空气中所含粉尘的质量或数量。粉尘浓度的测定包括总粉尘浓度的测定和呼吸性粉尘浓度的测定。总粉尘(total dust)指可进入整个呼吸道(鼻、咽和喉、胸腔支气管、细支气管和肺泡)的粉尘,简称总尘。呼吸性粉尘(respirable dust)指按呼吸性粉尘标准测定方法所采集的可进入肺泡的粉尘粒子,其空气动力学直径均在 7.07μm 以下(空气动力学直径为 5μm 的粉尘粒子的采样效率为 50%),简称呼尘。根据测定原理,其测定方法可分为捕集测定法和悬浮测定法;根据定量方法可分为绝对浓度测定法和相对浓度测定法。绝对浓度测定法是用天平称量捕集到粉尘的质量,计算粉尘的质量浓度(mg/m³);或者用显微镜计数粉尘的粒子数,计算粉尘的数量浓度(个数/m³);或用光学手段对悬浮粉尘直接计数。相对浓度测定法是捕集悬浮粉尘,通过测得与粉尘量相关的物理量求得粉尘浓度,或测定悬浮粉尘的相对物理量,求得粉尘的浓度,如 β 射线测尘仪、压电晶体测尘仪等。

我国现行职业卫生标准 GBZ/T 192.1-2007 和 GBZ/T 192.2 - 2007 都采用滤膜质量法,分别测定工作场所空气中的总粉尘浓度和呼吸性粉尘浓度,单位为 mg/m³。

二、总粉尘浓度的测定- 重量法

1. 原理　当一定体积的待测空气样品通过已知重量的滤膜时,空气中的粉尘颗粒被阻留在滤膜上,根据采样前后滤膜的重量之差和采样体积,计算空气中总粉尘的浓度。

2. 样品采集

(1)滤膜的准备:将滤膜置于干燥器内干燥 2 小时以上,取出滤膜,用除静电器除去滤膜上的静电后,用万分之一或十万分之一天平准确称量其质量(m_1),将滤膜毛面向上安装在滤膜夹上,拧紧固定盖,贮存于样品盒中备用。

(2)采样:在采样点,安装好粉尘采样器,确保采样头进气口与工人工作时呼吸带高度持平。将装有滤膜的滤膜夹安装在采样头上,调整流量至 15 ~ 40L/min。再将已称量好的滤膜换入采样头,采集 15 分钟空气样品。

采样后,取出滤膜,使其毛面向上,对折 2 ~ 3 次后,两面附上衬纸,装到滤膜夹上,再放到样品盒内运输、贮存。同时记录采样的时间、流量及现场的气压和气温。

采集空气中粉尘时,要根据现场空气中粉尘的浓度、使用采样夹的大小和采样流量,估算滤膜上粉尘的增重量(Δm)达到采样量的要求后,停止采样。

3. 称量　取出采样后的滤膜,用分析天平称量并记录其质量(m_2)。

4. 计算　按照下式计算空气中粉尘的浓度:

$$\rho = \frac{m_2 - m_1}{q \times t} \times 1000$$

式中,ρ 为空气中总粉尘的浓度,mg/m³;m_1 为采样前滤膜重量,mg;m_2 为采样后粉尘与滤膜重量,mg;q 为采样流量,L/min;t 为采样时间,min。

5. 方法说明

(1)本法的最低检出浓度为 0.2mg/m³(以感量为 0.01mg 天平,采集 500L 空气样品计)。

(2)采样前,检查滤膜有无破损和皱褶以及仪器密封性。

(3)采样后的滤膜一般不需要干燥即可称量。若被测空气的相对湿度在 90% 以上,或采样后滤膜上发现有水汽时,应先将滤膜放在硅胶干燥器中干燥 2 小时后再称重,以后每干燥 30 分钟称量一次,直至相邻两次称量的质量之差不大于 0.2mg 为止。

(4)为了减免误差,粉尘采样量(即采样后滤膜的增重量 Δm)不能太小,也不能太大。①采样量(Δm)不能小于 1mg。$\Delta m < 1mg$ 时,称量误差大;②采样量(Δm)不能太大。采样滤膜直径(d)的大小不同,对 Δm 的要求也不同:$d \leqslant 37mm$ 时,$\Delta m \leqslant 5mg$;$d = 40mm$ 时,$\Delta m \leqslant$

10mg；$d = 75$mm 时，Δm 不限。$d < 75$mm 时，若 $\Delta m > 20$mg，滤膜上粉尘过厚，粉尘堵塞滤膜微孔，采气阻力增大，尘粒容易脱落，采样误差大。所以，粉尘采样量要适当。$d = 75$mm 的滤膜很大，用得不多，因此，一般要求粉尘的最适宜采样量为 $1 \sim 10$mg。

（5）聚氯乙烯滤膜不耐高温，当温度超过 55℃ 时即开始卷曲变形。在高温的采样现场不能使用聚氯乙烯滤膜采样，可用超细玻璃纤维滤膜采样。

（6）在有爆炸危险的工作场所，不能用普通的采样器采样，必须用防爆采样器采样。

（7）采样时应采集平行样品，平行样品间的相对偏差应小于 20%，以其均值作为该采样点的粉尘浓度。相对偏差大于 20%，样品无效，应重新采样测定。

三、呼吸性粉尘浓度的测定

采样前，按照"总粉尘浓度的测定方法"选择、准备采样滤膜。

采样时，使用呼吸性粉尘采样器采样。与采集总粉尘的采样器相比，该采样器中安装有粉尘颗粒预分离器，可自动分离空气样品中不同粒径的粉尘颗粒，去除粒径较大的粉尘颗粒物，采集空气动力学直径小于 7.07μm 的粉尘颗粒，其中，直径为 5μm 的粉尘粒子的采集率应为 50%。

采样后，按照"总粉尘浓度的测定方法"，称量、计算空气中呼吸性粉尘的浓度。

第七节　粉尘分散度的测定

粉尘分散度是指各粒径区间的粉尘数量或质量分布的百分比。其表示方法有数量分散度和质量分散度两种；常用的测定方法有自然沉降法和滤膜溶解涂片法两种。自然沉降法是一种经典的测定方法，我国现行职业卫生标准 GBZ/T 192.3-2007 规定，用滤膜溶解涂片法测定工作场所空气中粉尘的分散度。

一、自然沉降法

1. 原理　将现场含尘空气采集到格林沉降器的金属圆筒中，水平静置 3 小时，粉尘在重力作用下自然沉降在圆筒底部的盖玻片上，在显微镜下测量粉尘颗粒的大小，按粒径分组，计算其百分率。

2. 采样　用格林沉降器（图 5-2）采样。将盖玻片用 95% 乙醇棉球擦净，放入沉降器的凹槽内（图 5-2a），推动滑板至与底座平齐，盖上圆桶盖，备用。

采样时，将滑板向凹槽方向推动，直至圆桶位于底座之外（图 5-2b），打开圆桶盖，在采样点距地面 1.5m 高度处上下移动 2~3 次，使被测空气进入圆桶内。推动滑板与底座平齐，盖上圆桶盖，结束采样。将沉降器静置保存 3 小时。

测定前，将滑板退出座外，用少许明胶涂于盖玻片四角，把事先擦净的载玻片压在凹槽上，使盖玻片紧贴载玻片，取出贮于样本盒中，待测。

3. 分散度的测量

（1）用物镜测微尺标定目镜测微尺：物镜测微尺是一个长 1mm 的标准尺度，分为 100 等分，每个刻度长 0.01mm，即 10μm。

目镜测微尺上有 50 个刻度，刻度的间距是固定的。当用目镜测微尺测量粉尘颗粒的大小时，随着物镜倍数的改变，粉尘颗粒在视野中的大小也随之改变，用目镜测微尺的刻度不能直接反映粉尘颗粒的真实直径，必须用物镜测微尺对其进行标定，确定在所选定的光学条

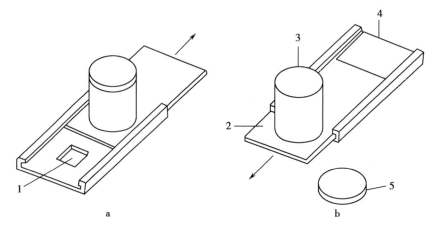

图 5-2　格林沉降器采样示意图

1. 凹槽;2. 滑板;3. 圆筒;4. 底座;5. 圆筒盖

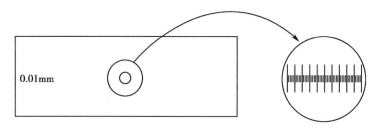

图 5-3　物镜测微尺

件下,目镜测微尺一个刻度所代表的真实长度。标定时,将目镜测微尺有刻度的一面向下放在目镜内,把物镜测微尺放在显微镜的载物台上,移动载物台,使物镜测微尺的某一刻度线与目镜测微尺的某一刻度线相重合(图 5-4),然后找出另一条相互重合的刻度线,分别计算出两个测微尺重合的刻度数,则目镜测微尺每个刻度数标定后的长度(μm)为:

$$D = \frac{a}{b} \times 10$$

式中,D 为标定后目镜测微尺一个刻度的长度,μm;a 为物镜测微尺两条重合线间刻度数;b 为目镜测微尺两条重合线间刻度数;10 为物镜测微尺每刻度的间距,μm。

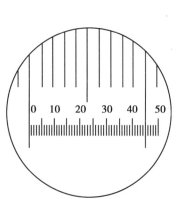

图 5-4　目镜测微尺的标定

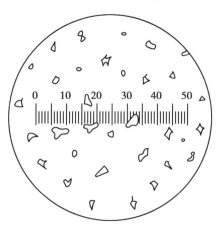

图 5-5　粉尘分散度的测量

（2）粉尘分散度的测定（图 5-5）：标定后，取下物镜测微尺，将粉尘样本放于载物台上，在标定目镜测微尺所用的放大倍数下，用目镜测微尺随机测定粉尘颗粒的大小，碰到长径量长径，碰到短径量短径，边测定边记录，每个样本测定的粉尘颗粒数不能少于 200 个，最后分别计算不同大小的粉尘颗粒占总数的百分数（表 5-4）。

表 5-4　粉尘分散度测量记录表

单位	采样地点	采样时间	滤膜编号：
粒径（μm）	<2	2~	5~	≥10
尘粒数（个）				
百分数（%）				

4. 方法说明

（1）盖玻片和载玻片必须清洁无尘，安放和取出盖玻片时必须在空气清洁场地进行，否则会影响结果的准确性。

（2）沉降器中原有的空气在采样现场要先置换掉，放置过程中避免震动，放置时间不能少于 3 小时。

（3）在测量前，必须在选定的光学条件下标定目镜测微尺，计算出一个刻度所代表的长度值。

（4）每个样本测量的粉尘颗粒的数量不得少于 200 个。

二、滤膜溶解涂片法

1. 原理　用聚氯乙烯滤膜采集粉尘样品。采样后，用有机溶剂溶解采样滤膜，形成粉尘颗粒的混悬液，用此混悬液制成涂片，在显微镜下测量每个粉尘粒子的大小，分组统计计算其百分率。

2. 采样　同粉尘浓度测定方法，用聚氯乙烯纤维滤膜采集粉尘样品。

3. 粉尘分散度测定　将采样后的聚氯乙烯纤维滤膜放于小烧杯中，加入 1~2ml 乙酸丁酯，轻轻搅拌制成均匀的粉尘混悬液。用滴管吸取一滴混悬液于载玻片上，制成涂片，在清洁处让乙酸丁酯自然挥发后，按自然沉降法测定粉尘微粒的大小，计数，最后分组计算其百分率。

4. 方法说明

（1）测量过程中所用的器材必须清洁，防止颗粒物污染。

（2）制混悬液时，搅拌力度不能过大，以防将大颗粒（尤其是因静电吸引而凝集的尘粒）分散，人为地提高了分散度。

（3）涂片时不能用玻片推开混悬液，而应轻轻摇动使之混悬液均匀分散。

（4）每个样本测量的粉尘颗粒数量不能少于 200 个。

第八节　粉尘中游离二氧化硅含量的测定

二氧化硅是地壳表层的主要成分，可分为结合型二氧化硅和游离型二氧化硅。游离型二氧化硅是指没有与金属、金属氧化物结合的二氧化硅，常以晶态形式存在，化学性质稳定，除可与氢氟酸反应外,具有良好的抗酸性;游离型二氧化硅与热的强碱溶液、熔融的氢氧化钠、熔融的氢氧化钾、熔融的碳酸钠作用转变成可溶性硅酸盐。

矿山开采、冶金、筑路、石英和玻璃等很多的作业生产过程都产生含游离二氧化硅的粉尘,石粉厂和耐火材料厂原料的破碎、研磨、筛分、配料等过程也产生大量含游离二氧化硅的粉尘。含有游离二氧化硅的粉尘是危害职业人群健康的最主要职业有害因素之一,长期吸入可导致硅沉着病。所以,检测和控制含游离二氧化硅粉尘的污染,具有重要意义。

通常情况下,只有作业场所空气中的某些粉尘,如水泥尘、矽尘、煤尘等需要检测游离二氧化硅的含量,以便确定其评价标准值。游离二氧化硅的测定方法有焦磷酸法、红外分光光度法、X线衍射法、氟硼酸重量法、碱熔钼蓝比色法和发光极谱法等,我国现行职业卫生标准 GBZ/T192.4 - 2007 推荐使用前三种方法检测工作场所空气粉尘中的游离二氧化硅含量。实际工作中,最常用的方法是焦磷酸法和碱熔钼蓝比色法。

一、焦磷酸重量法

1. 原理　在 245 ~ 250℃温度条件下,磷酸脱水生成焦磷酸:

$$2H_3PO_4 \Longrightarrow H_4P_2O_7 + H_2O$$

焦磷酸与粉尘中的硅酸盐、金属氧化物作用,使之转变成为可溶性焦磷酸盐,而粉尘中的游离二氧化硅难溶于焦磷酸,过滤后,游离二氧化硅以残渣形式存在。称量残渣,即可计算出粉尘中游离二氧化硅的含量。

2. 采样　在采样点 1.5m 高处,以 15 ~ 30L/min 的流速,用聚氯乙烯滤膜采集空气中的粉尘。由于该方法的采样量一般在 0.1g 以上,采样量较大,为了减少采样误差,可用直径 75mm 的滤膜,大流量采集空气中的粉尘;也可以在采样点采集呼吸带高度的新鲜沉降尘(积尘)。

3. 样品的处理与测定　于 105℃烘烤 2 小时,稍冷,放入干燥器中冷却备用。若粉尘粒子较大,应先将样品置于玛瑙乳钵中研磨至有光滑感,再烘烤。

准确称取 0.1000 ~ 0.2000g 粉尘样品于锥形瓶内,加入磷酸和硝酸铵,搅拌至样品全部湿润后,迅速加热至 245 ~ 250℃并保持 15 分钟;冷却至 40 ~ 50℃后,加入 50 ~ 80℃的蒸馏水稀释,边加边搅拌,煮沸后,静置片刻,待混悬物略沉降,再用慢速定量滤纸趁热过滤,再用 0.1mol/L 盐酸、热水分别洗涤沉淀至滤液呈中性(pH5.6 左右);如用铂坩埚时,要洗至无 PO_4^{2-} 反应,再洗涤 3 次。将沉淀连同滤纸于瓷坩埚中低温烘干、炭化,在 800 ~ 900℃温度下灼烧 30 分钟以上,使碳和有机物完全灰化。稍冷后,放入干燥器中冷却,称量至恒重。

4. 计算　按下式计算粉尘中游离二氧化硅的含量:

$$SiO_2(F) = \frac{m_2 - m_1}{G} \times 100\%$$

式中,$SiO_2(F)$ 为游离二氧化硅含量,% ;m_1 为坩埚的质量,g;m_2 为恒重后坩埚与残渣质量,g;G 为分析用粉尘样品的质量,g。

5. 注意事项

(1)用焦磷酸溶解样品时,必须严格控制温度和时间在 245 ~ 250℃、15 分钟。温度低、时间短时,硅酸盐等化合物溶解不彻底,可能残留在二氧化硅中,使测定结果偏高;时间过长时,已溶解的硅酸盐可能脱水形成胶体。

(2)样品经焦磷酸溶解后,必须在缓慢搅拌下,用 80℃左右的热水稀释,并充分搅拌,以防可溶性硅酸盐在稀释、过滤时形成硅酸胶体。

（3）样品中含有碳酸盐时,遇酸产生气泡,宜缓慢加热,以免样品溅失。

（4）用氢氟酸处理时必须在通风柜内操作,密切注意防止污染皮肤和吸入氢氟酸蒸气造成中毒。

（5）用铂坩埚处理样品时,过滤残渣必须洗至无磷酸根反应,否则损坏铂坩埚。磷酸根检验方法如下:分别将1%抗坏血酸溶液和钼酸铵溶液用乙酸盐缓冲液(pH = 4.1)稀释10倍,取滤出液1ml加上述稀释试剂各4.5ml混匀,放置20分钟,如有磷酸根离子则显蓝色。

（6）如果样品中含有硫化物、有机物,在加入焦磷酸的同时,还应加入氧化剂硝酸铵数毫克将其氧化,以防形成硫化物沉淀及有机物残留。样品中有机物含量较多时,应先将样品在700~800℃灼烧、灰化后,再用50℃左右的焦磷酸将灰化后的残渣洗入50ml烧杯中,按上法分析测定。

（7）绿柱石、黄玉和碳化硅等粉尘中游离二氧化硅不能用本法测定,否则,结果偏高。

二、碱熔钼蓝光度法

1. 原理　用等量碳酸氢钠与氯化钠混合成混合熔剂,将粉尘与混合熔剂混匀,加热至270~300℃时,混合熔剂中的碳酸氢钠转变成碳酸钠。

$$2NaHCO_3 \longrightarrow Na_2CO_3 + H_2O + CO_2$$

加热至800~900℃时,碳酸钠与粉尘中的硅酸盐不发生反应,而是选择性地与粉尘中的游离二氧化硅反应,生成水溶性硅酸盐。

$$Na_2CO_3 + SiO_2 \longrightarrow Na_2SiO_3 + CO_2$$

在酸性条件下,水溶性硅酸钠与钼酸铵作用形成黄色硅钼酸铵配合物,用抗坏血酸将其还原成钼蓝后,在680nm波长下测定其吸光度,用标准曲线法定量粉尘中游离二氧化硅的含量。

$$Na_2SiO_3 + 8(NH_4)_2MoO_4 + 7H_2SO_4 \longrightarrow [(NH_4)_2SiO_3 \cdot 8MoO_3] + 7(NH_4)_2SO_4 + Na_2SO_4 + 8H_2O$$

$$[(NH_4)_2SiO_3 \cdot 8MoO_3] + 2H_2SO_4 \xrightarrow{\text{VitC}} [Mo_2O_5 \cdot 2MoO_3]_2 \cdot H_2SiO_3 + 2NH_4HSO_4 + 2H_2O$$

2. 采样　可用测粉尘浓度后的滤膜为样品;或用直径40mm聚氯乙烯滤膜采样1~20mg(与粉尘浓度测定相同的采样方法采样)。

3. 样品处理　将采样并已称量的滤膜、一张空白滤膜分别置于镍坩埚中,于电炉上低温炭化,然后置马弗炉中500℃灰化。冷却后,各加入0.5g混合熔剂,混匀,振平,置于马弗炉中,800~900℃熔融,待混合熔剂刚刚熔融且表面光滑如镜时,保持2分钟,取出,冷却。加入5%碳酸钠溶液10ml,煮沸,使熔块溶解。用慢速定量滤纸将溶液过滤于盛有7ml 0.5mol/L硫酸溶液的50ml容量瓶中,轻轻摇动使CO_2逸出。坩埚经多次加水煮沸洗涤,洗液并入容量瓶中,冷却后,定容。分别为样品溶液和空白溶液。

4. 样品测定　吸取样品溶液和空白溶液,分别加入酸性钼酸铵后,静置5分钟,再分别加入酒石酸和抗坏血酸,静置20分钟后,于680nm波长下测定吸光度值,标准曲线法定量。

5. 方法说明

（1）严格控制熔融时间,观察混合物刚刚熔融且表面光滑如镜时,再灼烧2分钟。如果熔融时间过长,则碳酸钠可进一步熔融粉尘中的硅酸盐,使测定结果偏高。熔融时间不够时,游离二氧化硅反应不完全,测定结果偏低。这是测定结果准确与否的关键步骤。

（2）混合熔剂中的氯化钠为助熔剂,可提高碳酸氢钠的熔点,降低游离二氧化硅熔点。实验表明,碳酸氢钠与等量的氯化钠混合使用,熔融效果最好,氯化钠过多或过少,均会影响测定结果。

（3）必须加入5%碳酸钠溶液溶解熔融物中的硅酸钠,如用酸性溶液溶解,可使硅酸钠水解形成胶状体,导致过滤困难,结果偏低。

（4）可溶性硅酸盐、磷酸盐及砷酸盐干扰测定。消除干扰的方法是一部分尘样按上述方法熔融处理,另一部分尘样不进行熔融处理,计算两者测定结果之差即可达到排除干扰的目的。

（5）镍坩埚对测定结果有影响,故每一次实验均需作空白试验。

（6）为消除铁、钴、镍、铬等有色离子对测定结果的干扰,在加入酸性钼酸铵后,加适量酒石酸与它们形成无色配合物可消除其干扰。

（7）本法适用于含硅酸盐少的粉尘样品,如果硅酸盐含量高时,测定结果可能比焦磷酸法高。

（吕　毅）

第九节　颗粒物中水溶性离子组分的测定

一、概述

（一）理化特性

空气颗粒物的组成成分很多,包括有机物、盐类、金属和过敏性物质。空气颗粒物的组分中,有机化学成分占总重量的 10%～30% ,而水溶性离子组分占 30%～40% ,是空气颗粒物的重要组成部分。空气颗粒物中水溶性离子包括水溶性阴离子和水溶性阳离子。水溶性阴离子主要是 SO_4^{2-}、NO_3^- 和卤素离子等;水溶性阳离子主要是铵离子、碱金属和碱土金属离子等。它们的水溶液具有导电性。

（二）污染源

空气颗粒物来源于自然污染源和人为污染源;自然污染源主要有土壤、海盐粒子、沙尘暴等;人为污染源主要是化石燃料燃烧形成的煤烟、飞灰,工业生产过程所排放的原料或产品微粒等。监测不同区域 TSP、$PM_{2.5}$、PM_{10}、降尘、沙尘暴颗粒物中水溶性离子的分布和浓度水平,有利于掌握大气区域污染特征和主要污染来源。另外,空气中二氧化硫和氮氧化物污染严重时,空气中硫酸盐、硝酸盐和铵盐的浓度将增大,导致空气颗粒物中水溶性离子的浓度也升高。因此,二氧化硫和氮氧化物也是水溶性离子的主要污染来源;监测水溶性离子的浓度,有利于了解二氧化硫和氮氧化物的污染状况。

（三）危害

空气颗粒物呈气溶胶状态,是形成雾霾、灰霾的主要因素,对气候、环境和人体健康影响很大。水溶性离子伴随降水进入陆地环境,破坏生态环境。通过多种途径不断迁移后,水溶性离子可进入人体,对人体健康产生诸多不良影响。

二、常用测定方法

水溶性离子的常用测定方法有电导法、重量法和离子色谱法(ion chromatography,IC)等。离子色谱法操作简单,快速,选择性好,灵敏度高,稳定性好,可进行多组分同时分析,自动化程度高,已广泛应用于水溶性离子的测定。

（一）水溶性阴离子的离子色谱测定方法

1. 原理 在流动相的作用下,样品溶液中的水溶性阴离子进入分离柱,与柱内离子交换树脂进行阴离子交换。由于不同阴离子对固定相的亲和力的差异,随着流动相的洗脱,水溶性阴离子相互分离,随流动相先后依次流出分离柱,经抑制柱扣除淋洗液的背景电导后,再利用电导检测器检测各种阴离子。根据混合标准溶液中各阴离子出峰的保留时间定性,应用峰高定量测定样品中各种阴离子的含量。

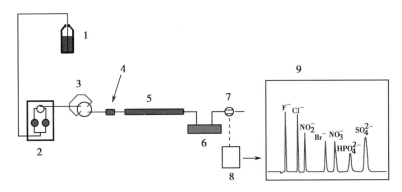

图 5-6 离子色谱法测定原理示意图

1. 流动相;2. 泵;3. 进样器;4. 保护柱;5. 分离柱;6. 抑制器;

7. 检测池;8. 检测器;9. 色谱图

2. 采样 依据灰尘自然沉降量测定的采样方法,采集环境空气降尘样品;按照环境空气 TSP、PM_{10} 和沙尘暴尘的采样方法,用大流量采样器采集 TSP、PM_{10} 和沙尘暴样品;同时记录现场气象参数。样品要避免阳光照射,应在干燥、无刺激性气体环境中保存,以防潮解、霉变。

3. 样品处理 取采样后的玻璃纤维滤膜,用 80mm 滤膜样品定量切割器切取滤膜,再用不锈钢剪刀将该滤膜剪碎,放入塑料烧杯中,加水,用超声波清洗器处理,溶解水溶性阴离子。冷至室温后,通过 $0.45\mu m$ 微孔滤膜过滤,洗涤 3 次以上,滤液定容至 100ml;待用。

4. 样品测定 用离子色谱仪测定,标准曲线法定量。

(1)绘制标准曲线:根据样品中各种离子的相对含量,配制 F^-、Cl^-、NO_2^-、Br^-、NO_3^-、PO_4^{3-}、SO_3^{2-}、SO_4^{2-} 8 种离子的混合标准系列溶液;摇匀、进样,测定各阴离子的峰高,绘制 8 种离子的峰高-浓度标准曲线。

(2)样品测定:在标准溶液的测定条件下,测定样品溶液中各种阴离子的峰高。根据各阴离子的峰高,标准曲线法计算样品溶液中各种阴离子的浓度。

(3)空白滤膜测定:使用与采样滤膜相同的滤材,按照滤膜样品的提取和分析步骤,平行测定空白滤膜样品中的各种水溶性阴离子的浓度。

(4)结果计算:根据样品溶液与空白溶液中各种阴离子含量之差和采样体积,计算环境空气颗粒物中各种水溶性阴离子的含量。

5. 方法说明

(1)本方法中的环境空气颗粒物包括 TSP、PM_{10}、降尘和沙尘暴尘。

(2)本方法适用于环境空气颗粒物中水溶性阴离子(F^-、Cl^-、NO_2^-、Br^-、NO_3^-、PO_4^{3-}、SO_3^{2-}、SO_4^{2-})的分析。

(3)样品进样量为 $50\mu l$ 时,最低检出浓度分别为 F^- 0.02mg/L、Cl^- 0.04mg/L、

NO_2^- 0.05mg/L、Br^- 0.15mg/L、NO_3^- 0.10mg/L、PO_4^{3-} 0.20mg/L、SO_3^{2-} 0.10mg/L、SO_4^{2-} 0.10mg/L。

（4）离子色谱法所用的水要用微孔滤膜过滤，电导率应小于 0.5μS/cm。

（5）改变淋洗液（流动相）时，或者分析了 20 个样品时，必须要校准标准曲线。测定发现其中任何一种离子的保留时间或者峰高值大于预期值的 10% 时，必须用校准后的标准曲线重新测定保留时间和峰高。如果校准标准曲线后，其测定结果仍然大于预期值的 10%，必须重新绘制标准曲线，重新测定保留时间和峰高。

（二）水溶性阳离子的离子色谱测定方法

1. 原理　在流动相的作用下，样品溶液中的水溶性阳离子进入分离柱，与固定相发生阳离子交换后，同水溶性阴离子的 IC 测定一样，定性、定量测定样品中各种阳离子的含量。

2. 采样、样品处理　同"水溶性阴离子的离子色谱测定方法"。

3. 样品测定　根据样品中各种离子的相对含量，首先配制 Na^+、NH_4^+、K^+、Ca^{2+} 和 Mg^{2+} 5 种阳离子的混合标准系列溶液，再参照水溶性阴离子的离子色谱测定方法，制备标准系列溶液和样品溶液，进样测定，计算环境空气颗粒物中水溶性阳离子的含量。

4. 方法说明　本方法适用于环境空气颗粒物中水溶性阳离子（Na^+、NH_4^+、K^+、Ca^{2+}、Mg^{2+}）的分析。

其他说明同"水溶性阴离子的离子色谱测定方法"。

第十节　颗粒物中金属元素的测定

一、概述

（一）理化特性

由于不同城市中空气污染物种类的不同，空气颗粒物中金属元素种类和含量也不相同。研究显示，北京市某 4 个地点的 11 种园林植物叶面附着的空气颗粒物中，主要元素为 K、Ca、Al、Mg、Na、Fe、C、O、Si、S、Cl，主要矿物为石英和方解石等；加利福尼亚空气颗粒物含有 Li、S 等 21 种元素；澳大利亚东部港市布里斯班空气颗粒物中主要含有 Al、Si、S 等 20 多种成分。

（二）污染源

在相关研究工作中，根据来源的差异，将空气颗粒物中金属元素分为地壳元素和污染元素两大类。地壳元素主要来自土壤风化、建筑工地地面扬尘、沙尘等，包括 Al、Fe、Mn、Ca、Mg、Na、Ti、K、Si 等；污染元素主要由于人类的工业活动、矿业活动、燃煤燃烧、汽车尾气等人为污染造成，包括 Hg、Cu、Pb、Cr、As、Zn、Se、Cd 等。目前我国对地壳元素研究较多的是 Fe、Ca、Mg、Si，对污染元素研究较多的是 Hg、Pb、Cd、Zn、Cu 等。

（三）危害

空气颗粒物中的金属污染物具有不可降解性，并可通过呼吸道进入人体，造成人体功能障碍，甚至引发疾病；As、Cr、Ni、Pb 和 Cd 具有致癌作用，As 和 Cd 具有潜在致畸作用，而 Pb 和 Hg 对胎儿具有毒性作用。我国 GB 3095-2012 环境空气质量标准规定了颗粒物和重金属元素的浓度限值。

二、常用测定方法

空气颗粒物中金属元素的检测方法主要有能量色散 X 射线荧光法（energy dispersive X-ray fluorescence radioisotope，EDXRF）、质子诱导的 X 射线发射法（proton induced X-ray emission，PIXE）、全反射 X 射线荧光法（total-reflection X-ray fluorescence spectrometer，TRXRF）、中子活化分析法（neutron activation analysis method，NAA）、原子吸收光谱法（atomic absorption spectroscopy，AAS）、电感耦合等离子体-质谱法（inductively coupled plasma mass spectrometry，ICP-MS）和电感耦合等离子体-原子发射光谱法（inductively coupled plasma atomic emission spectrometry，ICP-AES）等。本节介绍空气颗粒物中金属元素的 ICP-MS 和 ICP-AES 两种测定方法。

（一）ICP-MS 法

1. 原理　用中流量 PM_{10} 采样器采集空气中的 PM_{10}，经微波消解（或酸溶）法提取颗粒物中的金属元素（M^{z+}）。进样后，在载气的作用下，M^{z+} 溶液导入 ICP 装置，经 ICP 炬管进入等离子体焰炬，在高温热能的作用下，试样中各种金属元素组分（M^{z+}）经历去溶剂、蒸发后被原子化：

$$M(H_2O)_m^+, X \longrightarrow (MX)_n \longrightarrow MX \Longleftrightarrow M$$

导入质谱仪（MS）后，组分原子（M）被离子化（M^{z+}），并按照离子质荷比（m/z）的大小实现分离，形成离子谱峰。通过测定各种离子谱峰的强度，分析样品溶液中不同金属离子的浓度，计算出空气颗粒物中金属元素的含量。

2. 采样　用中流量 PM_{10} 采样器采样。

采样前，清洗采样头，确保采样头洁净；用硝酸浸泡与滤膜接触的承接载片及压片，以除去金属污染。用镊子夹取、安装石英滤膜，安装 PM_{10} 采样头，采样。采样结束，将采样滤膜存放在滤膜储罐内，或存放在洁净、密封的信封中，15～30℃保存，防止污染和损失。

每采集 10 个样，要保留一个空白样品。滤膜样品存在时间不能超过 180 天。

3. 样品处理　用微波消解法提取样品中的金属元素。

首先，将聚四氟乙烯消解罐进行前处理：在消解罐中加入 HNO_3、HCl，按照提取样品的程序升温，5 分钟内升温至 180℃，停留 10 分钟，消解后，冷却，去掉消解罐中的溶液，用超纯水清洗消解罐。

然后消解样品：用镊子夹取滤膜样品放入四氟乙烯消解罐，按照上述前处理方法操作、消解。完全冷却后，取出消解罐。

最后制备样品溶液：在消解罐中加入纯水，轻轻摇动 2 分钟，静置 10 分钟，用注射器取出部分溶液，插上 $0.45\mu m$ 过滤头，将溶液注入洁净的特氟龙塑料瓶中，或都放入聚乙烯塑料瓶中，备用，待测液体积不得少于 10ml。

4. 样品测定　用标准曲线法测定样品溶液中各种金属元素的浓度，计算空气颗粒物中各种金属元素的含量。

（1）配制标准应用液：先配制标准溶液。

当要测定多种金属离子时，可以单独配制每一种金属元素的标准应用溶液。如果已知某几种待测金属元素在空气中的浓度接近、其理化特性都很稳定、相互混合时不发生化学反应，可以配制这几种金属元素的混合标准应用液，这样操作更加方便。标准应用液的浓度在 10mg/L 左右，并定期检查溶液的状态。

（2）配制标准系列溶液：一般各元素的最低浓度不低于 $1.0\mu g/L$。取标准应用液配制标准系列溶液；一个标准溶液系列要有不少于 5 个浓度点。标准溶液最长可保存两周。

（3）配制空白样品溶液：分别配制校准空白、试剂空白和冲洗空白三种空白溶液。

(4)配制质控样品溶液:通过测定,应用质控溶液的测定结果可以判断标准系列溶液浓度的准确性。

(5)配制空白加标溶液:按照样品溶液完全相同的方法配制空白加标溶液。用于考察分析方法是否受到干扰。

(6)测定:该方法的测定过程中,质量控制严格、复杂。

调试好仪器后,编制定量分析测试方法,用校准空白、内控样品、校准曲线检查仪器的校准性能;再进样测定标准系列溶液,分别建立各金属元素的标准曲线;然后测试样品溶液中各种金属元素。建立校准曲线后,首先必须使用内控样品进行检验,如果内控样品的测试结果超出其真值的 10%,必须重新校准仪器,重新检测。内标元素要有 3 种以上,浓度相同,通过对内标元素的测试,可以校正仪器漂移和物理干扰。测试时,可以将内标直接加在样品中,也可以采用内标管溶液单独进样,在雾化室混合进样。加在样品中的内标元素,其浓度一般要保证在 200μg/L,采用内标管进样的浓度为 1.0mg/L。

5. 结果计算 按下式计算空气可吸入颗粒物中金属元素的浓度:

$$\rho_{air} = (\rho_{sol} - \rho_{blk}) V_d \times 10^{-6} / V_{std}$$

式中,ρ_{air} 为空气可吸入颗粒物中金属元素浓度,mg/m³;ρ_{sol} 为消解液中金属元素浓度,μg/L;ρ_{blk} 为全程序空白中金属元素浓度,μg/L;V_d 为消解液体积,ml;V_{std} 为标准状况下空气采样体积,m³。

6. 方法说明

(1)每测定 10 个样品后,必须重新测定样品空白和某一个标准样品,以确认标准曲线是否可继续使用:如果该标准样品的分析结果偏差超过 10%,必须重新测试该标准样品;若其偏差依然超出 10%,必须重新校准标准曲线,前 10 个样品必须重新测定。

(2)平行测定:对同一样品进行 2 次测定,两次测定结果的偏差应小于 20%。平行测定样品的数量不少于测定样品总数的 5%。

(3)每 6 个月,或者仪器背景值、响应值明显变化时,都必须重新测试仪器的检出限。检出限的分析测试方法是,在空白样品中加入仪器估计检出限 2~5 倍浓度的待测样品,测试 7 次,按下式计算仪器对该元素的检出限:

$$MDL = ts$$

式中,t 为置信度为 99%,自由度为 $n-1$ 时的临界值($n = 7$ 时,$t = 3.14$);s 为 7 次测定结果的标准偏差。

(4)每 6 个月必须重新测试仪器的测定线性范围;或者因为更换检测器等原因,可能导致仪器响应值明显变化也要重新测试仪器的测定线性范围。

(5)本方法适用于测定 PM₁₀ 中痕量金属元素 Al、Sb、As、Ba、Be、Cd、Co、Cr、Cu、Pb、Mn、Mo、Ni、Se、Ag、Tl、Th、U、V 和 Zn。

(二) ICP- AES 法

1. 原理 同"ICP- MS 法"一样,样品溶液进入 ICP 的等离子体炬后,在高温热能的作用下,试样中各种金属元素组分(M^{z+})被原子化:

$$M(H_2O)_m^+, X \longrightarrow (MX)_n \longrightarrow MX \rightleftharpoons M$$

原子中能量高的电子将脱离原子核的束缚作用力,原子(M)又电离成离子(M^+),M 和 M^+ 的外层电子吸收外界能量,发生能级跃迁,由于激发态不稳定,当 M^*、M^{+*} 回到基态时,辐射释放多余的能量($h\nu$):

$$M^+ \underset{-h\nu}{\overset{激发}{\rightleftharpoons}} M^{+*}$$

$$M \underset{-h\nu}{\overset{激发}{\rightleftharpoons}} M^*$$

经光栅或棱镜分光后,获得各金属元素发射的对应特征光谱。特征光谱的强度与样品中待测原子浓度成正比,用标准曲线法定量测定样品中各种金属元素的含量。

ICP-AES 法测定速度快,线性范围宽,检出限低,能同时测定样品中多种元素。

2. 采样和样品处理 同测定 TSP 一样,准备好石英纤维滤膜或者聚丙烯滤膜,用中流量或大流量 TSP 采样器采集环境空气颗粒物,冰箱内保存好样品,尽快检测。同时准备两份样品空白。分析前,按照"ICP-MS 法"消解处理所有样品。

3. 样品测定 按照以下基本程序分析测定样品中的金属元素:

滤膜或滤筒→混合酸消解→抽滤、定容→ICP-AES 分析→数据处理→结果报告

4. 方法说明

(1)干扰及其消除:用 ICP-AES 法测定金属元素时存在光谱干扰和非光谱干扰,要进行校正,排除干扰。

1)光谱干扰的校正方法:选择替换分析波长,可避免谱线重叠干扰。采用背景扣除法或干扰系数校正法以及仪器制造商提供的计算机软件校正光谱干扰。

2)非光谱干扰的校正方法:物理干扰与样品的雾化和运送过程有关,黏度与表面张力的变化将产生较大的误差。化学干扰与基体种类和被测元素有关,生成分子化合物、电离作用和溶质蒸发的影响较大。优化实验条件、选择最佳工作参数可以消除干扰,采用基体匹配法和标准加入法也可以校正非光谱干扰。

(2)玻璃纤维滤筒金属含量较高,使用前要先用 1:1 的热硝酸浸泡约 3 小时(不能煮沸,以免破坏滤筒膜),取出,放入水中再浸泡 10 分钟,取出,用水淋洗至近中性,烘干,备用。

(3)每分析 10 个样品后,用一个单点校正标准核查校准值。校正标准分析结果的偏差应在要求值的 10% 以内。

(4)一次分析结束后,要用一个校准空白核查测定结果的准确性。校准空白测定后,其分析结果应在平均空白的 3 倍标准差以内;否则,要重复分析两次,取结果的平均值,若该平均值不在平均空白的 3 倍标准差以内,则应停止分析,解决存在问题,并再次校准仪器,重新分析前面的 10 个样品。

(何作顺)

本章小结

空气颗粒物是分散在空气中的固态和液态颗粒状物质的统称。本章叙述了空气颗粒物的空气动力学当量直径、物理性质、分散度和质量中值直径;系统讨论了空气颗粒物的定义、分类、采样方法和检测方法;介绍了空气颗粒物中水溶性阴离子、阳离子和金属元素的检测方法。

总悬浮颗粒物(TSP)是指环境空气中,空气动力学当量直径≤100μm 的颗粒物。$PM_{2.5}$ 是指环境空气中,空气动力学当量直径≤2.5μm 的颗粒物,也称细颗粒物。PM_{10} 是指环境空气中,空气动力学当量直径≤10μm 的颗粒物,也称可吸入颗粒物。$PM_{2.5}$ 对环境和人体健康危害很大,是环境空气质量的重要监测指标。生产性粉尘是在生产过程中形成的,并能较长时间飘浮在空气中的固体微粒。为了便于表示分散体系中颗粒物的大小,采用质量中值直径表示悬浮颗粒物体系的几何平均粒径,常用 D_{50} 表示。

粉尘的理化性质包括粉尘的粒径及粒径分布、化学组成和浓度、溶解度、荷电性、比重、形状、硬度、爆炸性等。

目前,对空气颗粒物的测定方法主要有重量法、光散射法、微量振荡天平法和β射线法。生产性粉尘的测定中主要包括总粉尘浓度的测定、呼吸性粉尘浓度的测定、粉尘分散度的测定和游离二氧化硅的测定。总粉尘和呼吸性粉尘浓度最常用的测定方法是重量测定法。

粉尘分散度的常用测定方法有自然沉降法和滤膜溶解涂片法。

粉尘中游离二氧化硅的测定一般采用焦磷酸法、碱熔钼蓝光度法。

空气颗粒物中的水溶性离子的常用测定方法有电导法、重量法和离子色谱法等;离子色谱法可同时测定多种离子,应用广泛。测定时,水溶性离子经离子交换分离,电导检测器检测,保留时间定性,峰高标准曲线法定量测定各种离子的含量。

本章主要介绍了 ICP-MS 和 ICP-AES 两种方法检测空气颗粒物中的金属元素。这两种方法都采用中流量 PM_{10} 采样器采样,用微波消解提取样品中的金属元素。ICP-MS 法测定时,待测金属组分在 ICP 的等离子体炬中原子化,导入质谱仪后又被离子化,按照离子质荷比(m/z)的大小实现分离,形成离子谱峰。根据峰的强度计算样品金属元素的含量。ICP-AES 法测定时,各金属组分原子化,激发后再返回基态。在激发或电离时,各元素原子发射特征光谱,光谱强度与待测原子浓度成正比,用标准曲线法定量测定样品中各种金属元素的含量。

思考题

1. 什么是空气颗粒物? 按照粒径大小,空气颗粒物可分为几种?

2. MMD 的含义是什么? 其卫生学意义是什么?

3. 什么是灰尘自然沉降量? 其测定的原理是什么?

4. 重量法测定环境空气中 PM_{10} 和 $PM_{2.5}$ 的原理是什么?

5. 简述粉尘的理化特性及其对采样方法选择的影响。

6. 使用滤膜重量法测定粉尘浓度时,对于滤膜上的粉尘增重量有何要求? 为什么?

7. 在测定粉尘分散度时,如何标定目镜测微尺?

8. 用焦磷酸质量法测定粉尘中游离二氧化硅,为何用焦磷酸溶解样品时要严格控制温度和时间?

9. 简述离子色谱法(IC)测定空气颗粒物中水溶性阴(阳)离子的原理。

10. 分别叙述 ICP-MS 法和 ICP-AES 法测定空气颗粒物中金属元素的原理。两种方法的测定原理有何异同?

11. 试述 ICP-AES 测定空气颗粒物中金属元素的干扰因素和消除方法?

第六章　空气中无机污染物的测定

第一节　二氧化硫

一、概述

（一）理化性质

二氧化硫（sulfur dioxide）是一种无色气体，具有强烈刺激性臭味，分子式 SO_2，分子量 64.06，沸点 $-10℃$，熔点 $-76.1℃$，对空气的相对密度 2.26。SO_2 溶于乙醇和乙醚，易溶于水，20℃时溶解度 39.4L/L。在空气中，SO_2 可与水、尘粒结合形成气溶胶。SO_2 还是一种还原剂，在亚铁和锰等金属离子的催化作用下，氧化生成 SO_3。SO_3 化学性质活泼，毒性比 SO_2 大 10 倍左右，与水作用形成硫酸，以气溶胶状态存在于空气。

（二）污染源

SO_2 是最常见的空气污染物。自然源污染和人为污染源都产生 SO_2。硫化氢从沼泽、洼地和大陆架等地进入空气后，氧化形成 SO_2；火山爆发释放大量 SO_2。燃料燃烧、工业生产等人为污染源向空气排放 SO_2 气体，火力发电厂、硫酸及硫酸盐制造、漂白、制冷和熏蒸消毒杀虫等生产过程，特别是熔炼硫化矿石、含硫燃料燃烧向空气中排放大量 SO_2，是 SO_2 的主要污染来源。大气对流层中 SO_2 的平均浓度为 $0.6μg/m^3$，空气轻度污染的城市空气中 SO_2 的浓度可达 $0.29 \sim 0.43mg/m^3$，重度污染时城市空气中 SO_2 含量更高。

（三）危害

人对 SO_2 的嗅阈值为 $3mg/m^3$，刺激阈值为 $10mg/m^3$。人体吸入 SO_2 主要损伤呼吸器官，由于 SO_2 易溶于水，易被上呼吸道和支气管黏膜的富水性黏液所吸收，刺激该部位平滑肌内末梢神经感受器，产生反射性收缩，使气管和支气管的管腔变窄，气道阻力增加，分泌物增加，严重时可造成局部炎症或腐蚀性组织坏死，对结膜和上呼吸道黏膜具有强烈刺激性，可导致支气管炎、肺炎，严重者可导致肺水肿和呼吸麻痹。吸入高浓度的 SO_2，将引发急性支气管炎，甚至喉头痉挛而窒息。

SO_2 与烟尘共同存在时，产生的联合危害作用比 SO_2 单独存在时大得多。吸附在可吸入颗粒物上的 SO_2 可进入肺深部，毒性增加 3~4 倍。在空气中，SO_2 溶于水汽形成亚硫酸雾，经氧化成为硫酸酸雾。SO_2 也可以先被可吸入颗粒物中的三氧化铁等金属氧化物催化氧化成 SO_3，或者先被自由基氧化成 SO_3，溶于水汽后再形成硫酸雾。硫酸雾是 SO_2 的二次污染物，对呼吸道的附着性更强，它的刺激作用比 SO_2 大 10 倍，对人体危害更大。硫酸雾凝聚成大颗粒后形成酸雨。SO_2 是酸雨的主要形成物，对湖泊、地下水、建筑物、森林、古文物等造成腐蚀，酸雨的长期作用，将对土壤和地下水造成不可估量的损失。

（四）卫生标准

GB3095-2012 环境空气质量标准中 SO_2 的浓度限值为日平均值一级标准 $0.05mg/m^3$，二级标准 $0.15mg/m^3$，三级标准 $0.25mg/m^3$。GB/T 18883-2002 室内空气质量标准中 SO_2 的浓度限值为一小时均值 $0.5mg/m^3$。GBZ 2.1-2007 工作场所中有害因素职业接触限值中规定 SO_2 的浓度限值短时间接触容许浓度为 $10mg/m^3$。

二、常用测定方法

空气中 SO_2 的采样方法和测定方法较多，常用的采样方法是吸收液吸收法、扩散管被动吸收法。最常用的测定方法有碘量法、定电位电解法、气相色谱法、恒电流库仑法、紫外荧光法、分光光度法和离子色谱法等。

定电位电解法简便快速，重复性好，能进行连续监测；气相色谱法最大的优点是选择性好；恒电流库仑法，所用仪器结构简单，使用方便，但选择性较差；紫外荧光法测定空气中的 SO_2，具有选择性好、不消耗化学试剂、适用于连续自动监测等特点，世界卫生组织的全球空气监测系统采用该法监测 SO_2 浓度。国内许多实验室的验证工作表明，盐酸副玫瑰苯胺分光光度法灵敏度高、选择性好，甲醛缓冲溶液吸收-盐酸副玫瑰苯胺分光光度法（简称甲醛法）和四氯汞钾溶液吸收-盐酸副玫瑰苯胺分光光度法（简称四氯汞钾法）两种方法的精密度、准确度、选择性和检出限相近，但四氯汞钾法使用的吸收液含汞，毒性大，污染环境；甲醛法所用试剂无毒害，目前已被广泛采用。

文献最新报道了采用离子色谱技术对居住区环境空气中 SO_2 进行定量分析，实验证明离子色谱法实验条件容易控制，操作简单，方法灵敏，精密度高，抗干扰能力强，分析结果准确。差分吸收光谱（differential optical absorption spectroscopy，DOAS）方法可同时监测环境空气中的 SO_2、NO_2、NO_x、O_3、甲醛、苯系物等多种气体成分，国家环保部和美国 EPA 推荐该法用于环境空气的自动监测。我国现行检验标准方法 HJ 482-2009、2013 年修订的检验标准方法 GBZ/T 160.33 都采用了甲醛缓冲溶液吸收-盐酸副玫瑰苯胺分光光度法测定环境空气中的 SO_2 和工作场所空气中的 SO_2。

（一）盐酸副玫瑰苯胺分光光度法

1. 原理　空气中的 SO_2 被甲醛缓冲溶液吸收后，生成稳定的羟甲基磺酸。在碱性条件下，羟甲基磺酸与盐酸副玫瑰苯胺（$C_{19}H_{18}N_3Cl \cdot 3HCl$，简称 PRA，俗称副品红）反应，生成紫红色的化合物：

$$SO_2 + H_2O \longrightarrow H_2SO_3$$

$$H_2SO_3 + HCHO \longrightarrow HOCH_2SO_3H$$

羟甲基磺酸

盐酸副玫瑰苯胺

$$HO_3SCH_2NN \text{—} \bigcirc \text{—} C \text{—} \bigcirc \text{—} NHCH_2SO_3H + 3H_2O + 4H^+ + 4Cl^-$$

该紫红色的化合物在 570nm 处有最大吸收,其吸光度值与 SO_2 含量符合朗伯-比尔定律。

本方法的检出限为 $0.45\mu g/ml$。

2. 采样

(1)短时间采样:选取 U 形多孔玻板吸收管,加入吸收液,控制采样流量为 0.5L/min,时间为 45~60 分钟。

(2)24 小时连续采样:选取多孔玻板吸收瓶,加入吸收液,安装在室(亭)内,采样流量为 0.2~0.3L/min,连续采样 24 小时。本法的平均采样效率高,接近 100%。采样同时记录现场的气温和气压。

3. 样品处理 采样后将样品放置 20 分钟,使臭氧分解。如样品溶液中有颗粒物,应离心除去。

4. 样品测定 对于短时间采样的样品,可将吸收液全部转入比色管中,用少量吸收液洗吸收管 2~3 次,并入比色管中,用吸收液稀释至刻度。对于 24 小时采样,先用吸收液补充到采样前的体积,然后准确移取样品溶液。在样品溶液中加入 0.6% 氨基磺酸钠溶液和 1.5mol/L NaOH 溶液,混匀,迅速将管中溶液倒入事先装有 0.05% PRA 溶液的另一比色管中,立即具塞摇匀,放入恒温水浴显色。显色后,在 570nm 波长下,以水为参比,测定吸光度值。同时做空白对照实验。用标准曲线法测定样品中 SO_2 的浓度。

5. 方法说明

(1)盐酸副玫瑰苯胺不易溶于水,应先研细后,再用盐酸溶解。配制的溶液放置 3 天,达到稳定状态后才能使用。盐酸副玫瑰苯胺溶液的浓度对显色有影响。若空白管的颜色较深,可适当降低盐酸副玫瑰苯胺溶液的浓度,一般应控制空白管的吸光度值 $A < 0.170$。另外盐酸副玫瑰苯胺可用正丁醇萃取分离法去除杂质,降低空白值。

(2)吸收液为甲醛-邻苯二甲酸氢钾缓冲液。采样时吸收液的最佳温度是 23~29℃。

(3)样品在采集、运输、存储过程中,避免日光直射,否则吸收的 SO_2 急剧减少。

(4)温度对显色有显著影响,温度高,显色快,但褪色也快,温度低,显色慢,但稳定时间较长。例如,30℃时 5 分钟显色完全,但颜色只能稳定 10 分钟;15℃时 25 分钟才能完全显色,可稳定 25 分钟,稳定时间较长。因此,在显色时标准管和样品管的温度、时间要严格控制一致,通常采用恒温水浴调至 (22 ± 1)℃控制温度。

(5)氮氧化物、臭氧及锰、铜、铬等离子对测定有干扰。氮氧化物与水作用可生成亚硝酸,干扰显色反应,应加入氨基磺酸钠可消除氮氧化物的干扰。

$$H_2NSO_3Na + HNO_2 \longrightarrow N_2 \uparrow + NaHSO_4 + H_2O$$

10ml 样品溶液中含有 $50\mu g$ 以下的钙、镁、铁、镍、镉、铜等金属离子、$5\mu g$ 的二价锰离子时,对本方法测定不产生干扰,但含量高时干扰测定,可用掩蔽法去除;$0.5\mu g$ 的 Cr^{6+} 干扰测定,因此不能用铬酸洗液清洗玻璃仪器。

(6)24 小时连续采样器进气口的管路连接系统,要用空气质量集中采样管路系统,以减

少 SO_2 的损失。

（7）本方法适用于测定环境、工作场所、室内和公共场所空气中 SO_2 浓度。

（二）紫外荧光法

1. 原理　　SO_2 吸收 $190 \sim 230nm$ 紫外光,成为激发态的 SO_2^*,返回基态时,发射出 $330nm$ 的荧光。发射的荧光强度与 SO_2 浓度成正比;用光电倍增管将荧光转换为电信号,再经放大输出,可定量检测空气中 SO_2 的浓度。产生荧光的过程见如下反应式:

$$SO_2 + hv_1 \longrightarrow SO_2^*$$
$$SO_2^* \longrightarrow SO_2 + hv_2$$

紫外荧光法测定 SO_2 的原理如图 6-1 所示。

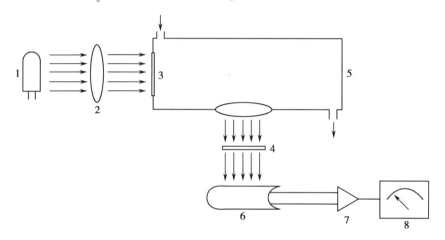

图 6-1　紫外荧光法测定 SO_2 原理示意图

1. 紫外光源;2. 透镜;3. 激发光滤光片;4. 发射光滤光片;5. 反应室;
6. 光电倍增管;7. 放大器;8. 电表

紫外光源发射的紫外光经第一滤光片(光谱中心 $220nm$)进入反应室,SO_2 吸收紫外光产生荧光,发射的荧光经过第二滤光片(光谱中心 $330nm$)投射在光电倍增管上,光信号转换成电信号,经电子放大等处理后直接显示 SO_2 浓度读数。

$$F = K \cdot c_{SO_2}$$

2. 采样和测定　　以 $0.5L/min$ 的流量采集空气样品,通过聚四氟乙烯管进入过滤器除尘、除水器干燥、除烃器除烃,再进入荧光反应室,测定荧光强度,与 SO_2 标准气体比较定量空气中 SO_2 的浓度。

3. 方法说明

（1）空气中存在的 O_2、H_2S、CO、CO_2、NO_2 和 CH_4 等不干扰测定。

（2）SO_2 遇水产生荧光猝灭现象,造成负误差。空气样品必须除水干燥,排除水分的干扰。仪器中有除湿装置,常用的有半透膜渗透法除湿装置、反应室加热法除湿装置或渗透式干燥器除湿装置。渗透式干燥器几乎可以完全排除水分的影响,干燥原理简单:当空气样品经过氟塑料薄膜时,由于膜内样品中水的分压大,膜外真空系统水气分压小,样品中的水分子通过薄膜渗透到膜外部真空系统而被抽走,达到脱水目的,二氧化硫则留在膜内气路中,进入反应室。

使用阻力毛细管和与抽气泵相连的真空调节器,可产生渗透式干燥器工作所要求的系统压力差。这种渗透式干燥器可长期使用。

（3）空气中的芳香烃类化合物干扰测定，因为在 190 ~ 230nm 紫外光激发下，烃类物质可产生荧光，产生正误差。在过滤器中预先加入特殊吸附剂，吸附除去样品中的芳香烃类化合物，可消除误差。

第二节　氮氧化物

一、概述

（一）理化性质

氮氧化物（nitrogen oxides）又称氧化氮，是氮的氧化物的总称，常以 NO_x 表示。它包括 N_2O、NO、NO_2、N_2O_3、N_2O_4、N_2O_5 六种形式氮的氧化物，因分解、相互反应或与氧反应而相互转化。不同价态的氮氧化物的稳定性不同，NO、NO_2 的化学性质相对稳定，是常见的氮氧化物。

卫生检验工作中，氮的氧化物一般是指 NO 和 NO_2。我国环境保护标准 HJ 479-2009 定义，氮氧化物（nitrogen oxides）指空气中以一氧化氮和二氧化氮形式存在的氮的氧化物。

NO 分子量 30.00，沸点 –151.7℃，熔点 –163.6℃，对空气的相对密度 1.06，无色气体或无色液体，有甜香味，性质稳定，可助燃；可溶于水，有氧化性。

NO_2 分子量 46.01，沸点 21.2℃，熔点 –11.2℃，对空气的相对密度 1.58。NO_2 是具有刺激性气味的红棕色气体或黄色液体、白色固体，可助燃。0 ~ 140℃时，NO_2 与 N_2O_4 共存，温度降低，NO_2 的比率下降。两者均能溶于水生成等量的 HNO_3 和 HNO_2；与碱反应生成等量的亚硝酸盐和硝酸盐；可被还原剂还原。

（二）污染源

无污染时，氮氧化物主要来源于自然污染源，例如固氮菌、雷电的自然过程，空气中氮氧化物的浓度很低。城市空气中的氮氧化物大多来自于人为污染源，其中二氧化氮主要来自高温燃烧过程产生的废气，包括火力发电厂、大型燃煤锅炉、重油锅炉和汽车排出的废气，生活炉灶的燃烧也产生相当量的二氧化氮。汽车排出的氮氧化物中 95% 以上是一氧化氮，一氧化氮进入空气后逐渐氧化成二氧化氮。当二氧化氮的量达到一定程度时，遇劲风、逆温和强烈阳光等条件，反应形成光化学烟雾。据计算，1 吨天然气、石油、煤燃烧可分别产生 6.35kg、9.1 ~ 12.3kg、8 ~ 9kg 的氮氧化物；以汽油、柴油为燃料的汽车，其尾气中氮氧化物的浓度非常高。在非采暖期，北京市 1/2 以上的氮氧化物来自汽车尾气。

（三）危害

NO 无刺激性，难溶于水，吸入人体后直接到达肺的深部。所以 NO 对上呼吸道及眼结膜的刺激作用较小，主要作用于深呼吸道、细支气管及肺泡，由此造成呼吸困难或窒息，甚至损害中枢神经。动物在低浓度下（超过 $61.35mg/m^3$）暴露 2 周，肺组织内、肺小动脉内皮和内皮下间隙出现明显水肿现象。在高浓度（$3057mg/m^3$）下暴露几分钟可导致麻痹和惊厥甚至死亡。

NO_2 是刺激性气体，毒性是 NO 的 4 ~ 5 倍。NO_2 的嗅阈值为 $0.2 ~ 0.4mg/m^3$。NO_2 进入呼吸道深部后，存在于肺泡中并缓慢溶解于肺泡表面的液体中，与水作用形成硝酸及亚硝酸，对肺组织形成强烈的刺激与腐蚀作用，导致肺部毛细血管壁通透性增加，使血浆蛋白从血管中渗出,过多液体流入组织间隙,使血管内胶体渗透压下降,导致化学性肺炎和肺水肿。形成的硝酸及亚硝酸进入血液后,可转变成亚硝酸盐和硝酸盐,亚硝酸盐可使低铁血红蛋白转变为高铁血红蛋白,从而导致缺氧,血压下降,血管扩张,造成中枢神经损害和心肌损害等。

在空气中,氮氧化物还可与共存的二氧化硫、一氧化碳、臭氧及烃类化合物等发生复杂的光化学反应,生成危害性更大的二次污染物——光化学烟雾。光化学烟雾呈浅蓝色,约含85%的臭氧、10%的过氧酰基硝酸酯(PANs)和少量醛类等物质,对肺功能有损伤作用,可显著降低动物对呼吸道感染的抵抗力。

在空气中,二氧化氮吸收水分可形成亚硝酸和硝酸,使降水 pH 值降低,形成酸雨。

(四)卫生标准

GB 3095-2012 环境空气质量标准中氮氧化物(换算成 NO_2)的浓度限值为日平均值一级标准 0.08mg/m^3,二级标准 0.08mg/m^3,三级标准 0.12mg/m^3;GB/T 18883-2002 室内空气质量标准中 NO_2 的浓度限值为 1 小时均值 0.24mg/m^3;GBZ 2.1-2007 工作场所中有害因素职业接触限值中规定 NO_2 的浓度限值为短时间接触容许浓度 10mg/m^3。

二、常用测定方法

空气中氮氧化物的测定方法主要有盐酸萘乙二胺分光光度法、库仑原电池法、化学发光法、差分吸收光谱分析法和联邻甲苯胺检气管比长度法等。

盐酸萘乙二胺光度法的基础是 Griess 光度法,最初用于水中亚硝酸盐的比色测定,其显色剂为 α-萘胺和对氨基苯磺酸。20 世纪 50 年代,B. E. Sahzman 提出用对氨基苯磺酸-盐酸萘乙二胺-冰醋酸体系测定空气中氮氧化物。此方法干扰因素少,灵敏度高,操作简便快速,应用广泛;但其主要缺点是转换系数不稳定,并且使用了具有致癌作用的盐酸萘乙二胺试剂。化学发光法简便快速、灵敏度高、选择性好,干扰少,准确度高,响应时间短,线性范围可达 5~6 个数量级;但是所用仪器不易推广。氮氧化物自动监测仪器常用库仑原电池法,该法是根据库仑原电池原理制成的氮氧化物专用分析仪,仪器结构简便,但是空气中常见的共存物 SO_2、H_2S、O_3 和 Cl_2 等干扰测定,使用该仪器测定时,必须选用前置过滤器滤去干扰成分。当前市场广泛应用的氮氧化物便携式检测仪大多是基于电化学传感器原理的仪器。

目前,国内外多使用盐酸萘乙二胺分光光度法测定氮氧化物。我国现行检验方法 HJ 479-2009、2013 年修订的 GBZ/T 160.29 都采用盐酸萘乙二胺分光光度法测定空气中的氮氧化物。

(一)盐酸萘乙二胺分光光度法

1. 采样 取两个多孔玻板吸收管,分别加入对氨基苯磺酸和盐酸萘乙二胺混合吸收液,另取一个氧化管(瓶),串联在两个吸收管之间(图 6-2)。样气中的 NO_2 在第一个采样管中被吸收、显色。NO 与吸收液不反应,通过氧化管(瓶)氧化成 NO_2 后,被第二个采样管吸收、显色。

采样时,避光采气一定体积,也可以根据采样过程中吸收液颜色的变化,采集至吸收液呈现浅玫瑰红色。同时采集不少于 2 个现场空白样品。

记录采样时的气温和气压。

2. 原理 样气中的 NO、NO_2 氧化后全部转变成 NO_2,被对氨基苯磺酸和盐酸萘乙二胺混合吸收液吸收,与水反应形成亚硝酸:

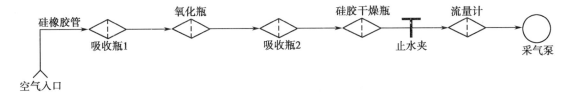

图 6-2　NO$_x$ 采样系统示意图

$$2NO_2 + H_2O \longrightarrow HNO_2 + HNO_3$$

亚硝酸与对氨基苯磺酸进行重氮化反应生成重氮盐,然后与盐酸萘乙二胺偶合,形成粉红色偶氮染料:

在 540nm 处分别测定第一个、第二个吸收管中溶液的吸光度值(A_1、A_2),标准曲线法分别计算空气中 NO$_2$、NO 的浓度;两者之和即为空气中氮氧化物的浓度(以 NO$_2$ 计)。

对 NO 的氧化有两种方法:HJ 479-2009 以酸性高锰酸钾溶液为氧化剂,GBZ/T 160.29 用三氧化二铬氧化管氧化 NO:

$$3NO + 2CrO_3 \longrightarrow 3NO_2 + Cr_2O_3$$

3. **样品测定**　采样后,将样品放置 20 分钟,室温低于 20℃时放置 40 分钟以上,向采样管中加水至吸收液原体积刻度,混匀。在 540nm 处,以水作参比,测定样品溶液的吸光度(A_1、A_2)和空白溶液的吸光度(A_0)。

若样品的吸光度超过标准曲线的上限,应用实验室空白试液稀释,再测定其吸光度,但稀释倍数不得大于 6 倍。

4. **计算**　标准溶液的制备方法不同时,计算方法也不一样。

(1)若是用亚硝酸钠标准溶液制备标准系列溶液、建立标准曲线后测定空气中的 NO、NO$_2$ 气体,要按下式计算空气中 NO、NO$_2$ 的浓度:

$$\rho_{NO_2} = \frac{(A_1 - A_0 - a) \times V \times D}{b \cdot f \cdot V_0}$$

$$\rho_{NO} = \frac{(A_2 - A_0 - a) \times V \times D}{b \cdot f \cdot k \cdot V_0}$$

$$\rho'_{NO} = \frac{\rho_{NO} \times 30}{46}$$

式中,ρ_{NO_2} 为空气中 NO$_2$ 浓度,mg/m^3;ρ_{NO} 为空气中 NO 的浓度(以 NO$_2$ 计),mg/m^3;ρ'_{NO} 为空气中 NO 的浓度(以 NO 计),mg/m^3;A_1、A_2 为第一吸收管、第二吸收管中样品溶液吸光

度;A_0 为空白溶液的吸光度;a、b 分别为标准曲线的截距和斜率(吸光度·ml/g);V 为采样用吸收液体积,ml;V_0 为换算为标准状态下的采样体积,L;k 为 NO 氧化为 NO_2 的氧化系数,0.68;D 为样品稀释倍数;f 为 Saltzman 转换系数,0.88(当空气中的 NO_2 浓度高于 0.72mg/m^3 时,f 值为 0.77)。30、46 分别为 NO、NO_2 的摩尔质量。

(2)若是用 NO_2 标准气体制备的标准曲线,按下式计算空气中 NO、NO_2 的浓度:

$$\rho_{NO_2} = \frac{(A_1 - A_0 - a) \times D}{b}$$

$$\rho_{NO} = \frac{(A_2 - A_0 - a) \times D}{b \cdot k}$$

5. 方法说明

(1)三氧化二铬氧化管结构如图6-3,管内填充有三氧化二铬-石英砂混合氧化剂(1+19),两端用脱脂棉塞紧。氧化剂呈红棕色,若颜色改变,应及时更换。

(2)Saltzman 转换系数(f):由测定原理可知,气体 NO_2 与盐酸萘乙二胺不发生显色反应,必须要把它转变成 NO_2^- 后才能显色测定。Saltzman 转换系数就是在吸收液中 NO_2(气)→NO_2^-(液)的系数。f = 0.88 是指在吸收液中 1mol NO_2(气)能转换为 0.88molNO_2^- 离子;或者说,在该显色

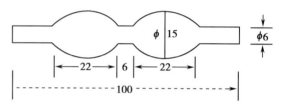

图 6-3 三氧化二铬氧化管结构图

反应中,1mol NO_2(气)与 0.88molNO_2^- 离子产生相同程度的颜色。因此,当用 $NaNO_2$ 溶液配制的标准曲线法测定 NO_2 时,在结果计算中应该由测得的 NO_2^- 的量除以转换系数(f),才是空气样品中 NO_2 的真实含量。

如果用 NO_2 标准气体配制的标准曲线进行测定,因标准系列溶液和样品溶液的实验过程相同,发生相同的 NO_2(气)→NO_2^- 转化,在计算结果中不要除以转换系数(f)。

Saltzman 转换系数(f)的测定方法:取 10ml 吸收液于采样管中,按照采样方法采集 NO_2 标准气体,显色;在测定样品相同的条件下,测定其吸光度值,按下式计算 f 值。

$$f = \frac{(A - A_0 - a) \times V}{b \times V_0 \times \rho_{NO_2}}$$

式中,ρ_{NO_2} 为 NO_2 标准气体的浓度,g/m^3(标准状态下)。

转换系数受多种因素的影响,这些因素包括 NO_2 浓度、吸收液组成、采气速度、吸收管结构、共存离子及气温等,特别是 NO_2 的浓度和吸收液组成对转换系数的影响最为明显。图6-4 反映了 NO_2 浓度对转换系数的影响。如用磺胺取代对氨基苯磺酸,或用磷酸代替冰醋酸,NO_2 转换系数都不同程度地降低。

有关转换系数的报道较多,数值相差较大,一般 f = 0.5 ~ 1.0,大多数情况下为 f = 0.75 左右,除上述影响因素外,造成这种现象

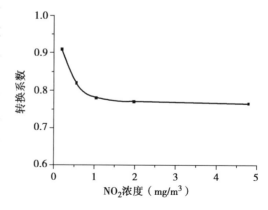

图 6-4 NO_2 浓度对转换系数的影响

的重要原因可能与研究人员的研究条件不完全相同、研究浓度不同有关,不同程度地给测定结果带来误差,特别是当 NO_2 的浓度很大或很小时,这种误差将更明显。

NO_2 转换系数的不稳定性是本法的主要误差来源之一。

(3)吸收液中的冰醋酸不仅可以提供显色反应所必需的酸度,而且可以使吸收液在采样过程中产生丰富的泡沫,使 NO_2 与吸收液充分接触,有利提高采样效率。

(4)空气中臭氧浓度超过 $0.25mg/m^3$ 时,对二氧化氮的测定产生负干扰。采样时在采样瓶进气端串接 $15\sim20cm$ 长的硅橡胶管,可排除干扰。

(5)应用高锰酸钾氧化管氧化时,若管中出现明显的沉淀物时,应及时更换。一般情况下,内装 $50ml$ 酸性高锰酸钾溶液的氧化瓶可以用 $15\sim20$ 天(隔天采样)。采样过程注意观察吸收液颜色变化,避免因氮氧化物质量浓度过高而穿透。

(二)化学发光法

1. 原理　在 NO_2-NO 转化器中,空气中的氮氧化物被转化为 NO,与 O_3 发生气相氧化反应,产生激发态二氧化氮(NO_2^*),NO_2^* 很不稳定,很快跃迁回基态,并发射出光子($h\nu$):

$$2NO_2 + M \xrightarrow{\triangle} 2NO + MO_2$$

$$NO + O_3 \longrightarrow NO_2^* + O_2$$

$$NO_2^* \longrightarrow NO_2 + h\nu$$

式中:M 为 NO_2-NO 转换器中的转化剂;h 为普朗克常数($6.626\times10^{-34}J\cdot s$);$\nu$ 为光子振动频率。

该反应的发射光谱是一个 $600\sim3200nm$ 的连续光谱,最大发射波长为 $1200nm$。发射光通过滤光片照射在光电倍增管上,转变成电信号。发光强度与 NO 和 O_3 的浓度成正比,即:

$$I \propto [NO] \cdot [O_3]$$

因为 O_3 大大过量,反应过程中其浓度基本不变,所以发光强度只与 NO 浓度成正比。因此,通过测定电信号的大小可以测定氮氧化物的浓度。氧化氮分析仪是基于上述原理制作的。

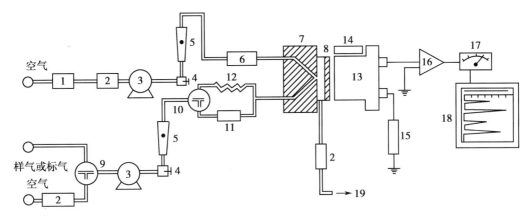

图 6-5　氮氧化物分析仪流程图

1. 干燥器;2. 过滤器;3. 抽气泵;4. 流量调节阀;5. 流量计;6. 臭氧发生器;7. 反应室;8. 滤光片;

9. 三通进样阀;10. 测量选择三通阀;11. NO_2-NO 转化器;12. 阻力管;13. 光电倍增管;

14. 致冷器;15. 高压电源;16. 放大器;17. 电表;18. 记录器;19. 排气道

氮氧化物分析仪有两条气路:一条是 O_3 发生气路,空气在紫外光照射或无极放电的作用下,产生一定浓度的臭氧,进入反应室作为气体氧化剂;另一条是样品气路,通过三通进样阀控制调零与进样。调零时,空气经净化后作为零气(即空白气体)进入反应室,调仪器零点。校准仪器刻度时,将标准气($NO、NO_2$)经转化器送入反应室,标定仪器刻度。测定样品气体时,通过旋转测量选择三通阀,使样品气进入反应室,可分别测定 NO 和 NO_2。

2. 样品采集与测定　空气样品以 1L/min 的流量,通过聚四氟乙烯管进入仪器的反应室,通过旋转测量选择三通阀,分别测定 NO 和 NO_2。

3. 计算　从记录器上读取任一时间的氮氧化物(换算成 NO_2)的浓度(mg/m^3);将记录纸上的浓度和时间曲线进行积分计算,可获得氮氧化物(换算成 NO_2)的小时和日平均浓度(mg/m^3)。

4. 方法说明

(1)样品气路所用导入管必须是聚四氟乙烯塑料管或其他氟塑料管。否则会因管路吸附待测气体,使测定结果偏低。

(2)NO_2-NO 转化器中的转化剂可采用 10~20 目的石墨化玻璃碳,装在一个不锈钢炉体内,在 340~350℃温度条件下,可将流量为 1L/min,浓度为 0~10mg/m³ 的 NO_2 气体定量转化为 NO,而氨在此温度下几乎不转化:

$$NO_2 + C \xrightarrow{\triangle} NO\uparrow + CO\uparrow$$

$$NO_2 + CO \xrightarrow{\triangle} NO\uparrow + CO_2\uparrow$$

由于还原产物都是气体,不会存留在玻璃碳表面。因此,在使用过程中转化剂始终保持新鲜的还原表面,不存在转化失效问题,玻璃碳可作为一种长效转化剂。为了防止出现转化剂污染,转化效率下降,使用过程中要定期进行清洁排污处理,方法为将玻璃碳加热至500℃以上,通清洁空气数小时。确保 NO_2-NO 转化器的转化效率。

(3)仪器中的阻力管专门用于测定 NO。当样品气体通过阻力管进入反应室进行反应时,测定的结果是 NO 的量。测定 NO 时,NO_2 不干扰测定。样品气体经 NO_2-NO 转化器转化后,再进入反应室反应,测定的结果是氮氧化物的总量;总量减去 NO 的量就是空气中 NO_2 的量。

(4)空气湿度影响仪器中所用紫外灯的臭氧发生效率,所以空气必须经过干燥净化处理后,才进入臭氧发生器,确保臭氧浓度达到400mg/m³ 左右。

(5)有机含氮化合物如过氧酰基硝酸酯可产生正干扰。但一般空气中含量甚微,不足以产生明显影响。

(6)本法灵敏度高,选择性好,干扰少,响应时间短,线性范围宽,可达 5~6 个数量级。

第三节　氨

一、概述

(一) 理化性质

氨(ammonia)为无色气体,有强烈辛辣刺激性臭味,分子式 NH_3,熔点 -77.8℃,沸点 -33.5℃,对空气的相对密度 0.5962。NH_3 极易溶于水、乙醇和乙醚,20℃时,NH_3 的溶解度为 540g/L。NH_3 的水溶液呈碱性,有腐蚀性,能与许多金属离子形成配合物。NH_3 具有可燃性,燃烧时火焰稍带绿色,生成有毒的氮氧化物烟雾;NH_3 在空气中的浓度达到 16.5%~26.8%(V/V)时,能形成爆炸性气体。有催化剂存在条件下,NH_3 可被氧化成 NO。NH_3 以铵盐或游离态形式存在于空气中,NH_4^+ 与 NH_3 之间的平衡受温度、酸度和离子强度的影响,温度升高、酸度增强都有利于 NH_3 的形成。

(二)污染源

NH_3 是含氮有机物质腐败分解的最终产物,是主要空气污染物之一。空气中 NH_3 主要来源于含氮有机物质的分解,废弃有机物、未经处理的生活污水和工业废水都含有有机氮化合物,在微生物作用下分解产生 NH_3。

NH_3 是化学工业的主要原料,广泛用于生产硝酸、氮肥、炸药、冷冻剂、药物、塑料、染料、油漆、树脂和铵盐,生产和使用 NH_3 的过程都可能产生大量的含 NH_3 废气、废水。农业生产使用氮肥时,由于氮肥的挥发和流失,都可能造成 NH_3 的污染。

在室内空气中氨主要来源于三个方面:一是建筑结构施工中的混凝土外加剂,如含尿素的防冻剂;二是含有脲醛树脂黏合剂的板材家具制品;三是生物性废弃物,如粪便、尿、人呼出气和汗液。理发店所用的烫发水中含有氨,使用时也可以挥发氨。

(三)危害

人对氨的嗅阈为 0.5~1.0mg/m³,氨的浓度达到 350~700mg/m³ 时,人不能正常工作。人吸入氨的最低中毒浓度为 25mg/m³,最低致死浓度为 600mg/(m³·5min)。氨主要通过呼吸道和消化道进入人体,浓度较高时,也可通过皮肤进入。由于氨在水中的溶解度很大,所以对眼、口、鼻黏膜及上呼吸道有强烈的刺激作用,影响人体对疾病的抵抗力。长期接触低浓度的氨,可使鼻咽部、呼吸道黏膜充血、水肿;高浓度的氨可损伤肺泡毛细血管壁,导致支气管炎和肺炎;浓度过高时可使中枢神经系统兴奋性增强,产生痉挛等症状;严重中毒者可出现呼吸抑制、肺水肿昏迷和休克,还可通过三叉神经末梢的反射作用导致心脏停搏和呼吸停止。

(四)卫生标准

GB/T 18883-2002 室内空气质量标准中规定 NH_3 的浓度限值为:1 小时均值 0.2mg/m³;GBZ 2.1-2007 工作场所中有害因素职业接触限值中规定 NH_3 的浓度限值为:短时间接触容许浓度 30mg/m³,时间加权平均允许浓度 20mg/m³。

二、常用测定方法

空气中氨的常用测定方法有靛酚蓝分光光度法、纳氏试剂分光光度法、氨气敏电极法、次氯酸钠－水杨酸分光光度法、亚硝酸盐分光光度法等。纳氏试剂分光光度法具有准确度高、操作简便、灵敏等优点,是测定氨含量的经典方法。靛酚蓝分光光度法灵敏度高、显色产物稳定,但受试剂和环境的影响较大;氨气敏电极法测定空气中氨,发挥了离子选择电极所具有的快速、灵敏及测定范围宽等优点,保证了空气中低浓度氨测定的准确性和可靠性。此外,利用氮氧化物分析仪可连续测定空气中的氨,在 340℃ 条件下,应用纯铜丝先将氨转化成氮氧化物,然后测定其含量。另外,使用便携式红外光谱仪可直接检测空气中氨的浓度,空气中的主要成分不干扰检测,能准确、快速、即时监测空气中氨的浓度。

测定空气中的氨时,大多以硫酸为吸收液,应用气泡吸收管进行采样。

我国 2013 年新修订的 GBZ/T 160. 101 推荐纳氏试剂分光光度法测定工作场所空气中的氨;GB/T 18024. 25-2002 采用靛酚蓝分光光度法测定公共场所空气中的氨;GB/T 14669-1993 采用氨气敏电极法测定空气中的氨。

(一) 纳氏试剂光度法

1. 原理 以稀硫酸为吸收液,采集空气中的气态氨。在碱性条件下,氨与纳氏试剂反应生成黄色化合物,在 420nm 波长下测定吸光度值,标准曲线法或线性回归方程定量测定空气中的氨。

$$2NH_3 + H_2SO_4 \Longrightarrow (NH_4)_2SO_4$$

$$4K_2[HgI_4] + 8KOH + (NH_4)_2SO_4 \Longrightarrow 2O \overset{Hg}{\underset{Hg}{\diamond}} NH_2I + 14KI + K_2SO_4 + 6H_2O$$

2. 采样 在采样点,取两支气泡吸收管,各加入 5.0ml 硫酸,串联。以定点采样方式,0.5L/min 流量,采集空气样品 15 分钟以上。记录采样时的气温和气压。采样后,样品在室温下保存,24 分钟内分析。每组样品制备至少 2 个样品空白。

3. 样品测定 用采过样的吸收液洗涤气泡吸收管的进气管内壁 3 次。前后管分别取出 1.0ml 吸收液于 10.0ml 具塞比色管中,加硫酸溶液至刻度,摇匀。于 420nm 波长下测吸光度值。用标准曲线法定量。若吸收液中氨浓度超过测定范围,用硫酸溶液稀释后测定,计算时乘以稀释倍数。

4. 方法说明

(1)本法用水为无氨水,制备方式:向普通蒸馏水中加高锰酸钾至浅紫红色,再加少量氢氧化钠至呈碱性,蒸馏;取中间蒸馏部分的水,加少量硫酸至微酸性,再蒸馏一次。

(2)当样品中氨浓度太高时,显色液中会出现棕色沉淀。如果出现这种现象,则需重新采样测定。

(3)金属离子、甲醛和硫化氢对测定有干扰。在吸收管前加乙酸铅棉花管可消除硫化氢的干扰。显色前,加入 0.1mol/L 盐酸将吸收液酸化到 pH < 2 后,煮沸除去甲醛。加入酒石酸钾钠可以除去常见多种金属离子的干扰。

(4)由于各种铵盐都可与纳氏试剂反应显色,所以本法测定结果除了气体氨以外,还包括尘粒中的铵盐,如 NH_4NO_3、NH_4Cl 和 $(NH_4)_2SO_4$ 等。

(5)纳氏试剂中含有汞盐和强碱,毒性强,并有强烈的刺激和腐蚀作用。使用过程中按如下方式处理,以免造成环境污染:将废液收集在塑料桶中,当废水容量达到 20L 左右时,以曝气方式混匀废液,并加入 50ml 氢氧化钠(400g/L)溶液,再加入 50g 硫化钠,10 分钟后,慢慢加入 200ml 市售过氧化氢,静置 24 小时后,抽取上清液弃去。

(6)本法的定量下限为 0.2μg/ml,定量测定范围为 0.2~0.4μg/ml,最低定量浓度为 0.13mg/m³ (以采集 7.5L 空气样品计),相对标准偏差为 2.4%,前管的采样效率需大于 80%。

(二) 靛酚蓝分光光度法

1. 原理 用稀硫酸吸收空气中的氨,在硝普钠及次氯酸钠存在下,与水杨酸反应生成蓝绿色靛酚蓝染料:

$$2NH_3 + H_2SO_4 \Longrightarrow 2NH_4^+ + SO_4^{2-}$$

$$NH_4^+ + NaClO \Longrightarrow NH_2Cl + Na^+ + H_2O$$

在 697.5nm 处测定吸光度,计算空气中氨的含量。

2. 采样 按 0.5L/min 的流速,以硫酸为吸收液,用气泡吸收管采气10L,记录采样时的气温和气压。采样后,样品在室温下保存,于24小时内分析。采样效率为96%。

3. 样品测定 用水补充至采样前吸收液的体积,加入 0.5ml 水杨酸溶液、0.1ml 1% 硝普钠溶液和 0.1ml 0.05mol/L 次氯酸钠溶液,混匀。室温下放置1小时,以水作参比,在 697.5nm 下,测定吸光度。再根据标准曲线和采气量计算空气中氨的含量。同时,用吸收液作试剂空白测定。

如果样品溶液吸光度值超过标准曲线的范围,则取部分样品溶液,用吸收液稀释后再进行分析。计算浓度时,应乘以样品溶液的稀释倍数。用下列算式计算氨的含量。以回归方程斜率的倒数作为样品测定的计算因子 Bs(μg/吸光度)。

$$\rho = \frac{(A - A_0)Bs}{V_0}$$

式中,ρ 为空气中氨浓度,mg/m^3;A 为样品溶液中吸光度;A_0 为空白溶液中吸光度;Bs 为计算因子,μg/吸光度;V_0 为换算成标准状态下的采样体积,L。

4. 方法说明

(1)由于铵盐和氨具有相同的显色反应,本法测定结果是氨与铵盐的总和。

(2)所有试剂均须用无氨水配制。

(3)常见阳离子 Ca^{2+}、Mg^{2+}、Fe^{3+}、Mn^{2+} 和 Al^{3+} 等有干扰,可用柠檬酸掩蔽除干扰。

(4)$2\mu g$ 以上苯胺、$30\mu g$ 以上 H_2S 可使测定结果偏低。

(5)实验中要防止试剂及环境空气中氨和铵盐的污染:用蒸馏水调 $A=0$,试剂空白吸光度值 $A \leqslant 0.06$,否则说明有氨或铵盐污染,需要用扣除空白值的方式消除干扰。

(6)本法检出限为 $0.5\mu g/10ml$,若采样体积为5L时,最低检出浓度为 $0.01mg/m^3$。

(三)氨气敏电极法

1. 原理 氨气敏电极是一个复合电极,以 pH 玻璃电极为指示电极,银-氯化银电极为参比电极,此电极对置于盛有 0.1mol/L 氯化铵内充液的塑料套管中,塑料套管管底有一张微孔疏水薄膜,将管内氯化铵溶液与管外样品溶液隔开,该膜具有良好的疏水性和透气性;在它与 pH 电极的玻璃膜之间有一层非常薄的液膜。以 0.05mol/L 硫酸为吸收液,采集空气中的氨,测定时加入强碱,硫酸铵盐转变为氨,扩散通过透气膜(水和其他离子都不能通过透气膜),并进入液膜,使管内氯化铵溶液存在的下列平衡反应向左移动,导致氢离子浓度改变:

$$NH_4^+ \Longrightarrow NH_3 + H^+$$

由 pH 玻璃电极测得 pH 值的变化量。在恒定的离子强度下,测得的电极电位与氨浓度的对数呈线性关系,根据测得的电位值确定样品中氨的含量。

2. 采样 用 0.05mol/L 硫酸为吸收液,采集空气中的氨。采样后,样品在室温下保存,24 小时内分析。记录采样点的温度及气压。

3. 样品处理与测定 将样品溶液转移到 10ml 比色管中,用少量吸收液润洗吸收管,一并加入比色管中,再用吸收液定容。

测定时,向待测溶液中加入强碱,用氨气敏电极测定电位。同时用吸收液代替样品溶液做空白实验,根据测得的电位,从半对数坐标纸所绘制的标准曲线上查得样品吸收液中氨浓度值(μg/ml),然后计算出空气中氨的浓度(mg/m³)。

$$\rho_i = \frac{(\rho - \rho_0) \times 10}{V_0}$$

式中,ρ_i 为空气中氨的含量,mg/m³;ρ 为样品溶液中氨浓度,μg/ml;ρ_0 为空白溶液中氨浓度,μg/ml;V_0 为换算成标准状态下的采样体积,L。

4. 方法说明

(1)电极组装注意事项,玻璃电极敏感膜与透气膜之间的紧压程度应调节得当,接触过松时,形成的中间液层不够薄,平衡时间显著延长;接触过紧,则两者间形成的液膜可能过薄而不连续,电位值漂移。另外,透气膜不能有丝毫破损,以防内充液泄漏。

(2)测试前,应将电极用无氨水洗至电极说明书要求的电位值,然后再测定。

(3)测定时水样温度与标液及电极间温度应相差很少(2℃以内)。

(4)方法灵敏度较低,低浓度样品响应时间较长。

(5)方法检测限为 0.014 ~ 0.018mg/m³,相对标准偏差约为 1.4%,回收率为 97%~102%。

第四节 一氧化碳和二氧化碳

一、概述

(一)理化性质

一氧化碳(carbon monoxide)是一种无色、无臭、无味、无刺激性的有毒气体。分子式 CO,沸点 -191℃,熔点 -205℃,对空气的相对密度为 0.967,20℃时,溶解度为 23ml/L。在空气中燃烧时产生淡蓝色火焰,遇明火或火花易产生爆炸。CO 可被含氧自由基氧化成 CO_2,并放出大量的热。CO 可与许多金属形成剧毒的羰基化合物。

二氧化碳(carbon dioxide)在通常状况下是一种无色、无臭、无味的气体。分子式 CO_2,分子量 44,沸点 -78.5℃,溶于水,25℃时,溶解度为 0.144g/100g 水。对空气的相对密度为 1.53。CO_2 无毒,但不能供给动物呼吸,是一种窒息性气体,分子结构很稳定,化学性质不活泼。

(二)污染源

火山爆发、森林火灾、矿坑爆炸、闪电和天然有机化合物的光化学分解反应,都能造成局部地区的 CO、CO_2 浓度增高。交通运输、采暖锅炉、民用炉灶、燃放烟花爆竹、吸烟以及炼钢炉、炼铁炉、炼焦炉、煤气发生站等工矿企业排放 CO 和 CO_2。

大气对流层中 CO 的本底浓度为 0.125 ~ 2.5mg/m³。目前国外一般工业城市空气中

CO 平均浓度为 1.25 ~ 12.5mg/m³;大城市为 5 ~ 30mg/m³;运输频繁的交通枢纽地区可高达 25 ~ 150mg/m³。

截至 2013 年 5 月,地球大气层中的二氧化碳浓度已超过 0.04%。2000 ~ 2009 年间的浓度增长率为每年百万分之二,且逐年加速,比工业化之前 0.028% 的浓度值高得多,而人为因素是导致二氧化碳浓度急剧上升的主要原因,排放出的二氧化碳 57% 进入大气层,其余的则进入海洋,造成海水酸化。

(三) 危害

CO 是一种有毒气体,对人体有强烈的毒害作用,是血液、神经毒物。CO 经呼吸道进入人体,再通过肺泡进入血液循环,与血红蛋白(Hb)、肌肉中的肌红蛋白和含二价铁的细胞呼吸酶等形成可逆性结合。CO 和 Hb 结合成碳氧血红蛋白(HbCO),其结合力比 O_2 的结合力大 200 ~ 300 倍,而 HbCO 的解离速度又比 HbO_2 慢 3600 倍。因此,CO 进入机体后很快与血红蛋白结合成碳氧血红蛋白,不仅妨碍了血液的输氧能力,使组织器官不能及时得到氧的供应,而且抑制、减缓了 HbO_2 的解析与氧的释放,从而加重组织缺氧。

神经系统对缺氧最为敏感,接触者如果连续呼吸含 CO 12.5mg/m³ 的空气,可使血液内 HbCO > 2%,此时就可造成时间辨别能力发生障碍;空气中 CO 的浓度在 37.5mg/m³ 时,HbCO 上升为 5%,可使视觉和听觉器官的敏感度降低;HbCO 达 10% 以上,便会出现 CO 中毒的症状,包括眩晕、头痛、恶心、疲乏、记忆力降低等神经衰弱症状,并兼有心前区紧迫感和针刺样疼痛;HbCO 上升到 45% ~ 60% 时意识模糊、昏迷;HbCO 高达 70% 时可发生痉挛甚至死亡。

CO_2 在空气中的正常含量是 0.04%,当浓度达 1% 会使人感到气闷、头昏、心悸;达到 4% ~ 5% 时,人会感到气喘、头痛、眩晕;而达到 10% 时,会使人体功能严重混乱,使人丧失知觉、神志不清、呼吸停止而死亡。CO_2 对环境的危害主要是温室效应。因为 CO_2 具有保温的作用,会逐渐使地球表层温度升高。近 100 年来,全球气温升高 0.6℃,如果继续以这样的速度增长,到 21 世纪中叶,全球气温将升高 1.5 ~ 4.5℃。将对人类的生存环境产生巨大的影响。

(四) 卫生标准

GB 3095-2012 环境空气质量标准中 CO 的浓度限值为日均值 4mg/m³(一级标准)、4mg/m³(二级标准)、6mg/m³(三级标准);GB/T 18883-2002 室内空气质量标准中规定 CO 的浓度限值为 1 小时均值 10mg/m³;CO_2 的日平均值为 0.1%;GBZ 2.1-2007 工作场所中有害因素职业接触限值中 CO 的浓度限值为:短时间接触容许浓度 30mg/m³,时间加权平均允许浓度为 20mg/m³;CO_2 的短时间接触容许浓度为 9000mg/m³,时间加权平均允许浓度为 18 000mg/m³。

二、常用测定方法

一氧化碳是最常见的空气污染监测指标之一。目前,主要应用不分光红外吸收法、气相色谱法、定电位电解法、间接冷原子吸收法和汞置换法等仪器分析方法测定空气中一氧化碳。不分光红外吸收法属于干法操作,不需要配制溶液,操作简便、快速,可连续自动监测。气相色谱法也具有操作简单快速,可连续自动监测等优点。汞置换法灵敏度高,响应时间快,适用于空气中低浓度一氧化碳的测定,但共存的丙酮、甲醛、乙烯、乙炔、SO_2 及水蒸气干扰测定,必须用特殊的过滤管过滤干扰物质。

测定空气中二氧化碳的方法主要包括不分光红外吸收法、气相色谱法、气体相关滤光红外吸收法、气敏电极法和氢氧化钡容量法等。氢氧化钡容量法是用过量的氢氧化钡溶液与空气中二氧化碳作用生成碳酸钡沉淀,采样后剩余的氢氧化钡用标准乙二酸溶液滴定,由滴定结果除以所采集的空气样品体积,即可知空气中二氧化碳的浓度。气相色谱法也具有操作简单快速,可连续自动监测等优点。气敏电极法是 CO_2 气体通过透气膜进入水中,使水溶液改变了 pH,再用敏感膜电极测量,故可通过测定 pH 的改变计算 CO_2 的量。在 CO_2 的自动监测中,目前应用最多的是红外吸收法。

有文献报道用多维气相色谱进行一氧化碳和二氧化碳的测定。另外,可用检气管快速测定一氧化碳和二氧化碳。

我国 2013 年修订的 GBZ/T 160.28、现行国家标准 GB/T 18204.23-2000 和 GB 9801-1988 都是采用不分光红外吸收法、气相色谱法作为卫生检验标准方法测定空气中的一氧化碳或二氧化碳。

(一) 不分光红外吸收法

1. 原理　红外线是波长为 $0.8 \sim 600\mu m$ 的电磁波,多数气体具有吸收特定波长红外线的特点,CO 吸收 $4.5 \sim 5\mu m$ 的红外线,CO_2 吸收 $4 \sim 4.5\mu m$ 的红外线,两者选择性吸收各自的红外线;在一定范围内,吸收值与气体浓度符合朗伯-比尔定律。

$$\frac{I}{I_0} = e^{KcL}$$

式中:I 为吸收光强度,I_0 为红外辐射光强度,K 为吸收系数,c 为 CO 或 CO_2 的浓度,L 为吸收光程的长度。

根据吸收值可测定 CO(CO_2) 的浓度。不分光红外线气体分析仪(non-dispersive infrared analyser,NDIR)是根据不同气体对红外线的选择性吸收原理测定气体的仪器。目前,NDIR 是公认检测 CO 和 CO_2 最有效的分析仪器。其工作原理见图 6-6。

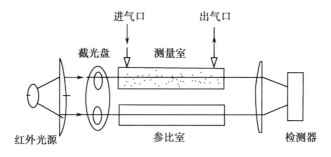

图 6-6　不分光红外线气体分析仪的工作原理

经过旋转的截光盘,光源发射红外线交替地投向测量室和参比室,气样通过样品室时,气样中的 CO(CO_2) 吸收了部分特征波长的红外光,使入射检测室的测量光束强度减弱,导致参比光束强度大于测量光束强度。通过参比室和测量室后,红外光线交替投射在检测器上,产生电信号,信号的大小与检测器接收的能量差成正比。CO(CO_2) 的含量越高,差值越大,信号越强,经放大,该信号成为分析仪的输出信号,指示器显示、记录 CO(CO_2) 的测定结果。

2. 采样　抽取现场空气,将铝塑采气袋清洗 5 ~ 6 次,采气 1 ~ 10L,密封,带回实验室分析。每组样品制备 2 ~ 10 个样品空白。记录采样地点、采样日期和时间、采气袋编号。

3. 样品测定　将不分光红外线分析仪调节至最佳测定状态。将铝塑采气袋中的样品空气通过干燥管送入仪器的气室,读数稳定后,读取一氧化碳或二氧化碳的浓度值。也可以将不分光红外线分析仪带至现场,用仪器在现场监测采样点一氧化碳或二氧化碳的浓度值。

4. 方法说明

(1)空气中的水分对测定有干扰,在测定样品时,应将样品空气先通过变色硅胶管,除去水分。CO 的红外吸收峰在 $4.65\mu m$ 附近,CO_2 的在 $4.26\mu m$ 附近,甲烷的在 $3.3\mu m$ 附近,甲烷不干扰测定。

(2)测定时,先通入纯氮气进行零点校正,再用 CO(CO_2)标准气体校正,最后通入气样,便可直接显示、记录气样中 CO(CO_2)浓度。

(3)本法测定一氧化碳的检出限为 $0.1mg/m^3$,测定二氧化碳的检出限为 0.001%;一氧化碳的测定范围为 $0.1\sim50mg/m^3$,二氧化碳的测定范围为 $0.001\%\sim0.5\%$;若浓度超过测定范围,应选择较大量程进行测定。

(二)气相色谱法测定 CO

1. 原理　在 TDX-01 碳分子筛柱中,空气中的 CO 与其他成分分离后进入转化柱,在镍触媒(360 ± 10)℃作用下,CO 于氢气流中生成 CH_4(CO、CO_2 皆能转化为 CH_4),然后用火焰离子化检测器测定。以保留时间定性,以峰高或峰面积定量。

2. 采样　用双连橡皮球将现场空气送入铝箔复合薄膜采气袋内,使之胀满之后放掉,如此反复 4 次,冲洗采气袋,之后采集气样,密封,注明采样地点和时间,带回实验室。

3. 样品测定　在最佳测试条件下,通过六通阀进 $1.0ml$ 气样,每个样品重复 3 次,同时,取零空气作空白测定。用保留时间确定一氧化碳的色谱峰,测量其峰高或峰面积,用峰高或峰面积的平均值(mm)通过标准曲线法定量。

对高浓度样品,应先用零空气稀释至 CO 浓度小于 $50mg/m^3$,再按相同的操作步骤进行分析。记录分析时的气温和气压。

4. 方法说明

(1)转化柱:内径 $4mm$、长 $15cm$、不锈钢 U 形管内,填充镍触媒($30\sim40$ 目),柱管两端塞玻璃棉。转化柱装在转化炉内,一端与色谱柱相连,另一端接检测器。

(2)为确保催化剂的活性,测定前,应在 360℃、氢气流速为 $60ml/min$ 条件下,将转化柱活化 10 小时。另外,转化柱老化与色谱柱老化同时进行。

(3)由于采用了气相色谱分离技术,空气、甲烷、二氧化碳及其他有机物均不干扰测定。

(4)进样量 $1.0ml$ 时的线性范围为 $0.5\sim50.0mg/m^3$。

(三)气相色谱法测定 CO_2

1. 原理　在色谱柱中,二氧化碳与空气的其他成分完全分离后,进入热导检测器的工作臂,使该臂电阻值的变化与参考臂电阻值的变化不相等,惠斯登电桥失去平衡而产生信号输出。在线性范围内,信号大小与进入检测器的二氧化碳浓度成正比,从而定性与定量测定 CO_2。

2. 采样　同上法。

3. 样品测定　选择配备有热导检测器的气相色谱仪,设定最佳的色谱条件。通过色谱仪六通进样阀进样品空气 $3ml$,以保留时间定性,二氧化碳的峰高或峰面积定量。并记录分析时的气温和气压。高浓度样品用纯氮气稀释至小于 0.3% 再分析。

4. 方法说明

（1）进样 3ml 时,本法的测定浓度范围是 0.02%~0.6% ,检出限为 0.014% 。

（2）可采用内标法和外标法进行定量检测。

（李　珊）

第五节 臭　氧

一、概述

（一）理化性质

臭氧(ozone)是氧的同素异形体,常温下,它是一种有刺激性腥臭味的淡蓝色气体;沸点 −112℃ ,熔点 −193℃ ,液态为深蓝色,固态为紫黑色。臭氧在水中的溶解度较氧大,0℃时溶解度为 3.2g/L。臭氧很不稳定,在常温常压下即可分解为氧气,其氧化能力极强,标准氧化还原电位仅次于氟,除了金和铂以外,臭氧对其他金属均有腐蚀作用。在紫外线的作用下,臭氧还能与烃类及氮氧化物发生光化学反应,产生具有强烈刺激作用的光化学烟雾。臭氧约占烟雾中光化学氧化剂的 90% 以上,是监测光化学烟雾的指示物。

（二）污染源

臭氧是高空大气的正常组分,约占大气的几百万分之一,平均含量为 $10^{-3} \sim 10^{-2}$ mg/m^3。90% 的臭氧集中在距地面 20~30km 的平流层,吸收紫外线,保护环境;而对流层大气中的 O_3 多为污染物。紫外线和雷电可使空气中的氧转变成臭氧。高压电器放电过程、焊接、切割过程、电弧以及高频无声放电都会产生臭氧。工业排放物和汽车废气释放出的氮氧化物气体(NOx)和挥发性有机化合物(VOC)在高温和紫外线的作用下与氧发生化学反应,形成臭氧,这是臭氧的主要污染源。臭氧具有强氧化性,广泛应用于各种场所器具的消毒灭菌、污水处理、空气净化、纺织品和纸张漂白脱色、食品保鲜等行业,在其使用过程中都会产生臭氧。此外室内的电视机、激光打印机、复印机、消毒柜、紫外灯、负离子发生器等在使用过程中也都产生臭氧。

（三）危害

臭氧具有强氧化性和强刺激性,对人体造成多种危害。臭氧的嗅阈值是 0.02mg/m^3。空气中的臭氧达到 210~1070μg/m^3 时可导致上呼吸道疾病恶化,呼吸阻力增加,导致哮喘发作,并且可刺激眼睛,使视力和视觉敏感度下降。高于 2140μg/m^3 可刺激黏膜和中枢神经系统,导致支气管炎和头痛,严重时可能导致肺水肿和肺气肿等。长时间暴露于低浓度臭氧中可造成细胞学的改变,加速衰老、损害免疫系统,导致各种呼吸系统病变,甚至诱发癌症。

臭氧也会在一定程度上危害动植物的生长。据统计,美国空气污染导致作物年总产量损失 2%~4% ,其中 90% 以上是臭氧等氧化剂污染造成的。

（四）卫生标准

GB 3095-2012 环境空气质量标准规定臭氧日最大 8 小时平均限值为 100μg/m^3(一级标准)、160μg/m^3(二级标准),1 小时平均限值为 160μg/m^3(一级标准)、200μg/m^3(二级标准)。GBZ 2.1-2007 工作场所有害因素职业接触限值规定臭氧最高容许浓度为 0.3mg/m^3。GB/T 18883-2002 室内空气质量标准规定臭氧 1 小时均值不得高于 0.16mg/m^3。GB/T

18066-2000 居住区大气中臭氧卫生标准规定臭氧 1 小时平均最高容许浓度为 $0.1mg/m^3$。

二、常用测定方法

臭氧的检测方法很多,主要是分光光度法,如硼酸碘化钾比色法、中性碘化钾比色法、丁子香酚法、靛蓝二磺酸钠法,以及化学发光法、电化学法、紫外光度法和荧光法等。化学发光法因其灵敏度高、专一性好、分析速度快,已得到美国环保局、日本工业标准以及世界卫生组织的认可,但其设备昂贵。电化学法的选择性较差,因此应用不广泛。分光光度法准确性较高,设备普及率高,易于推广使用,其中硼酸碘化钾比色法、中性碘化钾比色法及靛蓝二磺酸钠法操作简单,但空气中其他氧化还原物质对结果有干扰,相比之下,丁子香酚法干扰较少,特异性更高。另外,荧光法是一种臭氧检测新技术,具有灵敏度高、检出限低等优点,有一定的发展前景。

目前,GBZ/T 160.032-2013 工作场所空气中臭氧浓度测定的标准方法是丁子香酚分光光度法,GB/T 18204.27-2000 公共场所、室内空气以及 HJ 504-2009 环境空气中臭氧浓度测定的标准方法是靛蓝二磺酸钠分光光度法,HJ 590-2010 环境空气中臭氧的测定标准方法是紫外光度法,GB/T 18066-2000 居住区大气臭氧检测的标准方法是硼酸碘化钾比色法。

(一) 丁子香酚分光光度法

1. 原理 空气中的臭氧与丁子香酚反应生成甲醛,甲醛与二氯亚硫酸汞钠及盐酸副玫瑰苯胺(PRA)反应生成紫红色化合物,于 560nm 波长处测定吸光度值,进行比色定量。反应式如下:

$$\text{OH, OCH}_3, \text{CH}_2\text{CH=CH}_2 \xrightarrow{O_3} HCHO \xrightarrow[\text{PRA}]{\text{Na}_2[\text{HgCl}_2\text{SO}_3]} \text{紫红色化合物}$$

2. 采样 串联 2 只大型气泡吸收管,前管装丁子香酚,后管装水,以 2L/min 流量采样,采集时间在 15 分钟内,记录采样时的温度和气压。采样后,立即封闭大型气泡吸收管的进出气口,保存于清洁的容器中,尽快测定。以水作为吸收液装在大型气泡吸收管中,除不连接空气采样器外,其余操作与样品相同,作为样品空白。

3. 样品处理 用吸收液洗涤大气泡吸收管的进气管内壁 3 次,摇匀。取一定量的吸收液于具塞比色管中,供测定。若吸收液中甲醛浓度超过测定范围,可用水稀释后测定,计算时乘以稀释倍数。

4. 样品测定 配制甲醛标准系列。向各标准管、样品溶液和样品空白对照溶液中加入二氯亚硫酸汞钠溶液,摇匀,加入盐酸副玫瑰苯胺溶液,摇匀。于 30℃ 水浴中加热 20 分钟后,于 560nm 波长处测量各管吸光度值。以测得的吸光度值对相应的甲醛浓度(μg/ml)绘制标准曲线或计算回归方程,由标准曲线或回归方程求得样品中臭氧含量,按下式计算含量。

$$\rho = \frac{V \times (\rho_1 - \rho_0)}{V_0} \times 2.46$$

式中,ρ 为空气中臭氧的浓度,mg/m^3;V 为样品吸收液的体积,ml;ρ_1 为测得的样品吸收液中甲醛的浓度,μg/ml;ρ_0 为测得的样品空白吸收液中甲醛的浓度,μg/ml;2.46 为甲醛换算成臭氧的系数;V_0 为标准采样体积,L。

5. 方法说明

(1)采样流速和显色温度会影响测定结果,应严格控制。

(2)若空气中有甲醛存在时,需多串联1只吸收管以测定甲醛,由测定结果中减去,空气中共存的氧化氮不干扰测定。

(3)四氯汞钠溶液中亚硫酸钠的含量对显色影响很大,应将其浓度控制在 $1\sim1.4$ mg/ml,这样显色较稳定,灵敏度较高。

(4)本法的定量下限为 $0.06\mu g/ml$,以采集30L空气样品计最低定量浓度为 0.02 mg/ m^3,定量测定范围为 $0.06\sim2\mu g/ml$。

(二)靛蓝二磺酸钠分光光度法

1. 原理　在磷酸盐缓冲液存在下,空气中的臭氧与吸收液中蓝色的靛蓝二磺酸钠等摩尔反应,褪色生成靛红二磺酸钠,在610nm波长处测定吸收液中剩余的靛蓝二磺酸钠吸光度值,间接求得空气中臭氧浓度。反应式如下:

$$\text{NaO}_3\text{S} \quad \overset{\text{O}_3}{\longrightarrow} \quad 2 \quad \text{NaO}_3\text{S}$$

2. 采样　在0.5L/min流速下,以靛蓝二磺酸钠(IDS)为吸收液,用多孔玻板吸收管避光采气 $5\sim30$ L。当吸收液与现场空白样品比较褪色约60%时,应立即停止采样。记录采样时的气温和气压。

以同批配制的IDS作为吸收液装在多孔玻板吸收管,除不连接空气采样器外,其余操作与样品相同,作为样品空白。

3. 样品测定　采样后,将样品溶液移入容量瓶中,用水多次洗涤吸收管,定容。配制IDS标准系列,以水作参比,在波长610nm处测量各管吸光度值。以标准系列中对应的臭氧浓度为横坐标,零浓度管的吸光度值(A_0)与各标准系列管的吸光度值(A)之差为纵坐标,建立标准曲线的回归方程,根据回归方程以及样品空白与样品间的吸光度值之差计算样品中臭氧含量。

4. 方法说明

(1)采样后样品应严格避光,在室温暗处存放可至少稳定3天。如果确定空气中臭氧的浓度较低,不会发生穿透时,可以采用棕色玻板吸收管采样。

(2)此方法为褪色反应,吸收液的体积直接影响结果的准确度,故吸收液要准确加入。

(3)一般情况下,空气中氯气、二氧化氯的浓度比较低,不会造成显著误差,当这些气体浓度较高时干扰测定,使臭氧的结果偏高。空气中的二氧化氮干扰测定,使结果偏高,约为二氧化氮质量浓度的6%。空气中二氧化硫、氟化氢、过氧乙酰硝酸酯(PAN)和硫化氢的浓度分别高于 $750\mu g/m^3$、$2.5\mu g/m^3$、$1800\mu g/m^3$ 和 $110\mu g/m^3$ 时,干扰臭氧的测定。

(4)当采样体积为30L时,本标准测定空气中臭氧的检出限为 0.010 mg/ m^3,测定下限为 0.040 mg/ m^3。当采样体积为30L时,吸收液浓度为 $2.5\mu g/L$ 或 $5.0\mu g//L$ 时,测定上限分别为 0.50 mg/ m^3 或 1.00 mg/ m^3。

(三)紫外光度法

1. 原理　样品空气以恒定的流速进入仪器的气路系统,通过除湿器和颗粒物过滤器后分为两路,一路为样品空气;另一路通过选择性臭氧洗涤器成为零空气(zero air),两路空气分别进入样品吸收池和参比池,或在电磁阀的控制下交替进入吸收池,根据臭氧对253.7nm紫外光具有特征吸收的性质,检测臭氧样品的透光率,根据朗伯-比尔定律,由透光率按下式计算臭氧浓度:

$$\ln(I/I_0) = -a\rho d$$

式中,I_0 为零空气通过吸收池检测的光强度;I 为样品空气通过吸收池检测的光强度;I/I_0 为臭氧样品的透光率;a 为臭氧在253.7nm的吸收系数,$1.44 \times 10^{-5} m^2/\mu g$;$d$ 为吸收池光程,m;ρ 为采样温度压力条件下臭氧的浓度,$\mu g/m^3$。

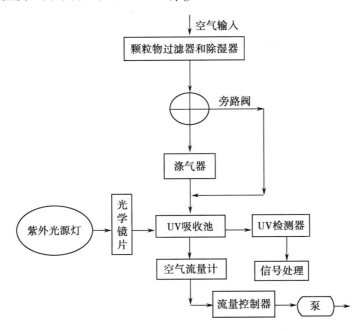

图6-7 典型紫外光度法臭氧测定系统示意图

2. 样品测定

(1)仪器校准:使用前,用紫外校准光度计校准环境臭氧分析仪,紫外校准光度计的构造和原理与环境臭氧分析仪类似。

第一步:用紫外校准光度计校准传递标准(transfer standard),包括臭氧发生器类以及紫外臭氧分析仪类。根据实验室条件两者选其一。

选择臭氧发生器类作为传递标准时,连接零空气、臭氧发生器、紫外校准光度计,调节零空气流量使臭氧发生器产生不同浓度的臭氧,用紫外校准光度计测量其浓度值,用该测定值对应臭氧发生器的浓度值,对其进行校准,达到相应要求方可使用。

选择紫外臭氧分析仪类作为传递标准时,连接零空气、臭氧发生器、紫外校准光度计和紫外臭氧分析仪,校准过程与前者相同,以紫外校准光度计的测定值对应臭氧分析仪的响应值,对其进行校准,达到相应要求方可使用。

第二步:用传递标准校准环境臭氧分析仪。连接零空气、臭氧发生器、环境臭氧分析仪和经过校准的传递标准,步骤同上,以传递标准的参考值对应环境臭氧分析仪的响应值,进行校准,达到相应要求方可使用。

如果实验室条件允许可以直接使用紫外校准光度计校准环境臭氧分析仪。

(2)样品测定:按照仪器的操作说明正确设置各种参数,向仪器中导入零空气和样气,

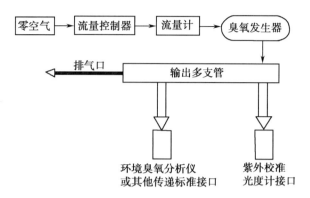

图 6-8 典型臭氧校准气路示意图

检查零点和跨度,记录采样时的气温和气压,用合适的记录装置记录臭氧浓度。

3. 方法说明

(1)零空气是指不含臭氧、碳氢化合物、氮氧化合物及任何能使臭氧分析仪产生紫外吸收的其他物质的空气。不同来源的零空气可能含有不同残余物而产生不同的吸收,因此,测定用零空气的气源必须与校准时臭氧发生器所用的气源相同。

(2)紫外校准光度计用于校准环境臭氧分析仪或臭氧的传递标准,不能用于检测环境空气。该仪器应每年用臭氧标准参考光度计(SRP)比对或校准一次。

(3)传递标准是指经过紫外校准光度计或 SRP 校准后,可用来向现场的环境臭氧分析仪传递准确度的工作标准,应至少每 6 个月用紫外校准光度计或 SRP 校准一次。

(4)空气中的颗粒物会破坏臭氧,使测定结果偏低,需用聚四氟乙烯滤膜除去,应根据采样体积和环境中颗粒物浓度定期更换滤膜,一片滤膜最长使用时间不得超过 14 天。

(5)当样品空气于采样管间停留时,一氧化氮和臭氧会发生反应,使测定结果不准确,这种影响需校正。

(6)环境空气中浓度低于 $0.2mg/m^3$ 的常见污染物不干扰臭氧的测定。空气中 SO_2 和 NO_2 的浓度分别为 $1.3mg/m^3$ 和 $0.94mg/m^3$ 时,对臭氧的干扰分别约为 $8\mu g/m^3$ 和 $2\mu g/m^3$。

(7)此方法适用于测定环境空气中 $0.003 \sim 2mg/m^3$ 的臭氧。

第六节 硫化物及硫酸盐化速率的测定

一、概述

(一)理化性质

硫化氢(hydrogen sulfide)是一种无色、有腐蛋臭味的酸性气体,分子式 H_2S,分子量 34.08,相对蒸气密度为 1.19,沸点为 $-61.8℃$,熔点为 $-82.8℃$。硫化氢溶于水呈弱酸性。硫化氢与空气混合,体积分数达 $4.3\% \sim 46\%$ 时就形成一种爆炸混合物。硫化氢具有较强的还原性,很容易被氧气、二氧化硫、氯气等氧化,在空气中燃烧生成二氧化硫,与许多金属离子反应生成难溶于水和酸的硫化物沉淀。

硫酸(sulfuric acid)为无色油状液体,分子量 98.07,相对密度 $1.84g/cm$,熔点 $10.37℃$,沸点 $338℃$,在 $340℃$ 时分解,在空气中迅速吸收水分。

在空气中,二氧化硫经光化学氧化、催化氧化、游离反应或与氧原子反应都可以形成硫酸。大量密集的硫酸在大气中弥漫,形成硫酸雾;大多数硫酸雾的粒径小于 $3\mu m$。在空气中,硫酸遇到氨及其他无机离子又可形成各种硫酸盐,它们在空气中呈气溶胶状态。硫化物的这种演化过程称为硫酸盐化速率(sulphation rate),它可以反映出城市空气污染的程度。

（二）污染源

空气中的硫化物主要是硫化氢、二氧化硫、三氧化硫、硫酸及硫酸盐。

空气中硫化氢的污染主要来源于采矿和有色金属冶炼、人造纤维、天然气净化、硫化染料、石油精炼、煤气制造、污水处理、造纸等生产工艺及有机物腐败过程。另外,天然气、火山喷气、矿泉中也常伴有硫化氢存在。生产设备损坏、输送硫化氢管道和阀门漏气、违反操作规程、生产故障等原因导致硫化氢溢出时,可能引起职业性硫化氢中毒;含硫化氢的废气、废液排放不当,以及在疏通阴沟、粪池等意外接触硫化氢时,也可能引起硫化氢中毒。

硫化物的污染源很多,生产使用硫酸的工厂,以煤、石油或重油为原料、燃料的工厂,以及家庭燃煤都可能排放硫酸雾或硫化氢气体等,它们都是硫化物的污染源。硫化物烟雾中的二氧化硫氧化成为三氧化硫后,与空气中的水分结合即生成硫酸雾。空气中的相对湿度为50%时,二氧化硫含量达到20%即可形成硫酸雾。

（三）危害

硫化氢是一种剧毒物质,吸入少量高浓度硫化氢可在短时间内致命,其作用的主要靶器官是中枢神经系统和呼吸系统。硫化氢是强烈的神经毒物,低浓度时具有兴奋作用,高浓度时具有抑制作用,可出现头痛、头晕、共济失调甚至昏迷。对于呼吸系统的损害可见化学性支气管炎、肺炎、肺水肿、急性呼吸窘迫综合征等。另外,硫化氢对于心脏、眼睛及皮肤黏膜等多组织器官均有损害,可发生心悸、胸闷或心绞痛样症状及眼睛、黏膜明显的刺激症状。

硫酸对皮肤、黏膜等组织有强烈的刺激和腐蚀作用。其毒作用主要表现为上呼吸道刺激或呼吸系统的损害,硫酸雾粒子被人和动物大量吸入肺泡后,可导致肺水肿或肺组织硬化而死亡。长期接触硫酸雾或硫酸蒸气,可导致牙齿酸蚀症、慢性支气管炎、支气管扩张等胸部病变。

（四）卫生标准

GBZ 2.1-2007 工作场所有害因素职业接触限值规定,硫化氢的最高容许浓度为10mg/m^3;硫酸及三氧化硫的时间加权平均容许浓度为1mg/m^3,短时间接触容许浓度为2mg/m^3。

二、常用测定方法

空气中硫化氢含量的测定方法很多,有亚甲蓝分光光度法、硝酸银比色法、气相色谱法、荧光光度法、原子吸收法、导数示波极谱法和阳极溶出伏安法等。现场常用的快速化学分析法和仪器分析方法有乙酸铅检测管法、乙酸铅指示纸法、硫化氢库仑检测仪法和硫化氢气敏电极检测仪法等。亚甲蓝分光光度法灵敏度高、稳定性好,2013 年修订的 GBZ/T 160.115 推荐该方法为工作场所空气中硫化氢的标准测定方法。

空气中硫酸雾的测定方法有离子色谱法、氯化钡比浊法、硫酸钡比浊法、二乙胺分光光度法和铬酸钡二苯偕肼分光光度法等。二乙胺分光光度法测定硫酸雾,基本上不受颗粒物中硫酸盐的干扰。2013 年修订的 GBZ/T 160.116 工作场所空气中三氧化硫和硫酸的标准测定方法为离子色谱法,该法灵敏、准确、干扰少,不但可测定硫酸和硫酸盐总量,而且还可分别测定两者的含量。

空气中硫酸盐化速率的测定方法有离子色谱法、二氧化铅法、碱片重量法、碱片铬酸钡分光光度法、EDTA 配合滴定法、火焰原子吸收法等。离子色谱法测定空气中硫酸根离子的灵敏度高、快速、分离效果好,但仪器较贵。二氧化铅法不需采样动力,简便易行,取样时间长,测量的结果是一个污染累积数据,其测定结果能较好地反映出采样地区的污染趋势。

（一）亚甲蓝分光光度法测定硫化氢

1. 原理　以乙酸锌溶液为吸收液,用多孔玻板吸收管采集空气中的硫化氢气体。在强酸性溶液中,在铁离子存在下,硫离子与 N,N-二甲基对苯二胺反应生成亚甲蓝,于 665nm 波长处测量吸光度值,标准曲线法定量硫化氢。反应式如下:

$$2\;\underset{(CH_3)_2N}{\overset{NH_2}{\text{〈〉}}} + S^{2-} \xrightarrow{Fe^{3+}} (CH_3)_2N\text{〈〉}S\text{〈〉}N^+(CH_3)_2$$

2. 采样　串联 2 只多孔玻板吸收管,以乙酸锌溶液为吸收液,0.25L/min 流速,以定点采样方式,采集 ≤15min 的空气样品。采样后,立即封闭吸收管的进出气口,置于清洁的容器内运输和保存,尽快测定。样品空白:取装有乙酸锌溶液的多孔玻板吸收管,除不连接空气采集器采集空气样品外,其余操作同样品。每组样品制备 2~10 个样品空白。

3. 样品处理　用采过样的吸收液洗涤多孔玻板吸收管的进气管内壁 3 次,摇匀。前后管各取一定量吸收液于 2 只具塞比色管中,供测定。

4. 样品测定　配制硫化氢标准系列。向各标准管、样品溶液和样品空白对照溶液中各加入 N,N-二甲基对苯二胺显色剂,摇匀,放置 1 分钟,加入硫酸铁铵溶液,摇匀,放置 20 分钟,于 665nm 波长处测量吸光度值。由标准曲线或回归方程求得样品和样品空白中硫化氢含量,然后计算出空气中硫化氢的浓度（mg/m³）。

5. 方法说明

（1）硫化氢标准溶液应临用现配。

（2）采样后应立即进行测定,或在吸收管中立即加入显色剂和硫酸铁铵溶液,带回实验室测定吸光度值。若吸收液中硫化氢的浓度超过测定范围,可用乙酸锌溶液稀释后测定,计算时乘以稀释倍数。

（3）本方法的检出限为 0.003μg/ml,定量测定范围为 0.01~0.6μg/ml。实际检测时的测定范围不能超过本法测定范围的上限。

（二）离子色谱法测定三氧化硫和硫酸雾

1. 原理　以碳酸盐溶液为吸收液,用多孔玻板吸收管采集空气中的气体、雾态的三氧化硫和硫酸,或用硅胶管采集、碳酸盐溶液解吸;硫酸雾也可用超细玻璃纤维滤纸采集、碳酸盐溶液洗脱。经阴离子色谱柱分离,电导检测器检测,保留时间定性,峰高或峰面积定量。

2. 采样

（1）硅胶管采样:打开硅胶管两端,在采样点以定点或个体采样方式。①短时间采样,以 500ml/min 流量采集 15 分钟空气样品;②长时间采样,以 200ml/min 流量采集 2~4 小时空气样品。采样后,立即封闭硅胶管的两端,置于清洁容器内保存和运输,样品在 4℃ 冰箱内可保存 7 天。

样品空白:硅胶管除不连接空气采集器采集空气样品外,其余操作同样品。每组样品制备 2~10 个样品空白。

（2）超细玻璃纤维滤纸采样：用装有超细玻璃纤维滤纸的采样夹，在采样点以定点或个体采样方式采样。①短时间采样，用采样夹以5L/min流量采集15分钟空气样品；②长时间采样，用小采样夹以2L/min流量采集2~8小时空气样品。采样后，将超细玻璃纤维滤纸的采样面朝里对折，具塞刻度试管中运输和保存，样品在4℃冰箱内可保存7天。

样品空白：装有超细玻璃纤维滤纸的采样夹除不连接空气采样器采集空气样品外，其余操作同样品。每组样品制备2~10个样品空白。

（3）吸收管采样：用装有碳酸盐溶液的多孔玻板吸收管，在采样点以500ml/min流量、以定点采样方式采集≥15分钟的空气样品。采样后，立即封闭吸收管的进出气口，在清洁的容器中保存和运输，样品在室温下可保存7天。

样品空白：装有碳酸盐溶液的多孔玻板吸收管除不采集空气样品外，其余操作同样品。每组样品制备2~10个样品空白。

3. 样品处理

（1）硅胶管法：把采过样的前后段硅胶管分别倒入具塞刻度试管中，各加入碳酸盐溶液后封闭，振摇1分钟，解吸30分钟，解吸液供测定用。

（2）超细玻璃纤维滤纸法：将碳酸盐溶液加入装有采过样的超细玻璃纤维滤纸的具塞刻度试管中，封闭，振摇1分钟，洗脱30分钟，洗脱液供测定用。

（3）吸收管法：多孔玻板吸收管的进气管内壁以采过样的吸收液洗涤3次，定量转移入具塞刻度试管中，吸收液供测定用。

4. 样品测定

（1）离子色谱仪操作条件：阴离子色谱柱（250mm×4mm）；电导检测器范围0~1000μs/cm；流动相为碳酸盐溶液；流动相流量为1.2ml/min。

（2）测定：配制硫酸根标准系列，按照仪器操作条件，将离子色谱仪调节至最佳测定状态，进样25μl，分别测定标准系列、样品溶液和空白溶液的峰高或峰面积，由标准曲线或回归方程求得样品溶液中硫酸根的浓度（μg/ml），然后计算出空气中硫酸的浓度（mg/m³）。

5. 方法说明

（1）若样品液中硫酸的浓度超过测定范围，可用碳酸盐溶液稀释后测定，计算时乘以稀释倍数；若样品溶液中有沉淀，经针头式过滤器过滤后测定。

（2）本法的检出限为0.10μg/ml，定量测定范围为0.33~5μg/ml，最低检出浓度为0.07mg/m³，最低定量浓度为0.2mg/m³（以采集7.5L空气样品计）。

（3）本法可以同时测定空气中的HF、HCl、HNO_3和H_2SO_4。

（三）二氧化铅法测定硫酸盐化速率

1. 原理　空气中二氧化硫、硫酸雾、硫化氢等与采样管中的二氧化铅反应生成硫酸铅，硫酸铅再与氯化钡作用形成硫酸钡沉淀，用重量法测定。其结果以每天在$100cm^2$面积的二氧化铅涂层上所含三氧化硫毫克数表示。主要反应式：

$$SO_2 + PbO_2 \longrightarrow PbSO_4$$
$$H_2S + PbO_2 \longrightarrow PbO + S + H_2O$$
$$PbO_2 + O_2 + S \longrightarrow PbSO_4$$
$$PbSO_4 + BaCl_2 \longrightarrow BaSO_4 \downarrow + PbCl_2$$

2. 采样　在现场从密闭的容器中取出制备好的二氧化铅瓷管，安放在百叶箱中心，暴露采样一个月。按照灰尘自然沉降量的采样方法,设计采样点和取样时间。收样时,将样品瓷管放在密闭容器中,带回实验室。在运送过程中将样品瓷管悬空固定放置,以免二氧化铅涂层面被摩擦脱落。

3. 样品处理 采样后,准确测量瓷管上二氧化铅的涂布面积。将二氧化铅瓷管放入烧杯中,用少量碳酸钠溶液淋湿涂层,用镊子取下纱布,然后用碳酸钠溶液冲净瓷管,搅拌,盖上表面皿放置过夜;或在不断搅拌下放置4小时。将烧杯放在沸水浴或电热板上加热1小时,不时搅拌并补充水,使保持一定的体积。趁热用中速滤纸过滤,以倾注法用热水洗涤沉淀5~6次,合并滤液及洗液,即为样品溶液。

4. 样品测定 向样品溶液中滴加甲基橙指示剂,以盐酸溶液中和至溶液呈红色,再多加少许盐酸溶液。置沸水浴中加热以驱除二氧化碳,至不再产生气泡为止。继续加热浓缩至一定体积,取下,趁热在不断搅拌下,逐滴加入氯化钡溶液,至硫酸钡沉淀完全,再置于水浴上搅拌加热10分钟。待溶液澄清后,沿杯壁滴加数滴氯化钡溶液,以检查沉淀是否完全。静置数小时后,将硫酸钡沉淀移入已恒重的玻璃砂芯坩埚中,用温水洗涤沉淀数次,仔细地用淀帚将附着在烧杯内壁的沉淀擦下,洗入玻璃过滤坩埚中,一直洗到滤液中不含氯离子为止(用10g/L硝酸银溶液检查)。将沉淀于105℃下干燥至恒重。坩埚的两次质量之差为样品管上硫酸钡的质量。

在每批样品测定的同时,取同一批制备和保存的未采样的二氧化铅瓷管,按上述相同操作步骤作试剂空白测定。

用下式计算空气中硫酸盐化速率:

$$C = (m - m_0) \cdot \frac{M_{SO_3}}{M_{BaSO_4}} \cdot \frac{100}{S} \cdot \frac{1}{n}$$

$$C = \frac{34.3(m - m_0)}{S \cdot n}$$

式中,C为空气中硫酸盐化速率,$mg(SO_3)/[100cm^2(PbO_2 \cdot d)]$;$m$为采样管上硫酸钡的质量,$mg$;$m_0$为空白管上硫酸钡的质量,$mg$;$S$为二氧化铅的实际涂布面积,$cm^2$;$n$为二氧化铅瓷管暴露采样的天数。

5. 方法说明

(1)影响大气中硫酸盐化速率的因素:①瓷管表面二氧化铅涂层厚度,要求均匀一致,否则影响含硫化物的吸收,使测定结果偏低;②风速,硫酸盐化速率与风速的4次方根成反比;③温度,温度每上升1℃,硫酸盐化速度下降0.4%。25~40℃时,温度对硫酸盐化速度的影响甚微;④含硫化合物的种类及浓度,浓度大时硫酸盐化速度快;⑤二氧化铅涂层表面的湿度,湿度大时硫酸盐化速度快;⑥二氧化铅的粒度,粒度越细,表面活性越大,硫酸盐化速度越快。

(2)空气中甲基硫醇CH_3SH易被二氧化铅氧化,其反应式为:

$$PbO_2 + 2CH_3SH \longrightarrow CH_3SSCH_3 + PbO + H_2O$$

此反应虽能发生,但不能生成硫酸盐或硫酸铅,不干扰测定。

(3)本法对硫化物测得的是一个相对暴露指数,而不是一个绝对数量或浓度,与大气中二氧化硫浓度值之间的关系较为复杂,不易相互换算。

(4)本方法的检出限为$0.05mg(SO_3)/[100cm^2(PbO_2) \cdot d]$。

第七节　氟及其化合物

一、概述

（一）理化性质

氟（fluorine）是具有特殊臭味的淡黄色气体，相对于空气密度为 1.69，熔点 -219.6℃，沸点 -188.1℃。气态氟可被液化或固化，液态氟呈姜黄色，固态氟为白色。氟是最活泼的非金属元素，是一种强氧化剂，可从非氟化物中置换出其他非金属元素，几乎能与所有的非金属、金属元素发生剧烈反应，生成氟化物，所以自然界中几乎没有单质的氟，但大多数氟化物却非常稳定，含氟塑料和含氟橡胶具有抗高温、抗酸碱、抗氧化、耐水、耐光和耐辐射的优良特性。

氟化物（fluoride）包括无机氟化物和有机氟化物。造成空气污染的氟化物中，大部分是氟化氢（fluorine hydride），还有少量的氟化硅（silicon tetrafluoride）、氟化碳（CF_4）等。含氟粉尘主要是磷灰石 $[3Ca_3(PO_4)_2 \cdot CaF_2]$、冰晶石（$Na_3AlF_6$）和萤石（$CaF_2$）以及氟化铝（$AlF_3$）和氟化钠（$NaF$）等。

氟化氢是无色的具有刺激性臭味的气体，相对于空气的密度为 0.69，熔点 -83.7℃，沸点 19.7℃。氟化氢可被液化成无色液体。氟化氢常以双分子形式存在。无水氟化氢是一种强酸，其酸度相当于浓硫酸，也有很强的脱水能力。氟化氢气体极易溶于水、醇和醚，其水溶液称为氢氟酸，在潮湿的空气中形成雾。无水氟化氢和 40% 氢氟酸在空气中发生烟雾，其蒸气具有强烈的腐蚀性。氢氟酸能腐蚀玻璃，使硅酸盐转变成气态四氟化硅和氟化钙沉淀等。

四氟化硅是一种无色的窒息性气体，相对于空气的密度为 3.58，熔点 -90.2℃，沸点 -86℃。四氟化硅能溶于乙醇和强酸，遇水生成硅酸和氟化氢，同时有烟雾生成。

（二）污染源

火山爆发、高氟温泉、含氟岩石的风化以及化石燃料的燃烧等都会释放出氟化物，这些氟化物可以气态和颗粒状固态的形式分布在空气中。空气中氟化物污染的主要来源是工业生产过程，以磷灰石、冰晶石和萤石为原料的钢铁厂、制铝厂、砖瓦厂和磷肥厂等工矿企业都产生大量的氟化氢或氟化物粉尘。一些矿山的开采、含氟煤的燃烧也产生氟化物。由于氟极易与空气中的水汽化合成氟化氢，所以排入空气中的氟多以氟化氢形式存在。

（三）危害

氟化物，特别是氟化氢属于高毒类化合物，对人的呼吸系统、皮肤和眼结膜有强烈的刺激和腐蚀作用，皮肤接触氟化氢后，可导致蛋白脱水、溶解，组织发生液性坏死。氟化物主要由呼吸道进入人体，人体长期吸入低浓度的氟化物，可发生慢性中毒。中毒者发生鼻炎、鼻黏膜溃疡甚至鼻中隔穿孔，同时伴有窒息性干咳、声音嘶哑及慢性支气管炎等症状，还能导致牙齿、骨骼等病变。吸入高浓度的氟化物，能导致急性中毒，严重者可发生反射性窒息或出血性肺水肿和肾功能异常。氟化氢浓度达到 400~430mg/m³ 时，可导致人急性中毒死亡。吸收后的氟离子可与体液中的钙离子结合生成难溶性的氟化钙，氟化钙可沉着于骨骼表面，导致骨质硬化，造成骨骼钙磷代谢紊乱，进而发生骨质疏松症，同时体液中钙离子浓度的降低可导致低血钙症。氟化物干扰人体内多种酶的生物活性。空气中的氟化物不但危害人体和动物,同样对某些植物的生长也有明显的损害。

氟也是人体正常组成的元素之一,它是维持人体健康所必需的微量元素,一定量的氟可以预防龋齿病的发生。

(四)卫生标准

GBZ 2.1-2007 工作场所有害因素职业接触限值规定,空气中氟化氢(按 F 计)的最高容许浓度为 2mg/m³;氟化物(不含氟化氢,按 F 计)的时间加权平均容许浓度为 2mg/m³。GB 3095-2012 环境空气质量标准规定氟化物(按 F 计)参考浓度限值为:城市地区,1 小时平均 20μg/m³,24 小时平均 7μg/m³;牧业区、以牧业为主的半农半牧区和蚕桑区,月平均 1.8μg/(dm²·d),植物生长季平均 1.2μg/(dm²·d);农业和林业区,月平均 3.0μg/(dm²·d),植物生长季平均 2.0μg/(dm²·d)。

二、常用测定方法

空气中氟化物的测定方法主要有氟离子选择电极法、离子色谱法、氟试剂-镧盐比色法、茜素磺酸钠-锆盐比色法及羊毛青 R-锆盐比色法等。氟离子选择电极法具有灵敏度高、准确度好、干扰因素少、操作简便等优点被广泛应用。2013 年修订的 GBZ/T 160.36 推荐离子色谱法和离子选择电极法测定工作场所空气中的氟化氢和氟化物;HJ 480-2009 和 HJ 481-2009 规定氟离子选择电极法为我国测定环境空气中氟化物浓度的标准方法。

(一)离子色谱法测定氟化氢

1. 原理　用碳酸盐溶液为吸收液,多孔玻板吸收管采样,或用硅胶管采集空气中氟化氢(氢氟酸),碳酸盐溶液解吸后,进样,经离子色谱柱分离,电导检测器检测,保留时间定性,峰高或峰面积定量。

2. 采样

(1)吸收管采样:取多孔玻板吸收管,加入碳酸盐溶液,在采样点以 500ml/min 流量、以定点采样方式采集≤15 分钟的空气样品。采样后,立即封闭吸收管的进出气口,置于清洁容器内运输和保存,样品在室温下可保存 7 天。

样品空白:装有碳酸盐溶液的多孔玻板吸收管除不连接空气采样器采集空气样品外,其余操作同样品。

(2)硅胶管采样:打开硅胶管两端,以 500ml/min 流量、以定点或个体采样方式在采样点采集≤15 分钟空气样品。采样后,立即封闭硅胶管的两端,置于清洁容器内运输和保存,样品在室温下可保存 7 天。

样品空白:硅胶管带除不连接空气采样器采集空气样品外,其余操作同样品。

3. 样品处理

(1)吸收管法:多孔玻板吸收管的进气管用采过样的吸收液洗涤内壁 3 次,之后转移入具塞刻度试管中,用针头式过滤器过滤后供测定用。

(2)硅胶管法:将采过样的前后段硅胶分别倒入溶剂解吸瓶中,加入碳酸盐溶液后封闭,沸水浴中解吸 10 分钟。取出冷却,经针头式过滤器过滤后供测定用。

4. 样品测定

(1)离子色谱仪操作条件:阴离子色谱柱(250mm×4mm);电导检测器范围 0~1000μs/cm;流动相为碳酸盐溶液;流动相流量 1.2ml/min。

(2)测定:配制 0.0~2.0g/ml 的氟标准系列,按照仪器操作条件,将离子色谱仪调节至最佳测定状态,进样 25μl,分别测定标准系列、样品溶液和空白溶液的峰高或峰面积,由标准曲线或回归方程求得样品溶液中氟的浓度(μg/ml),然后计算出空气中氟化氢(以氟计)的浓度(mg/m³)。

5. 方法说明

(1)现场空气中若有氟化物共存,采样时,宜在吸收管或硅胶管前串联装有超细玻璃纤维滤纸的小采样夹,用于除去气溶胶态氟化物;现场若共存其他蒸气态氟化物时可能干扰测定。

(2)若样品溶液中氟浓度超过测定范围,可用碳酸盐溶液稀释后测定,计算时乘以稀释倍数。

(3)本方法的检出限为 0.05μg/ml,定量测定范围为 0.17~2μg/ml,最低检出浓度为 0.03mg/m³,最低定量浓度为 0.1mg/m³(以采集 7.5L 空气样品计)。

(二)滤膜采样氟离子选择电极法测定氟化物

1. 原理 含有氟化物的空气通过磷酸氢二钾浸渍的滤膜时,氟化物被固定或阻留在滤膜上,用盐酸溶液浸溶后,以氟离子选择电极法测定。

将氟离子选择电极、饱和甘汞电极插入含氟离子溶液中,构成电池,一定条件下,电池的电动势与溶液中氟离子的活度的负对数呈线性关系:

$$E = K - \frac{2.303RT}{F}\lg a_{F^-}$$

式中,E 为电池的电动势,mV;K 为电极本身性能所决定的常数;R 为气体常数,其值为 8.314J/(mol·K);T 为温度,K;F 为法拉第常数,其值为 96487C/mol;a_{F^-} 为氟离子的活度,mol/L。

当温度为 25℃时,上式可简化为:

$$E = K - 0.059\lg a_{F^-}$$

当待测离子浓度 $c_{F^-} < 10^{-2}$mol/L 时,活度系数为 1,可以用 c_{F^-} 代替 a_{F^-}。根据测得的电动势,用回归方程求得氟含量,计算出空气中氟化物的浓度。

2. 采样 在滤膜夹中装入两张磷酸氢二钾浸渍滤膜,中间用 2~3mm 厚的滤膜垫圈隔开,以 100~120L/min 的流速(气流线速约为 0.3~0.4m/s)采气 10m³ 以上。采样后,用干净镊子将样品膜取出,对折放入塑料袋(盒)中,密封好带回实验室。采集后的样品贮存在实验室干燥器(干燥器内不加干燥剂)中,必须在 40 天内完成分析。

现场空白:浸渍后的空白滤膜除不采集空气样品外,其余操作同样品。

3. 样品处理 将样品膜剪成约为 5mm×5mm 的小碎块,放入聚乙烯塑料杯中,以浓度为 2.5mol/L 盐酸溶液超声提取 30 分钟,待溶液冷至室温,再加入 1.0mol/L 的氢氧化钠溶液、总离子强度调节缓冲溶液(TISAB)和水,然后放置 3 小时后测定,放置时间不应超过 5 小时。

4. 样品测定

(1)标准曲线的制备:分别取一定量的 F⁻ 标准使用液,依次加入盐酸溶液、氢氧化钠溶液、TISAB 溶液和水于聚乙烯塑料烧杯中,配制氟标准系列。将离子活度计接通,将清洗好的氟离子选择电极及饱和甘汞电极插入制备好的待测液中。从低浓度到高浓度逐个测定电池的电动势,同时记录测定时的温度。

以测得的电池电动势对氟离子浓度的对数(logc)进行线性回归,要求相关系数 r >

0.999,斜率符合(54 + 0.2t)mV(t 为温度,℃)。

(2)样品的测定:处理好的试样按标准曲线的测定方法测定。根据回归方程求得氟含量,然后计算出空气中氟化物的质量浓度($\mu g/m^3$)。

(3)空白值测定:随机抽取未经采样的磷酸氢二钾浸渍滤膜 4~5 张,分别用标准加入法进行测定,即在剪碎的空白膜中加入氟化钠标准溶液,然后按样品测定方法测定其氟含量,空白滤膜氟含量为测定值减去加入的标准氟含量,取其平均值为空白滤膜的氟含量(空白滤膜的氟含量每张不应超过 1μg)。

5. 方法说明

(1)不得用手指触摸电极的膜表面,若电极的膜表面被玷污,必须先用甲醇、丙酮或洗涤剂等清洗干净后方能使用。插入电极前不要搅拌溶液,以免在电极表面附着气泡,影响测定的准确度。

(2)氟离子选择电极使用的适宜酸度为 pH = 5.0~7.0,pH 过高或过低都会给测定结果带来误差。当试液 pH < 5.0 时,试液中的 F^- 将与 H^+ 结合生成 HF 或 HF_2^-。由于氟离子选择电极对 HF 和 HF_2^- 不响应,故使测定结果偏低。反之,当 pH 过高时,溶液中的 OH^- 浓度增加,由于 OH^- 的离子半径为 0.135nm,F^- 的离子半径为 0.133nm,两者相近,且都为负一价离子,所以 OH^- 可以置换出氟离子选择电极的氟化镧单晶中的氟,从而增加了溶液中的 F^- 浓度,使测定结果偏高。

(3)由电位值与溶液中氟离子活度的负对数呈线性关系可见,温度对测定结果有影响,当温度改变时,电极斜率 $\dfrac{2.303RT}{F}$ 改变,从而引起电池电动势的改变,对测定结果产生影响。故要求在测定标准系列和样品液时的温度基本一致,最大温差在 ±2℃ 范围内,否则必须进行温度校正。

(4)用氟离子选择电极测定前,先向标准系列各管及样品管各加一定量的 TISAB,其作用是:①控制试液的离子活度基本一致,从而消除由于试液之间活度差异给测定结果带来的影响;②维持试液 pH = 5.0~5.5,从而消除 pH 值过高或过低带来的影响;③缓冲液中的柠檬酸盐能与 Al^{3+}、Fe^{3+} 形成稳定的络合物,使 F^- 从氟的铝、铁络合物中释放出来,从而消除试液中 Al^{3+} 和 Fe^{3+} 的干扰。

(5)氟离子选择电极测定氟离子的浓度范围一般为 10^{-6}~10^{-1}mol/L。当 F^- 浓度太大时,可使 F^- 的活度系数变小,超过了总离子强度调节缓冲液的缓冲范围,使标准曲线发生弯曲。当 F^- 浓度太小时,会因氟离子选择电极上的氟化镧单晶溶解而释放出 F^-,影响测定结果。

(6)空白值的不稳定会直接影响测定结果的准确性,因此每批乙酸-硝酸纤维滤膜都应做空白试验。若现场空白与实验室空白相差过大,需查找原因,重新采样。要求每一次采样至少做 2 个现场空白。

第八节　氰化氢和氰化物

一、概述

(一)理化性质

氰化物(cyanide)是一类含有氰基(CN)的物质,大部分有剧毒。氰基中碳原子与氮原子以三键相连,这使得氰基的稳定性很高。该基团的理化性质与卤素相似,被称为拟卤素。氰化物分为无机氰化物(如氰化氢、氰化钠、氰化钾等)、有机氰化物(如乙腈、丙烯腈和氰酸酯类)。受热或与酸作用时,很多氰化物都释放出 HCN 或 CN⁻。

氰化氢(hydrogen cyanide)在常温常压下是一种气体,无色,具有苦杏仁气味,剧毒,分子量为27.03,相对密度0.697(18℃),熔点 - 13.4℃,沸点26℃;溶于水、醇、醚等,水溶液称为氢氰酸;在空气中氰化氢均匀弥散,含量达到5.6%~12.8%时,具有爆炸性。氰化钠为白色粒状或结晶性粉末,剧毒,分子量为49.02,密度1.86,熔点563.7℃,沸点1496℃;易溶于水、甲醇、乙醇;易水解,在空气中吸收水分潮解,释放出微量的 HCN 气体,其水溶液呈强碱性。氰化钾分子量为65.11,熔点634℃,为白色结晶或粉末,易潮解产生 HCN 气体;易溶于水、甘油、乙醇,微溶于甲醇和氢氧化钠水溶液。氯化氰(cyanide chloride) 分子量为61.47,无色气体,熔点 - 6.5℃,沸点13.1℃,溶于水、乙醚、乙醇等,剧毒,具有强刺激性;其化学活性高,能与许多物质发生化学反应,受热或遇水会生成 HCN。

(二) 污染源

大气中的氰化物主要是来自于工业污染。氰化物广泛用于工业生产,在电镀、金属表面渗碳、着色、贵金属提炼、塑料制造以及合成橡胶、有机玻璃、高级油漆、人造羊毛的生产过程中都会产生氰化物。在酸性物质的作用下,含有氰化物的工业废水可产生气态的氰化氢,污染空气。香烟烟雾中的氰化氢是重要的室内污染源。

(三) 危害

大部分氰化物都是急性剧毒物质,空气中的氰化物主要从呼吸道和皮肤进入人体,职业性氰化物中毒中,主要是通过呼吸道进入人体,在浓度较高的情况下也能通过皮肤吸收。吸入高浓度 HCN 可在几分钟内呼吸衰竭,呈"电击样"死亡,空气中 HCN 浓度达0.5mg/L 时,吸入即可致死。其毒性机制主要是氰化物进入机体后分解出的氰离子(CN⁻),CN⁻ 对42种组织细胞酶的活性有抑制作用,如细胞色素氧化酶、脱羧酶、乳酸脱氢酶、琥珀酸脱氢酶及过氧化物酶等。CN⁻ 可以与某些酶中的金属结合,或者与羰基结合,破坏二硫键,从而抑制多种酶活性。其中,细胞色素氧化酶对氰化物最敏感,因为血液中的氰离子能快速夺取细胞色素氧化酶中的三价铁,使三价铁无法还原成二价铁,失去传递电子的能力,氧化过程被中断,组织细胞不能摄取和利用血液中的氧,从而造成内窒息。缺氧对中枢神经系统伤害极大,造成中枢性呼吸衰竭最终导致死亡。氰化物的慢性毒性主要是由于长期低剂量暴露导致的体内硫氰酸盐增加,对甲状腺的聚碘功能有所抑制,导致甲状腺功能低下。

(四) 卫生标准

GBZ 2.1-2007 工作场所有害因素职业接触限值规定,氰化氢(按 CN 计) 的最高允许浓度为 1mg/m³;氰化物(按 CN 计) 的最高允许浓度为 1mg/m³;氯化氰的最高允许浓度为 0.75mg/m³。

二、常用测定方法

氰化物以气态(蒸气状态)和气溶胶状态存在于空气中,一般用溶液吸收法采集氰化氢和氯化氰等气态(蒸气状态)氰化物,用滤料法采集氰化钠、氰化钾等气溶胶态氰化物。空气中氰化物常见的检测方法包括气相色谱法、分光光度法、电化学法及快速检测试纸条法等。气相色谱法检出限低、干扰少、简便、线性范围宽,但对操作和仪器要求高。分光光度法是最常用的检测方法,其反应原理基本相同,主要是异菸酸钠-巴比妥酸钠法、异菸酸-吡唑啉酮法和吡啶-巴比妥酸法。后者使用的吡啶有恶臭,而前两种在试剂危害性和稳定性方面优于后者。分光光度法灵敏度高、成本低、操作简便,多被推荐为标准方法。电化学法包括离子选择电极、极谱法和流动注射分析,其灵敏度高、快速、联用流动注射能在线测定,但其成本较高。空气中的氰化氢快速检测方法有联苯胺-乙酸铜试纸、甲基橙-氯化汞(Ⅱ)试纸以及苦味酸-碳酸钠试纸法等。

目前,2013 年修订的 GBZ/T 160.104、GBZ/T 160.106 都推荐异菸酸钠-巴比妥酸钠法作为工作场所空气中氰化氢、氰化物浓度测定的标准方法;GBZ/T 160.105 推荐吡啶-巴比妥酸分光光度法为工作场所空气中氯化氰浓度测定的标准方法。

(一) 异菸酸钠-巴比妥酸钠分光光度法测定氰化氢、氰化物

1. 原理 以氢氧化钠溶液为吸收液,用多孔玻板吸收管采集空气中气态和雾态的氰化氢(氢氰酸);用微孔滤膜采集空气中可溶性的气溶胶状态的氰化物(如氰化钠、氰化钾等)。在弱酸性溶液中,CN^- 与氯胺 T 反应生成氯化氰,氯化氰与异菸酸钠反应并水解生成戊烯二醛酸,再与巴比妥酸缩合生成紫色化合物,于 600nm 波长处测量吸光度值,标准曲线法定量。主要反应如下:

$$NaCN + \text{[benzene ring with } SO_2NNaCl \text{ and } CH_3] \longrightarrow CNCl + \text{[benzene ring with } SO_2NNa_2 \text{ and } CH_3]$$

$$\text{[pyridine with COONa]} + CNCl + H_2O \longrightarrow \text{[COOH, O=CH, CH=O structure]}$$

$$\text{[COOH, O=, =O structure]} + 2\,\text{[barbituric acid]} \longrightarrow \text{[purple condensation product]}$$

2. 采样

(1)氰化氢:用装有氢氧化钠溶液的多孔玻板吸收管,以 0.5L/min 流量采集 15 分钟以内的空气样品。记录当时的气温和气压。采样后,立即封闭多孔玻板吸收管的进出气口,置于清洁的容器内运输和保存,样品宜在当天测定。

将装有氢氧化钠溶液的多孔玻板吸收管带至采样点,除不连接空气采样器采集空气样品外,其余操作同样品,作为样品空白。

(2)气溶胶态氰化物:用装好微孔滤膜的小采样夹,以 1L/min 流量采集 15 分钟以内的空气样品。记录采样时的气温和气压。将微孔滤膜放入装有氢氧化钠溶液的具塞刻度试管内运输和保存,宜在当天测定。

样品空白除不连接空气采样器采集空气样品外,其余操作同样品。

3. 样品处理

(1)氰化氢:用采过样的吸收液洗涤多孔玻板吸收管的进气管内壁 3 次,混匀后,取一定量的吸收液置于具塞刻度试管中,加入水,摇匀,供测定。

(2)气溶胶态氰化物:将装有采过样的微孔滤膜的具塞刻度试管内的洗脱液摇匀,取出一定量的洗脱液于一具塞刻度试管中,供测定。

4. 样品测定 配制 CN⁻ 标准系列,向各标准管、样品溶液和样品空白对照溶液中加 1 滴酚酞溶液,用乙酸溶液中和至酚酞褪色。加缓冲液和氯胺 T 溶液,盖塞,摇匀后,放置 5 分钟。加显色溶液(异菸酸-巴比妥酸的氢氧化钠溶液),加水至刻度,摇匀。在 25～40℃ 水浴中放置 40 分钟,取出,冷却后,在 600nm 波长处,测量各管的吸光度值,以测得的标准系列吸光度值对相应的 CN⁻ 含量(μg)计算回归方程,由回归方程求得样品和样品空白中氰化氢或氰化物含量,计算出空气中氰化氢或氰化物的浓度。

5. 方法说明

(1)加入氯胺 T 时,溶液应是中性。生成的氯化氰为气体易挥发,因此要盖紧塞子振摇。

(2)异菸酸钠的用量对测定影响很大,要控制浓度使其不得低于 10g/L。

(3)显色反应严格控制在 pH5.4～5.8 范围内进行。

(4)硫氰酸根对测定有干扰。

(5)本法的定量测定范围为 0.01～0.4μg/ml,以采集 5L 空气样品计,最低定量浓度为 0.01mg/m³。

(二)吡啶-巴比妥酸分光光度法-氯化氰的测定

1. 原理 用装有吸收液的多孔玻板吸收管采集空气中的氯化氰气体,氯化氰与吡啶反应生成戊烯二醛,再与巴比妥酸缩合成紫色化合物,于 585nm 波长处测量吸光度值,比色定量。主要反应如下:

2. 采样 用装有磷酸盐缓冲液和吡啶-巴比妥酸溶液吸收液的多孔玻板吸收管,以定点采样方式、0.5L/min 流量,采集时间控制在 15 分钟内或吸收液刚刚变红为止。采样后,立即封闭多孔玻板吸收管的进出气口,于清洁的容器内运输和保存。室温避光保存可稳定 4 小时,冷藏保存可稳定 11 小时。

样品空白除不连接空气采样器采集空气样品外,其余操作同样品。

3. 样品处理 用采过样的样品吸收液洗涤多孔玻板吸收管的进气管内壁 3 次,将样品溶液转入具塞比色管中,再用少量的水洗吸收管,洗涤液并入具塞比色管中。

4. 样品测定 配制 CN⁻ 标准系列,向各标准管、样品溶液和样品空白对照溶液中加入磷酸盐缓冲液和氯胺 T 溶液,混匀。再分别加入吡啶-巴比妥酸溶液,定容,混匀。将各管置于 35℃ 水浴 30 分钟,取出,冷却至室温,以试剂空白作参比,于 585nm 波长处,测定各管的吸光度值,以测得的标准系列吸光度值对相应的 CN⁻ 含量(μg)计算回归方程,由回归方程求得样品和样品空白中氯化氰含量,计算出空气中氯化氰的浓度。

5. 方法说明

（1）$Pb^{2+}<1.6\mu g/ml$ 时无干扰，Cl^-、Hg^{2+} 对本法无干扰，SO_3^{2-} 有负干扰，其他氰化物有同样反应。

（2）本法的定量范围为 $0.12\sim2.1\mu g/ml$，以采集 7.5L 空气计，最低定量浓度为 0.5mg/m^3（按 CNCl 计）。

（刘　萍）

第九节　铅

一、概述

（一）理化性质

铅（lead）是一种银白色质软的重金属，原子量 207.2，相对密度 11.34，熔点 327℃，沸点为 1740℃。金属铅在空气中受到氧、水和二氧化碳作用，其表层易氧化而生成氧化铅或碱式碳酸铅保护膜，使其失去金属光泽。金属铅加热到 400~500℃ 时产生大量铅蒸气，进入空气后，迅速氧化为氧化亚铅（Pb_2O），并进一步氧化为氧化铅（PbO），330~450℃ 时，氧化铅转变为三氧化二铅（Pb_2O_3），450~470℃ 时，形成四氧化三铅（Pb_3O_4）。高温时，除氧化铅外，铅的其他氧化物都不稳定，最后都可分解为 PbO 和 O_2。

铅难溶于水，可与稀硝酸反应，但不与浓硝酸反应。有氧条件下，铅可溶于乙酸、柠檬酸等有机酸，生成可溶性铅盐。铅的化合物主要有铅的氧化物和铅盐，大多数铅盐都溶于稀硝酸，难溶于水，而乙酸铅和硝酸铅则易溶于水。

（二）污染源

铅主要存在于方铅矿（PbS）及白铅矿（$PbCO_3$）中，空气中的铅来源于自然污染源和人为污染源。土壤风化侵蚀、地壳岩石或矿床的风化、火山活动以及森林火灾等过程中自然释放的铅是空气铅污染物的重要来源。铅矿开采、冶炼、铅盐生产、铅蓄电池、电缆、汽油抗震剂、油漆、油漆颜料、陶瓷器色料、染发剂、化妆品、铸字合金、防射线材料、杀虫剂、铅管和铅弹的制造等行业都产生含铅废气，是空气中铅污染物的主要来源。四乙基铅（tetraethyl lead，TEL）曾经是普遍使用的燃料添加剂，被加入汽油中作为防爆剂，因此有大量的铅随着汽车尾气被排放至空气中。2000 年，我国停止生产和使用含铅汽油，在石油提炼过程中不加四乙基铅作为抗震爆添加剂，改用无铅汽油（unleaded gasoline）。

室内空气中的铅主要来自油漆、涂料和壁纸等装修材料等，也有一部分来自于室外空气。

（三）危害

铅及其化合物主要以粉尘、烟或蒸气形式存在空气中，经呼吸道、消化道和皮肤进入人体，然后主要经消化道及呼吸道缓慢吸收，吸收后绝大部分沉积于骨骼中。铅主要由肠和肾排泄，其中经肠的排泄量更多。铅化合物的颗粒大小不同、形态不同、溶解度不同，其毒性作用也不同。碳酸铅、氧化铅和氧化亚铅颗粒小，在空气中容易扩散，容易被人体吸收，且易溶于酸中，毒性较大；硝酸铅、乙酸铅和氯化铅易溶于水，易被人体吸收导致铅中毒；硫化铅等物质难溶于水，毒性小；四乙基铅较无机铅毒性大。

铅及其化合物都具有一定的毒性,可在人体内蓄积,进入机体后对神经、造血、消化、肾脏、心血管和内分泌等多个系统产生危害。主要中毒症状有胃肠炎、头晕、失眠、肌肉关节酸痛、全身无力、贫血、便秘、腹痛、肾病、高血压、口腔金属味和齿龈金属线,严重时可造成瘫痪。儿童、妊娠妇女和老年人是铅易感的基本人群,研究表明,儿童长期暴露于含铅的环境会导致智力下降和生长发育障碍。铅对人和动物细胞有明显的遗传毒性,血铅浓度与外周血细胞染色体损伤有明显关系,可影响 DNA 修复。铅还是一种潜在致癌物,动物试验表明,无机铅化合物对人体致癌的可能性较高。

(四)卫生标准

GB3095-2012 环境空气质量标准规定,铅的年平均浓度限值为 $0.5\mu g/m^3$(一级标准);GBZ2.1-2007 工作场所中有害因素职业接触限值:化学有害因素中规定铅及其无机化合物(按 Pb 计)的 PC-TWA 为铅烟 $0.03mg/m^3$、铅尘 $0.05mg/m^3$、四乙基铅(按 Pb 计)$0.02mg/m^3$。

二、常用测定方法

空气中铅的测定方法很多,主要有二硫腙分光光度法、火焰原子吸收光谱法、石墨炉原子吸收光谱法、氢化物发生原子荧光光谱法和电感耦合等离子体发射光谱法等。常用的采样方法是微孔滤膜采样和石英纤维滤膜采样。

二硫腙分光光度法是铅含量的经典测定方法,灵敏、准确,易于推广,但操作复杂、要求严格,并且需要使用剧毒试剂 KCN。原子吸收光谱法快速、准确,干扰少且易排除,其中火焰原子吸收光谱法适用于测定铅浓度较高的污染源等排放的气体;石墨炉原子吸收光谱法的检出限更低,可测定环境空气中的铅,但复杂样品的基体有干扰,要设法排除。氢化物发生原子荧光光谱法灵敏度高,使用国产仪器,价格低廉,易于推广应用,是一种较好的测定方法。电感耦合等离子体发射光谱法快速简便,检出限低,灵敏度高,精密度高,分析速度快,线性范围宽,但仪器价格昂贵,维护成本高,不适合普及推广。

2013 年,我国对铅测定的标准方法 GBZ/T 160.10 进行了修订,应用原子吸收光谱法和二硫腙分光光度法测定工作场所空气中铅及其无机化合物;HJ 539-2009 采用石墨炉原子吸收分光光度法作为环境空气中铅浓度测定的标准方法。

(一)火焰原子吸收光谱法

1. 原理   用微孔滤膜采集空气中气溶胶状态的铅及其无机化合物,包括铅尘、铅烟和硫化铅等,经酸消解后,在 283.3nm 波长处,用乙炔-空气火焰原子吸收分光光度计测定吸光度,标准曲线法定量。

2. 采样   分为短时间采样、长时间采样、定点采样和个体采样四种方式。

(1)短时间采样:在采样点,用装好微孔滤膜的采样夹,以定点或个体采样方式、5L/min 流量采集空气样品 15 分钟。

(2)长时间采样:在采样点,用装好微孔滤膜的小型塑料采样夹,以定点或个体采样方式、1L/min 流量采集空气样品 2~8 小时。

(3)定点采样:在选定的采样点,将空气收集器放置于采样点,于呼吸带高度采样。

(4)个体采样:将装好微孔滤膜的小采样夹佩戴在监测对象的前胸上部或肩颈部,进气口尽量接近呼吸带,以 1L/min 流量采集空气样品 2~8 小时。

空白对照:将装好微孔滤膜的采样夹带至采样点,除不连接空气采样器采集空气样品外,其余操作同样品,作为样品的空白对照。每组样品制备 2~10 个样品空白。

采样时应详细记录采样现场的气温和气压。采样后,将滤膜的受尘面向内对折 2 次,放入清洁的滤膜袋或容器内保存、运输。室温下,样品可长期保存。

3. 样品处理 将采样后的滤膜放入烧杯中,加入高氯酸-硝酸消解液,盖上表面皿,在电热板或电砂浴上缓缓加热(200℃)消解,至溶液无色、透明、近干。用硝酸溶解残液,并定量转移入具塞刻度试管中,稀释至刻度,摇匀,样品消解溶液供测定。若样品消解溶液中铅浓度超过测定范围,用硝酸稀释后测定,计算时乘以稀释倍数。

4. 样品测定 取数只容量瓶,取铅标准溶液,加硝酸配制铅标准系列。将原子吸收分光光度计调节至最佳测定状态,在 283.3nm 波长处测定标准系列、样品和样品空白的吸光度值,标准曲线法计算消解液中铅含量,然后计算出空气中铅浓度(mg/m³)。

5. 方法说明

(1)本法测得的是总铅,不能分别检测铅尘、铅烟和铅化合物。本法的平均采样效率为 98.5%。

(2)本法适用于测定工作场所空气中气溶胶态铅及其无机化合物的浓度;方法的检出限为 0.06μg/ml;当采样体积为 75L 时,最低定量浓度为 0.02mg/m³;平均相对标准偏差为 4.0%。

(3)也可采用硝酸-过氧化氢-盐酸体系进行微波消解的方法处理样品。

(4)样品溶液中含有 100μg/ml Sn^{4+} 或 Zn^{2+} 时,对样品测定结果产生一定的正干扰;在微酸性溶液中,W^{6+} 也干扰测定,加入酒石酸可消除 W^{6+} 的干扰。

(二)石墨炉原子吸收光谱法

1. 原理 用乙酸纤维或过氯乙烯纤维等滤膜采集环境空气中的颗粒物样品,经硝酸-过氧化氢消解,样品中的铅以离子形态转移到溶液中,于 283.3nm 处用石墨炉原子吸收分光光度计进行测定,以标准曲线法定量。

2. 采样 将滤膜平置于采样器的采样夹上,以 100L/min 流量,采集 10m³ 空气。当铅浓度过低时,可适当增加采样体积。采样同时记录采样现场的气温和气压。采样后,小心取下采样滤膜,用镊子将尘面向内对折,放于清洁滤膜袋或膜盒中,再放入干燥器中保存待用。

3. 样品处理 取部分采样滤膜,置于聚四氟乙烯烧杯中,以硝酸-过氧化氢混合液浸泡 2 小时以上,加热至微沸。冷却后,加氢氟酸,继续加热至消解液近干,冷却。加硝酸,加热溶解残渣,冷却。将溶液转移至容量瓶内,用水定容,混匀。同时制备样品空白溶液。

4. 样品测定 将原子吸收分光光度计调至最佳工作状态,于 283.3nm 处先测定铅标准系列溶液的吸光度值,绘制标准曲线或计算线性回归方程。同时测定样品和空白溶液的吸光度值,由标准曲线计算样品中铅的含量。

5. 方法说明

(1)本法适用于检测环境空气中的铅,方法检出限为 0.001μg/ml;当采样体积为 10m³ 时,最低检出浓度为 0.005μg/m³。

(2)在样品处理过程中,用硝酸-过氧化氢混合液加热后,若滤膜消解完全,可不加氢氟酸。若使用石英纤维滤膜,也不加氢氟酸。

(3)全部器皿在使用前要用(1+9)硝酸浸泡过夜,或用(1+1)硝酸浸泡 40 分钟,再用去离子水清洗干净,以除去器壁上吸附的铅。

(4)按本法规定条件操作,未见其他金属元素干扰铅的测定。

（三）二硫腙分光光度法

1. 原理　用微孔滤膜采集空气中气溶胶状态的铅尘、铅烟,经硝酸溶解后,在 pH8.5~11.5 溶液中,铅离子与二硫腙反应生成红色的二硫腙铅配合物。经三氯甲烷提取,在 520nm 处测定提取液的吸光度,用标准曲线法定量。

反应式为:

$$Pb^{2+} + 2S=C \begin{matrix} NH-NH \\ \| \\ N=N \end{matrix} C_6H_5 \xrightarrow{pH8.5\sim11.5} S=C \begin{matrix} NH-N \\ N=N \end{matrix} Pb \begin{matrix} N=N \\ N-HN \end{matrix} C=S + 2H^+$$

根据用二硫腙三氯甲烷溶液提取后分析步骤的不同,可分为以下两种方法:

(1)混色法:二硫腙三氯甲烷溶液提取后,在绿色二硫腙与红色二硫腙铅共存情况下测定吸光度。

(2)单色法:二硫腙三氯甲烷溶液提取后,先用氰化钾-氨溶液洗去绿色的二硫腙,再测定红色二硫腙铅溶液的吸光度。

2. 采样　同(一)法。

3. 样品处理　将采过样的滤膜放入烧杯中,加入硝酸,在电炉上缓缓煮沸。将溶液定量转移入具塞比色管中,滤膜留在烧杯内。溶液冷却后,再用硝酸稀释至一定体积,摇匀,待测定。若样品溶液中铅浓度超过测定范围,用硝酸稀释后测定,计算结果时乘以稀释倍数。

4. 样品测定

(1)标准曲线的绘制:取适量铅标准应用液,用硝酸配成铅标准系列。

1)混色法:向各标准管中加入柠檬酸铵溶液、盐酸羟胺溶液和酚红溶液,摇匀;用氨水调至溶液呈红色,再多加 2~3 滴;加入氰化钾溶液,摇匀;准确加入一定量的二硫腙三氯甲烷溶液,塞紧具塞比色管,振摇,静置分层,弃去水层。以三氯甲烷为参比,取三氯甲烷层于 520nm 波长下测定吸光度,以吸光度均值对铅浓度(μg/ml)绘制标准曲线或建立回归方程。

2)单色法:向混色法所得的三氯甲烷层中加入氰化钾-氨洗除液,塞紧具塞比色管,振摇,静置分层,弃去水层;取三氯甲烷层于 520nm 波长下测定吸光度,其余操作与混色法相同。

(2)样品测定:按照测定标准系列的操作条件和方法,测定样品和样品空白。测得的样品吸光度值减去样品空白吸光度值后,由标准曲线或回归方程计算铅的浓度(μg/ml)。若铅浓度超过测定范围,用三氯甲烷稀释后再测定,结果计算时乘以稀释倍数。

5. 方法说明

(1)本法的平均采样效率 98.5%;最低定量浓度为 0.02mg/m³(以采集 75L 空气样品计),相对标准偏差为 0.9%~6.7%。

(2)本法测得的是可溶于硝酸的铅及其无机化合物,不能分别采集测定检测铅尘、铅烟及其他铅化合物。

(3)本法的最适酸度为 pH8.5~11.5,必须严格控制溶液酸度在此 pH 范围内,否则影响测定结果的准确性。

(4)本法所用的试剂空白应低,否则必须提纯。本法使用剧毒化学物质氰化钾,操作应遵循有关规定,并注意个体防护。

（5）在日光、高温下，二硫腙不稳定，它与某些游离卤素、高价金属离子及氧化剂共存时，被氧化成二苯硫代偕二腙。因此，在提纯、保存和分析各个环节中，应特别注意保证二硫腙的纯度和稳定性。必须把二硫腙置于棕色瓶中低温储存。

（6）在本法的 pH 条件下，加入氰化钾后，除 Bi、Sn 和 Tl 外，大多数金属离子都可应用掩蔽方法除去，不再干扰测定。pH2～3 时，用二硫腙溶液预提取，可消除 Bi 和 Sn 的干扰；用强碱性溶液对二硫腙溶液进行反提取，可使 Pb 进入水层，与 Tl 分离。

第十节　汞

一、概述

（一）理化性质

汞（mercury），俗称水银，银白色，是唯一在常温常压下呈液态的金属。原子量 200.59，相对密度 13.53（20℃），熔点 −38.9℃，沸点为 356.6℃。汞具有较大的挥发性，常温下即可蒸发形成汞蒸气，温度越高，挥发越多。汞的表面张力很大，洒落后难以清除，形成许多小汞珠，蒸发面积大量增加，蒸发速度加快。在自然界中，汞主要以无机汞和有机汞形式存在，少见金属汞。无机汞有一价和二价化合物，有机汞包括甲基汞、二甲基汞、苯基汞和甲氧基乙基汞等。

汞难溶于水、冷的稀硫酸和盐酸，溶于硝酸和热浓硫酸，形成汞盐，一般不与碱性溶液作用。汞容易与钠、钾、银、锌、镉、锡、铅等大部分普通金属形成汞合金，又称之为汞齐（amalgam）。汞齐受热分解释放出汞蒸气。室温下，汞难以被空气氧化，加热至沸腾时才慢慢与氧作用生成氧化汞。常温下，汞分别与硫、氯结合生成硫化汞（HgS）和氯化汞（$HgCl_2$）。一价汞化合物中只有少数的盐（如硝酸亚汞）溶于水；二价汞化合物中，硫酸汞、硝酸汞、氯化汞、溴化汞等易溶于水；与无机汞相比，有机汞更易溶于脂肪，也有不同程度的水溶性。

（二）污染源

空气中汞污染的来源分为自然污染源和人为污染源。自然污染源主要包括火山和地热活动、森林火灾，还有汞矿、土壤、水体和植物表面的自然释放等。人为污染源是空气汞污染的主要原因。煤、石油和天然气在燃烧过程中排放含汞废气和颗粒态汞尘；用水银电解法生产高质量烧碱时，对环境造成严重的汞污染；汞的无机化合物和有机化合物生产，如氯化汞、硫酸汞、硝酸汞、甘汞和雷汞等的生产中排放含汞废气；汞矿开采，汞合金冶炼、提炼金属汞的工厂、制造含汞的温度计、气压计、仪表和日光灯时，排出的废气也是空气汞污染的来源。焚烧含汞的工业垃圾、生活垃圾和医疗垃圾时，产生相当数量的汞污染物。联合国环境规划署发布的报告称，中国的汞产量、需求量和排放量都是世界之最，可见，我国是受汞污染威胁最大的国家。

（三）危害

汞及其化合物可通过皮肤、呼吸道和消化道进入人体。金属汞几乎不被人体吸收，无机汞的吸收率也低，主要通过尿和粪便排出体外。有机汞不易排泄而蓄积在体内，进入血液后，绝大部分（＞90％）与血浆蛋白结合，并随血流到全身各个器官，主要分布在肾脏，其次分布在肝脏、心脏和中枢神经等系统中。

汞蒸气和汞的化合物都有毒，尤其是汞的有机化合物毒性非常高。汞中毒以慢性为多见,生产活动中,人们长期吸入汞蒸气和汞化合物粉尘,可导致慢性汞中毒。每天吸入汞蒸气 0.4~1.0mg,连续一个月即可出现中毒症状。当空气中汞浓度达到 $1~30mg/m^3$ 时,数小时即可导致急性汞中毒,表现为消化系统症状、呼吸系统症状和神经系统症状(头痛、头昏、乏力、失眠、多梦和发热等)。目前,未见汞致癌、致畸的证据,国际癌症研究中心将汞列为第三类"对人的致癌性尚无法分类的物质"。

(四)卫生标准

GBZ 2.1-2007 工作场所中有害因素职业接触限值规定,金属汞(蒸气)、有机汞化合物(按 Hg 计)的 PC-TWA 分别为 $0.02mg/m^3$、$0.01mg/m^3$,PC-STEL 分别为 $0.04mg/m^3$、$0.03mg/m^3$。

二、常用测定方法

常用汞的测定方法有仪器分析法和快速检验法两大类,如分光光度法、原子荧光光谱法、原子吸收光谱法等属于仪器分析法,碘化亚铜检气管法和试纸法属于快速检验法。常用的采样方法有溶液吸收法、巯基棉和汞齐膜富集法等。

分光光度法测定汞有二硫腙分光光度法、罗丹明 B 分光光度法等,方法所需仪器简单,但灵敏度差、分析步骤复杂、干扰因素多等。原子荧光光谱法具有操作简单、快速、基体干扰少、灵敏度高等特点,适用于样品中痕量汞的测定。冷原子吸收光谱法干扰因素少、灵敏度较高、准确性好,现广泛应用的直接测汞仪就是利用此法制造。样品中甲基汞、乙基汞和苯基汞等有机汞可以用气相色谱法、高效液相色谱等方法测定。碘化亚铜检气管法和试纸法常用于样品中汞的快速检验,具有简便快速等优点,但准确度较差。

2013 年,我国修订了 GBZ/T 160.14,现行的工作场所空气中汞及其化合物的测定标准方法是原子荧光光谱法、二硫腙分光光度法和冷原子吸收光谱法;HJ 542-2009 规定,环境空气中汞的测定标准方法是冷原子荧光分光光度法。

(一)冷原子吸收光谱法

1. 原理　用吸收液或巯基棉采集空气中蒸气态汞及其化合物,并生成汞离子,汞离子被还原成汞原子蒸气后,强烈吸收 253.7nm 波长的紫外线,其吸收程度与汞含量成正比;用测汞仪测定吸收程度,标准曲线法定量测定汞含量。

2. 采样和样品处理　吸收液采样法适用于采集工作场所空气中汞及其化合物;巯基棉采样法适用于采集环境空气中汞及其化合物。采样时记录现场的气温和气压。

(1)吸收液采样法和样品处理:串联 2 支大型气泡吸收管,分别加入汞吸收液(酸性高锰酸钾溶液)和氯化汞吸收液(硫酸),按 500ml/min 流量采集空气样品≥15 分钟。采样后,立即向采集氯化汞的大型气泡吸收管加入 0.5ml 高锰酸钾溶液,摇匀,密闭运输和保存。样品应尽快测定。

样品空白:将相同容积的大型气泡吸收管带至采样点,除不连接空气采样器采集空气样品外,其余操作同样品。每组样品制备 2~10 个样品空白。

进行样品处理时,先用采过样的吸收液洗涤大型气泡吸收管的进气管内壁 3 次,混匀后,将后面一支气泡吸收管中的吸收液倒入前管,摇匀,取一定量置于具塞比色管中,各管中滴加盐酸羟胺溶液至无色,用力振摇,放置。供测定。若样品液中汞的浓度超过测定范围,可用吸收液稀释后测定,结果计算时乘以稀释倍数。

(2)巯基棉采样和样品处理:将巯基棉采样管的细口端与采样器连接,大口径端朝下,以 0.3~0.5L/min 流量,采样 30~60 分钟。采样后,两端密封,0~4℃冷藏保存。

样品空白:将巯基棉采样管带至采样点,除不连接空气采样器采集空气样品外,其余操作同样品。每组样品制备 2~10 个样品空白。

样品处理时,以盐酸-氯化钠饱和溶液为洗脱液,将巯基棉上吸附的汞及其化合物洗脱于容量瓶中,用盐酸-氯化钠饱和溶液稀释至刻度线,摇匀。取一定量置于汞反应瓶中,各瓶中加溴酸钾-溴化钾溶液,放置,出现黄色后,加盐酸羟胺-氯化钠溶液使黄色褪去,摇匀,供测定。

3. 样品测定 将测汞仪调节到最佳测定状态,通载气(氮气),把标准溶液、样品溶液和样品空白溶液依次加入汞还原装置的反应瓶中,加入氯化亚锡溶液将汞离子还原成汞原子,在 253.7nm 波长处,用测汞仪依次测定标准系列、样品和样品空白溶液中生成的汞原子的吸收峰值。用标准曲线法计算得样品中汞的含量,然后计算出样品空气中汞浓度(mg/m³)。

4. 方法说明

(1)吸收管法的平均采样效率为 95.3%。

(2)采样时,若现场有汞和氯化汞共存,可串联两只大型气泡吸收管,前一只加入酸性 $KMnO_4$ 溶液采集汞,后一只加入硫酸采集氯化汞,然后分别采样、测定。由于氯化汞在硫酸中易损失,因此,采样后应尽快向后一管中加入高锰酸钾溶液,保持汞样稳定。

(3)盐酸羟胺还原高锰酸钾过程中将产生氯气和氮氧化物,干扰汞蒸气的测定,必须充分振摇,并静置 20 分钟,使之完全逸出,防止干扰。

(4)巯基棉主要通过物理吸附及单分子层的化学吸附采集空气中的汞及其化合物。采集无机汞的原理是:

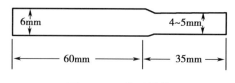

采集有机汞的原理是:

$$CH_3HgCl + H—SR \rightleftharpoons CH_3Hg - SR + HCl$$

(5)巯基棉采样管的制备方法:巯基棉采样管是一种石英采样管,结构如图 6-9 所示。

图 6-9 石英采样管

称取 0.1g 巯基棉,从大口径端塞入石英采样管中,使用前用 pH = 3 的盐酸酸化巯基棉。两端加套封口,存放在无汞的容器中。

(6)测定时,一般用高纯氮气作载气。若用空气作载气,必须要经过活性炭净化处理。

(7)苯、丙酮、汽油等有机溶剂对 253.7nm 的紫外线也有吸收作用,干扰汞的测定。测汞时,实验室应禁用以上溶剂。

(二)原子荧光光谱法

1. 原理 用吸收液采集空气中蒸气态汞及氯化汞后,加硼氢化钠将汞离子还原成汞原子蒸气,在原子化器中,汞原子吸收 193.7nm 波长的光后,发射原子荧光。用原子荧光光度计测定原子荧光强度,以峰高或峰面积进行定量。

2. 采样　同(一)法。

3. 样本处理　同(一)法。

4. 样品测定　向样品管和样品空白管中滴加盐酸羟胺溶液至无色,用力振摇,静置。将原子荧光光度计调节到最佳测定状态,依次测定汞的标准系列溶液、样品溶液和样品空白溶液,用标准曲线法计算样品中汞含量。

5. 方法说明

(1)本法的检出限为 $0.001\mu g/ml$;当采样体积为 7.5L 时,最低检出浓度为 0.0013mg/ m^3;测定范围为 $0.001\sim0.014\mu g/ml$;相对标准偏差为 1.8%~3.4%。

(2)本法测定灵敏度高,测定过程中应尽量避免测定高浓度溶液。测定高浓度汞后,应彻底清洗仪器,以免造成仪器的污染,干扰测定。

第十一节　锰

一、概述

(一)理化性质

锰(manganese)是一种灰白色金属,原子量 54.94,相对密度 7.2(20℃),熔点 1244℃,沸点 2097℃。暴露在潮湿的空气中时,锰易被氧化,表面形成一层薄而密的氧化膜,保护其不被进一步氧化。锰属于比较活泼的金属,高温时,锰遇氧气或空气能燃烧。锰遇水能缓慢地生成氢氧化锰,并放出氢气。锰易溶于稀酸,生成二价锰盐,同时放出氢气。锰蒸气在空气中能迅速被氧化成黑色的氧化锰(MnO)和棕色的四氧化三锰(Mn_3O_4)烟尘,并以气溶胶形式存在于空气中,遇二氧化硫可转变为硫酸锰。

锰有七种氧化状态,其中以二价锰(Mn^{2+})最稳定,不容易被氧化、还原。四氧化锰(MnO_4)和二氧化锰(MnO_2)有强氧化性;在碱性溶液中,$Mn(OH)_2$ 不稳定,易被空气中的氧气氧化成为 MnO_2。

(二)污染源

锰在自然界分布很广,几乎存在于各种矿石及硅酸盐的岩石中,其中最重要、最有经济价值的是软锰矿和硬锰矿。锰矿的开采、干燥、磨粉等生产过程产生锰尘。锰的应用范围广泛,冶金工业中冶炼特种锰钢、制造各种合金、生产二氧化锰粉和焊条等过程中都会产生含锰粉尘、烟雾或蒸气。MnO_2 广泛应用于锰色素、船舱油漆、玻璃脱色、陶瓷、搪瓷的釉药、干电池、油漆干燥剂和水泥制品等的生产。MnO_2 可作为许多化学反应的催化剂,制药工业中高锰酸钾及其制品的生产都使用锰,都可产生锰的污染。

(三)危害

锰是维持人体健康所必需的微量元素,成人每天需要量为 3~5mg。人主要由食物、水和空气摄入锰,进入人体后,锰与 β_1 球蛋白或运锰蛋白结合,迅速运至富含线粒体的细胞内,蓄积在脑、肝脏、胰脏、肾脏、肠道等组织中。人体内的锰主要经肝脏分泌到胆汁,再随胆汁排入粪便,少量经肾脏随尿排泄。

一般而言,低价锰化合物的毒性比高价锰的毒性大,MnO、Mn_3O_4 的毒性比 MnO_2 的毒性大2.5~3 倍,其中二氯化锰毒性最大。口服高锰酸钾或吸入高浓度氧化锰烟雾可导致急性锰中毒,主要症状为急性腐蚀性胃肠炎,或刺激性支气管炎、肺炎。慢性锰中毒主要由二价锰化合物所致,主要表现为对中枢神经系统中主要靶器官的慢性损伤作用,以及对呼吸系统、免疫器官及生殖功能的不良影响。职业性锰中毒一般为慢性中毒,多见于长期吸入含锰烟尘的工人。早期主要临床表现为神经衰弱综合征和自主神经功能紊乱,进一步发展可导致锥体外系功能障碍,表现为典型的帕金森综合征。

(四) 卫生标准

GBZ 2.1-2007 工作场所中有害因素职业接触限值中规定,锰及其无机化合物(以 MnO_2 计)的 PC-TWA 为 $0.15mg/m^3$。

二、常用测定方法

锰的测定方法主要有磷酸-高碘酸钾分光光度法、过硫酸铵分光光度法、原子吸收光谱法、阳极溶出伏安法、极谱法、微分电位溶出法和化学发光法等。常用的采样方法是微孔滤膜采样。

磷酸-高碘酸钾分光光度法是测定空气中锰的经典方法,实验条件要求低,但该方法灵敏度较低,实验操作比较繁琐。原子吸收光谱法的灵敏度高、精密度高、样品用量少、省时、经济。微分电位溶出法测定锰具有较高的灵敏度和良好的线性,且抗干扰能力强,操作简便,易于掌握,适用于基层单位推广应用。

2013 年,我国修订了 GBZ/T 160.13,推荐火焰原子吸收光谱法和磷酸-高碘酸钾分光光度法作为测定工作场所空气中锰及其无机化合物的标准方法。

(一) 火焰原子吸收光谱法

1. 原理　用微孔滤膜采集空气中气溶胶状态的锰及其无机化合物,经硝酸-高氯酸消解后,在 279.5nm 波长下,用乙炔-空气火焰原子吸收分光光度计测定吸光度,标准曲线法定量。

2. 采样　参见"第九节"中火焰原子吸收光谱法测定铅。

3. 样品处理　将采过样的滤膜放入烧杯中,加入硝酸-高氯酸消化液,在电热板上加热消解,温度保持在 200℃ 左右,待消化液基本挥发干时取下,稍冷后用盐酸溶解残渣,转移至具塞比色管中,定容,摇匀;取一定量于另一具塞比色管中供测定。若样品溶液中锰的浓度超过测定范围,可用磷酸溶液稀释后测定,结果计算时乘以稀释倍数。

4. 样品测定　将原子吸收分光光度计调节至最佳测定状态,依次测定标准系列溶液、样品溶液和样品空白溶液的吸光度值。用标准曲线法计算消化液中锰含量,然后计算出样品空气中锰浓度(mg/m^3)。

5. 方法说明

(1)本法的平均采样效率为 99.4%。

(2)若样品溶液中有白色沉淀,可离心除去。

(3)样品也可采用微波消解法。

(4)样品消解溶液中含有 100 倍的 Al^{3+}、Ca^{2+}、Cd^{2+}、Cr^{6+}、Cu^{2+}、Pb^{2+}、Zn^{2+} 等不干扰测定;100 倍的 Fe^{3+}、Fe^{2+} 产生轻微的正干扰,Mo^{6+}、Si^{4+} 产生轻微的负干扰。

(5)本法的检出限为 $0.026\mu g/ml$;当采气体积为 75L 时,最低检出浓度为 $0.005mg/m^3$(按 MnO_2 计),平均相对标准偏差为 2.5%。

（二）磷酸-高碘酸钾分光光度法

1. 原理　用微孔滤膜采集空气中气溶胶态锰及其无机化合物,经酸消解后,在磷酸溶液中,锰离子被高碘酸钾氧化成紫红色高锰酸盐。在530nm波长下测量吸光度值,标准曲线法定量。

显色反应式为:

$$2Mn^{2+} + 5IO_4^- + 3H_2O \Longrightarrow 2MnO_4^- + 5IO_3^- + 6H^+$$

2. 采样　同(一)法

3. 样品处理　将采过样的滤膜放入烧杯中,加入硝酸-高氯酸消化液,在电热板上加热(200℃)消解,待消化液基本挥发干,取下,稍冷,用磷酸溶解残渣,并定量转移入具塞比色管中,稀释至刻度,摇匀,取一定体积于另一具塞比色管中,供测定。若样品溶液中锰的浓度超过测定范围,可用磷酸稀释后测定,结果计算时乘以稀释倍数。

4. 样品测定　用锰标准溶液和磷酸配制锰标准系列。向标准、样品和样品空白管中加入适量高碘酸钾,沸水浴加热一定时间;取出冷却后,在530nm波长下依次测定其吸光度值,用标准曲线法计算样品中锰含量。

5. 方法说明

(1)本法的平均采样效率为97.5%,平均回收率为95.3%。

(2)该反应显色完全后,颜色可稳定2小时。当样品中锰含量过高时,用磷酸溶解时可出现高锰酸盐的颜色,但不会影响测定结果。分析时可减少样品消解液的用量或稀释后测定。

(3)三价铁离子可产生黄色而干扰测定。反应中加入的磷酸可掩蔽 Fe^{3+} 离子,消除其干扰。

(4)铬干扰测定。试验中可加入过氧化氢使高锰酸盐的紫红色褪去后,再测量铬的吸光度值,然后从总吸光度值减去铬的吸光度值,消除铬的干扰。

(5)本法的定量范围为 $0.3 \sim 3.0\mu g/ml$;当采气体积为75L时,最低定量浓度为 $0.16mg/m^3$;相对标准偏差为1.3%~6.7%。

第十二节　镉

一、概述

（一）理化性质

镉(cadmium)是银白色有光泽质软的金属,原子量112.41,相对密度8.65,熔点321℃,沸点为767℃。在潮湿空气中,镉缓慢氧化并失去金属光泽,加热时表面形成棕色的氧化物层。高温下镉与卤素反应激烈,形成卤化镉;它也可与硫直接化合,生成硫化镉。镉可溶于酸,但难溶于碱。镉的价态为 +1 价和 +2 价。氧化镉和氢氧化镉的溶解度都很小,它们溶于酸,但难溶于碱。镉可形成多种配离子,如 $Cd(NH_3)_4^{2+}$、$Cd(CN)_4^{2-}$、CdI_4^{2-} 等。

（二）污染源

镉在自然界中主要以硫镉矿的形式存在,贮存于锌矿、铅锌矿和铜铅锌矿石中。空气中的镉主要来源于人为污染。硫镉矿的采矿冶炼、金属电镀、塑料稳定剂、荧光粉、充电电池、杀虫剂、杀菌剂、油漆颜料、电工合金和焊接等行业都产生含镉废气,是空气中镉污染物的主要来源。

（三）危害

镉不是人体的必需元素。人体内的镉主要通过食物、水和空气摄入并蓄积下来。镉的烟雾和灰尘可经呼吸道吸入。肺内镉的吸收量约占总进入量的25%～40%。每天吸20支香烟，可吸入镉2～4μg。镉经消化道的吸收率，与镉化合物的种类、摄入量以及是否共同摄入了其他金属有关，例如钙、铁摄入量低时，镉的吸收可明显增加，而摄入锌时，镉的吸收可被抑制。进入体内的镉主要通过肾脏经尿排泄，但也有相当数量由肝脏经胆汁随粪便排泄。镉的排泄速度很慢，人肾皮质镉的生物学半衰期是10～30年。吸收进入血液的镉，主要与红细胞结合。

镉及其化合物均有一定的毒性。短时间内吸入高浓度氧化镉的烟雾可产生急性中毒。中毒早期表现全身无力、头晕、寒战和四肢酸痛，伴有咽痛、咳嗽等呼吸道黏膜刺激症状，严重者可出现中毒性肺水肿或化学性肺炎，有明显的呼吸困难、胸痛、咳大量泡沫血色痰，可因急性呼吸衰竭而死亡。长期暴露于低浓度镉，会引起慢性轻度镉中毒，主要表现为嗅觉丧失、牙龈黄斑或渐成黄圈。镉化合物不易被肠道吸收，但可经呼吸道吸收，蓄积于肝脏或肾脏造成危害，尤以对肾脏损害最为明显。镉还可导致骨质疏松和软化。

（四）卫生标准

GBZ 2.1-2007 工作场所中有害因素职业接触限值中规定，镉及其化合物（按 Cd 计）的 PC-TWA 为 0.01mg/m³，PC-STEL 为 0.02mg/m³。

二、常用测定方法

测定空气中镉的方法主要是仪器分析法，如分光光度法、原子吸收光谱法、催化极谱测定法和电感耦合等离子体发射光谱法等。常用的采样方法为微孔滤膜采样。

催化极谱法测定工作场所空气中镉及其化合物准确可靠，实验条件要求不高，但灵敏度较低；火焰原子吸收光谱法快速、简便、结果准确；石墨炉原子吸收光谱法线性关系良好，灵敏度高，回收率好，精密度高；电感耦合等离子体发射光谱法（ICP-AES）能同时测定多种元素，线性范围宽，精密度高，准确性好，检出限低，灵敏度高，较原子吸收光谱法分析效率高，但仪器昂贵，不易推广。

2013年，我国修订了GBZ/T 160.5，应用火焰原子吸收光谱法测定工作场所空气中的镉及其化合物。

（一）火焰原子吸收光谱法

1. 原理　用微孔滤膜采集空气中气溶胶状态的镉及其化合物，经硝酸-高氯酸消解后，在228.8nm波长下，用火焰原子吸收光谱仪测定其吸光度值，标准曲线法定量镉及其化合物的含量。

2. 采样　参见"第九节"中火焰原子吸收光谱法测定铅。

3. 样品处理　将采过样的滤膜放入烧杯中，加入硝酸-高氯酸消解液，盖上表面皿，在电热板上加热（200℃）消解，待消解液基本挥发干时，立即取下，稍冷，用盐酸溶解残渣，制备样品消解溶液，供测定用。若样品消解溶液中镉浓度超过测定范围，用盐酸稀释后测定，计算时乘以稀释倍数。

样品处理也可采用微波消解方法。

4. 样品测定　用镉标准溶液和盐酸配制镉标准系列。将原子吸收分光光度计调节至最佳测定状态,用贫燃气火焰,在228.8nm波长下,依次测定标准系列溶液、样品溶液和样品空白溶液的吸光度值,用标准曲线法计算得消化液中镉含量,然后计算出空气样品中镉浓度(mg/m³)。

5. 方法说明

(1)本法的平均采样效率为98%,平均消解回收率在95%以上。

(2)本法的检出限为0.005μg/ml;当采气体积为75L时,最低检出浓度为0.002mg/m³;平均相对标准偏差为1.8%。

(3)样品溶液中含有1000μg/ml的Al^{3+}、Fe^{3+}、Fe^{2+}、Pb^{2+}、Zn^{2+}、Sn^{2+}等不干扰测定。

(二)电感耦合等离子体发射光谱法

1. 原理　用微孔滤膜采集空气中的气溶胶状态的镉及其化合物,经硝酸-高氯酸消解后,用电感耦合等离子体发射光谱仪(ICP-AES)测定镉及其化合物的含量,标准曲线法定量。

2. 采样　同(一)法。

3. 样品处理　将采过样的滤膜放入烧杯中,加入硝酸-高氯酸消解液,盖上表面皿,在电热板上加热(200℃)消解,待消解液基本挥发干时,立即取下,稍冷,用硝酸残渣,制备样品消解溶液,供测定用。

样品处理也可采用微波消解方法。

4. 样品测定　用镉标准溶液和硝酸配制镉标准系列。按仪器工作条件设定好电感耦合等离子体发射光谱仪,将标准溶液、空白溶液和样品溶液依次导入ICP光谱仪中测定。仪器自动绘制标准曲线并计算分析结果。

5. 方法说明

(1)本法可用于同时或顺序检测多种金属和非金属元素,如铅、镉、锰、镍、铁、银、锌、砷、硅等。测定某种元素及其化合物前,需预先确定该元素的测定波长。

(2)本法的平均采样效率为98%以上,平均消解回收率在95%以上。

(3)样品溶液与标准溶液的酸度要尽可能保持一致,以利雾化器的运转效率保持稳定,仪器的灵敏度始终保持恒定。只有在同等条件下测定样品溶液和标准溶液,才可最大限度地消除了基体干扰。1%~10%硝酸对测定结果无影响。

(4)本法的检出限为0.005mg/L;平均相对标准偏差为1.8%~4.9%。

第十三节　锑

一、概述

(一)理化性质

锑(antimony)是银灰色、有光泽、脆而硬的类金属,原子量121.75,相对密度6.68,熔点630℃,沸点为1590℃。锑是一种较稳定的金属,常温下在潮湿的空气中不会氧化,加热至100~250℃还不被氧化。但超过熔点时,锑燃烧生成Sb_2O_3,加热到700~800℃的熔融锑会使水分解放出氢。锑难溶于水、稀盐酸和浓氢氟酸,而溶于浓盐酸、浓硫酸和浓硝酸中。常温下锑与卤素元素激烈反应,生成相应的卤化物。锑有三种氧化状态,其中以五价锑(Sb^{5+})最稳定,三氧化锑很容易挥发,而四氧化锑难挥发。

（二）污染源

大部分锑以硫化物矿石形式存在，即辉锑矿。中国是世界上锑产量最大的国家，产量占全球的84％。空气中锑及其化合物的污染主要来源于锑矿开采、冶炼、半导体合金、电池、润滑剂、弹药、电缆包皮、防火材料、制陶、玻璃、陶器、商业印刷浇铸、焊接合金和焰火生产锑铅合金等行业。

（三）危害

锑和它的许多化合物均有毒，作用机制为抑制酶的活性。三价锑的毒性比五价锑的大。急性锑中毒主要导致心脏毒性，表现为心肌炎，还可能导致阿-斯综合征。吸入含锑灰尘对人体也有危害，有时甚至是致命的；小剂量吸入时会引起头疼、眩晕和抑郁；大剂量摄入，例如长期皮肤接触可能引起皮肤炎、损害肝肾、发生剧烈而频繁的呕吐，甚至死亡。国际癌症研究中心认为三氧化锑是对人可能的致癌物。

（四）卫生标准

2013年，我国修订的GBZ/T 160.1规定，职业接触限值（按Sb计）为0.5mg/m³；GBZ 2.1-2007规定，工作场所空气中锑及其化合物（按Sb计）的PC-TWA也为0.5mg/m³。

二、常用测定方法

测定空气中锑的方法主要是仪器分析法，如分光光度法、原子吸收光谱法、氢化物发生-原子荧光光谱法。常用的采样方法为微孔滤膜采样。

应用5-Br-PADAP分光光度法测定锑时，灵敏度低，分析步骤复杂，干扰因素多。火焰原子吸收法灵敏度也不高，难以测定低浓度样品中的锑。石墨炉原子吸收法灵敏度高，但对基体复杂样品，测定干扰严重。氢化物发生原子荧光法简便快速，灵敏度高，样品用量少，使用国产仪器价格低廉，易于推广应用，是一种较好的测定方法。

我国2013年修订的GBZ/T 160.1推荐火焰原子吸收光谱法和石墨炉原子吸收光谱法作为测定工作场所空气中锑及其化合物的标准方法。

（一）火焰原子吸收光谱法

1. 原理　用微孔滤膜采集空气中气溶胶状态的锑及其化合物，经硝酸-盐酸消解后，在217.6nm波长下，用火焰原子吸收光谱仪测定、定量。

2. 采样　参见"第九节"中火焰原子吸收光谱法测定铅。

3. 样品处理　将采过样的滤膜放入烧杯中，加入硝酸，加热消解，余下少量酸时，再加入盐酸，继续加热至剩余少量酸，重复此操作两次。取下放冷后，加入酒石酸溶液，用水定容，摇匀，消解溶液供测定用。

4. 样品测定　取锑标准溶液、盐酸和酒石酸溶液配制成锑标准系列。将原子吸收分光光度计调节至最佳测定状态，在217.6nm波长下，用贫燃气火焰依次测定标准系列溶液、样品溶液和样品空白溶液的吸光度值，用标准曲线法计算得消化液中锑含量，然后计算出样品空气中锑浓度（mg/m³）。

5. 方法说明

（1）本法的采样效率为99.9％~100％。

（2）本法的检出限为0.6μg/ml；当采气体积为75L时，最低检出浓度为0.08mg/m³，相对标准偏差为1.0％~2.9％。

（3）样品溶液中含有1000μg/ml Na⁺、Ca²⁺、Mg²⁺、Fe³⁺、Mn²⁺、Pb²⁺，100μg/ml Al³⁺、

Zn^{2+}、As^{3+}、Cr^{6+}、Cu^{2+} 或 50μg/ml Cd^{2+}、Ni^{2+} 不干扰 20μg/ml 锑的测定。

（二）石墨炉原子吸收光谱法

1. 原理　用微孔滤膜采集空气中气溶胶状态的锑及其化合物,经硝酸-高氯酸消解后,加入基体改进剂,在 217.6nm 波长下,用石墨炉原子吸收光谱仪测定、定量。

2. 采样　同（一）法。

3. 样品处理　将采过样的滤膜放入烧杯中,加入硝酸-高氯酸消解液,加热至 140～160℃消解,消解至透明近干时,取下冷却。加入酒石酸溶液,用盐酸定量转移入具塞比色管中,并稀释至刻度,摇匀,消解溶液供测定。若消解溶液中锑浓度超过测定范围,用盐酸稀释后测定,计算时乘以稀释倍数。

4. 样品测定　取数只烧杯,各放入 1 张微孔滤膜,分别加入不同体积的锑标准应用液,同"样品处理"操作,制成锑标准系列。将原子吸收分光光度计调至最佳测定状态,在 217.6nm 波长下,依次测定标准系列溶液、样品溶液和样品空白消解液的吸光度值,用标准曲线法计算样品中锑含量。

5. 方法说明

（1）本法的采样效率为 99.9%～100%。

（2）本法的检出限为 0.002μg/ml。当采气体积为 75L 时,最低检出浓度为 0.0013mg/m^3,相对标准偏差为 4.4%。

（3）所用玻璃器皿必须用 10% 硝酸浸泡 24 小时,并用去离子水清洗干净。

（4）在石墨炉原子吸收分析中,可在石墨炉或待测溶液中加入某种化学试剂,以减少复杂基体的干扰或待测元素的挥发损失。本方法所用的基体改进剂为:取 1g 氯化钯溶于 5ml 混合酸中,用 5%（v/v）硝酸稀释至 100ml,为试剂 A;取 0.4g 硝酸镁溶于 100ml 水中,配制成为试剂 B。取试剂 A 和试剂 B 等体积混合。

（5）样品溶液中含有 2000μg/ml K^+、Na^+、Ca^{2+}、Mg^{2+}、Fe^{3+},20μg/ml Pb^{2+}、Zn^{2+}、Cd^{2+}、Ni^{2+} 不干扰锑测定,100μg/ml Pb^{2+} 产生干扰。

（三）氢化物发生-原子荧光法

1. 原理　用微孔滤料采集空气中气溶胶状态的锑及其化合物,经硝酸-高氯酸消化后,转变为五价的锑。在硫脲和碘化钾等还原剂作用下,五价锑被还原为三价锑,三价锑与硼氢化钾（KBH_4）或硼氢化钠（$NaBH_4$）反应产生锑化氢:

$$KBH_4 + HCl + 2H_2O \rightarrow KCl + HBO_2 + 8[H]$$
$$Sb^{3+} + 3[H] \rightarrow SbH_3$$

锑化氢随载气导入石英炉原子化器,进行原子化,分解形成锑原子。在锑空心阴极灯照射下,锑原子吸收特定波长的激发光后被激发至高能态,在返回基态时发出特征波长的荧光,在一定浓度范围内,其荧光强度与锑的含量成正比,用标准曲线法定量样品中的锑。

2. 采样　同（一）法。

3. 样品处理　用硝酸-高氯酸消解采过样的滤膜,转移至容量瓶内,加入盐酸、硫脲和碘化钾溶液,摇匀,定容,摇匀,放置 30 分钟,供测定用。

用同样的方法处理样品空白对照滤膜,制备样品空白对照溶液。

4. 样品测定

（1）仪器参考工作条件:光电倍增管负高压 270V,原子化温度 200℃,原子化器高度 8mm,灯电流 80mA,载气（Ar）流速 400ml/min,屏蔽气流速 800ml/min,读数时间 10.0 秒,延迟时间 1.0 秒。

(2)测定:预热 30 分钟后,待仪器达到最佳工作状态,将标准系列溶液、样品溶液、样品空白消解液依次加入样品管中,测定原子荧光强度。

5. 方法说明

(1)体系的酸度对测定结果影响很大。选择浓度为 5% 的盐酸为载流液,锑的荧光强度稳定且最大。

(2)硫脲-抗坏血酸溶液的作用是将溶液中五价的锑还原为三价的锑,同时还是实验中的掩蔽剂,掩蔽共存离子的干扰。

(3)消化所用器皿应用(1+3)硝酸煮沸 5 分钟,再用去离子水冲净后使用。

（肖　虹）

本章小结

本章介绍了空气中一些无机污染物的检测方法。

SO_2 是空气中最重要、最常见的污染物之一。主要测定方法有紫外荧光法、分光光度法、离子色谱法等。常规分析多采用甲醛缓冲溶液吸收-盐酸副玫瑰苯胺分光光度法,自动监测常采用紫外荧光法。

氮氧化物的检测工作主要是监测 NO、NO_2。常用测定方法主要有化学发光法、盐酸萘乙二胺分光光度法等。盐酸萘乙二胺分光光度法由于干扰因素少,灵敏度高,操作简便快速,而得到广泛应用。自动监测常采用化学发光法。

NH_3 是主要空气污染物之一。常用测定方法有靛酚蓝分光光度法、纳氏试剂分光光度法、氨气敏电极法等。纳氏试剂分光光度法是测定氨含量的经典方法,该方法准确度、灵敏度高,操作简便。

空气中含碳污染物主要包括 CO 和 CO_2。主要测定方法包括不分光红外吸收法、气相色谱法等。

臭氧具有强氧化性和强刺激性。其检测方法主要是分光光度法、化学发光法、电化学法等。碘化钾比色法及靛蓝二磺酸钠分光光度法操作简单,但空气中其他氧化还原物质对结果有干扰,相比之下,丁子香酚法干扰较少,特异性更高。

空气中的硫化物主要是硫化氢、二氧化硫、三氧化硫、硫酸及硫酸盐。硫化氢的测定常用亚甲蓝分光光度法;离子色谱法测定空气中硫酸和硫酸盐灵敏、准确、干扰少,不但可测定两者总量,而且还可将两者的含量进行分别测定;空气中硫酸盐化速率的测定的方法有离子色谱法、二氧化铅法、碱片重量法等。二氧化铅法不需采样动力,简便易行,测量的是一个污染累积数据。

造成空气污染的氟化物中,大部分是氟化氢,还有少量的氟化硅、氟化碳等。空气中氟化物的测定方法主要有氟离子选择电极法、离子色谱法、氟试剂-镧盐比色法等。氟离子选择电极法具有灵敏度高、准确度好、干扰因素少、操作简便等优点被广泛应用。

氰化物是一类含有氰基的物质,大部分是剧毒化合物。空气中氰化物检测方法包括气相色谱法、分光光度法、电化学法及快速检测试纸条法等。顶空气相色谱法检出限低、干扰少、简便、线性范围宽,但对操作和仪器要求高;异菸酸钠-巴比妥酸钠分光光度法和吡啶-巴比妥酸分光光度法是最常用的检测方法。

空气中同时存在多种金属污染物,本章主要介绍了铅、汞、锰、镉、锑的测定。其检测方法主要有分光光度法、原子吸收光谱法、原子荧光光谱法、电感耦合等离子体质谱法。分光光度法对设备的要求低,但灵敏度差、分析步骤复杂、干扰因素多;原子吸收光谱法快速、简便、结果准确,其中石墨炉法灵敏度高,但要注意基体干扰;原子荧光光谱法操作简单、灵敏度高、基体干扰少,仪器价格低;电感耦合等离子体质谱法能同时测定多种元素,线性范围宽,精密度高,准确性好,检出限低,灵敏度高,但仪器昂贵、操作技术要求高。

思考题

1. 简述甲醛缓冲溶液吸收-盐酸副玫瑰苯胺分光光度法测定 SO_2 的原理。哪些因素会影响测定结果的准确度?

2. 简述盐酸萘乙二胺分光光度法测定空气中 NO_x 的原理,分析影响测定准确度的因素。

3. 简述不分光红外线吸收法测定空气中 CO 和 CO_2 的原理。

4. 测定空气中臭氧的主要方法有哪些? 如何进行选择? 简述紫外光度法测定臭氧的原理。

5. 简述亚甲蓝分光光度法测定空气中硫化氢的原理。

6. 影响大气中硫酸盐化速率的因素有哪些? 说明二氧化铅法测硫酸盐化速率的原理及主要反应式。

7. 用氟离子选择电极法测空气中的氟化物时,最适的 pH 是多少? 为什么? 加总离子强度调节缓冲液的目的是什么?

8. 空气中氰化物具有不同的存在状态,其采样方法有哪几种? 异菸酸钠-巴比妥酸钠分光光度法测定空气中氰化物的基本原理是什么?

9. 用原子荧光光谱法测空气中的汞时,盐酸羟胺具有什么作用?

10. 磷酸-高碘酸钾分光光度法测定空气中锰时,磷酸的作用是什么?

11. 简述电感耦合等离子体发射光谱法测定空气中镉的原理。

第七章 空气中有机污染物的测定

空气中有机污染物种类多、来源广,对人体健康的影响大,是主要的空气污染物,也是重要的理化检验对象。常见的空气有机污染物有:甲醛,苯、甲苯、二甲苯,挥发性有机物,苯并[a]芘,总烃和非甲烷烃,有机磷农药,拟除虫菊酯类农药以及液化石油气等。本章重点介绍了这些有机污染物的检测原理和方法。

第一节 甲 醛

一、概述

(一) 理化性质

甲醛(formaldehyde)是一种无色液体,相对密度 1.06,沸点 20℃,熔点 −92℃,具有强烈刺激性气味;易溶于水、醇和醚;通常以水合甲醛的形式存在于水溶液中。在浓缩操作过程中,甲醛自聚形成白色粉状线性结构的聚合物,聚合物受热易分解,常温下释放出微量气态甲醛;在甲醛中加入少量甲醇可以防止聚合。甲醛的碱性溶液具有强还原性,可被碘溶液氧化成甲酸。甲醛具有凝固蛋白质的作用,可用于杀菌、防腐。35%~40% 的甲醛水溶液俗称福尔马林(formalin),具有防腐杀菌性能,可用于外科手术器械的消毒、保存解剖标本,还可用于种子消毒等。

(二) 污染来源

甲醛是室内空气主要污染物之一。胶合板、大芯板、中纤板、刨花板(碎料板)等是用于装修和生产家具的常用材料,遇热或潮解时,这些材料的黏合剂释放甲醛,污染室内空气,是室内甲醛最主要的释放源。

甲醛是重要的化工原料,广泛用于合成纤维、合成树脂、工程塑料、农药和染料等行业。甲醛与尿素反应生成脲醛树脂,与苯酚反应生成酚醛树脂;与氨反应生成六次甲基四胺,可用作橡胶硫化促进剂、纺织品防缩剂和泌尿系统消毒剂。甲醛用途广泛,工业生产量大,职业接触人群广泛。研究表明,在烟叶加工成烟丝的过程中,只产生少量甲醛,但在烟丝的燃烧过程中,由于烟丝成分复杂,燃烧时产生更多的甲醛;香烟烟雾中甲醛含量约为 70~100mg/kg。

(三) 危害

甲醛主要经呼吸道进入体内,也可经皮肤进入人体。甲醛对人体健康的影响主要表现为嗅觉异常、刺激、过敏、肝肺功能异常和免疫功能异常等;儿童和孕妇对甲醛尤为敏感,危害更大。当室内空气中甲醛含量为 $0.1mg/m^3$ 时,就有异味和不适感,$0.5mg/m^3$ 时可刺激眼睛导致流泪,$0.6mg/m^3$ 时导致咽喉不适和疼痛,$30mg/m^3$ 时导致恶心、呕吐、胸闷、气喘甚至肺水肿;达到 $100mg/m^3$ 时可立即致人死亡。长期接触低剂量甲醛可导致慢性呼吸道疾病、鼻咽癌、结肠癌、脑瘤、月经紊乱、细胞核基因突变、妊娠综合征、新生儿染色体异常和白血病等,还可导致青少年记忆力下降、智力下降。世界卫生组织确定甲醛为致癌和致畸性物质。

(四)卫生标准

GB/T18883-2002 室内空气质量标准规定,室内空气中甲醛最高容许浓度(1 小时均值)为 $0.1mg/m^3$;GB50325-2010 民用建筑工程室内环境污染控制规范规定,民用建筑工程室内空气中甲醛限量为 $0.12mg/m^3$;HJ571-2010 国家环境保护标准规定,纤维板、刨花板、胶合板、细木工板、单板饰面板等产品中甲醛释放量不得超过 $0.12mg/m^3$;浸渍纸层压木质地板、浸渍胶膜纸饰面板、实木复合地板等产品中甲醛释放量不得超过 $0.08mg/m^3$。GBZ2.1-2007 工作场所有害因素职业接触限值规定,工作场所空气中甲醛最高容许浓度为 $0.5mg/m^3$。

二、常用测定方法

甲醛的测定方法可分为七类:分光光度法、气相色谱法、高效液相色谱法、示波极谱法、微分脉冲极谱法、荧光分析法和化学发光法。其中常用的是分光光度法和气相色谱法。

分光光度法包括 4-氨基-3-联氨-5-巯基-1,2,4-三氮杂茂(简称 AHMT)分光光度法、酚试剂(3-甲基-2-苯并噻唑酮腙盐酸盐,$C_6H_4SN(CH_3)C:NNH_2 \cdot HCl$,简称 MBTH)分光光度法、乙酰丙酮分光光度法、变色酸分光光度法和盐酸副玫瑰苯胺分光光度法。乙酰丙酮分光光度法操作简单,重现性好,共存的酚和乙醛不干扰测定,但灵敏度较低。变色酸分光光度法显色稳定,快速灵敏,但需使用浓硫酸,操作不便,共存的酚干扰测定。酚试剂分光光度法在常温下可以显色,灵敏度比前两种方法的都高,但乙醛、丙醛的存在会对测定结果产生干扰。AHMT 分光光度法在室温下显色,SO_2、NO_2 共存时不干扰测定,灵敏度也比较高,但必须严格控制显色时间。

GB/T18883-2002 选择 AHMT 分光光度法、酚试剂分光光度法、气相色谱法和乙酰丙酮分光光度法作为室内空气中甲醛的标准检测方法;GBZ/T160.54-2013 选择酚试剂分光光度法作为工作场所空气中甲醛测定的标准方法;GB/T18204.26-2000 选择酚试剂分光光度法和气相色谱法作为公共场所空气中甲醛的标准测定方法,其中规定酚试剂分光光度法为仲裁法。

(一)酚试剂分光光度法

1. 原理　空气中的甲醛与酚试剂反应生成嗪;在酸性条件下,嗪被高铁离子氧化形成蓝绿色化合物,最大吸收波长 630nm,其吸光度值与甲醛含量成正比,标准曲线法定量。反应方程式如下:

$$A + B \xrightarrow[\text{[O]}]{\text{Fe}^{3+}} \text{（蓝绿色）}$$

2. 采样 以酚试剂溶液作为吸收液,用大型气泡吸收管采集气体。记录采样时的气温和气压;采样后 24 小时内分析。

3. 样品处理 采样后,将样品溶液全部转入比色管中,用少量吸收液洗涤吸收管,合并,加水定容至采样前吸收液体积。

4. 样品测定

(1)标准曲线的绘制:取比色管,在各管中加入一定量的甲醛标准溶液和吸收液,再加入一定量硫酸铁铵溶液,静置。在 630nm 波长下,以水作参比,测定标准系列溶液的吸光度值,绘制标准曲线。

(2)样品测定:按绘制标准曲线的测定条件和操作步骤,测定样品溶液的吸光度值(A);测定每批样品的同时,作试剂空白试验,测定吸光度值(A_0)。根据($A - A_0$)值从标准曲线上查出样品溶液中甲醛的含量,并计算空气中甲醛的浓度。

5. 方法说明

(1)酚试剂与乙醛($>2\mu g$)和丙醛反应也能生成蓝绿色化合物,此法测得的结果是样品中以甲醛表示的总醛含量。

(2)二氧化硫对测定有干扰,测定前将气样通过硫酸锰滤纸过滤,可除去其干扰,相对湿度大于 88% 时,去除效率较好。

(3)显色温度和时间:温度低于 15℃时显色不完全,20～35℃时 15 分钟显色完全,放置 4 小时稳定不变。

(4)日光照射能氧化甲醛。因此,要选用棕色吸收管采样,要避光运输、存放样品。

(5)方法检出限为 $0.05\mu g/5ml$,当采样量为 10L 时,最低检出浓度为 $0.01mg/m^3$。

(二)AHMT 分光光度法

1. 原理 空气中的甲醛被吸收液吸收后,在碱性条件下与 AHMT(Ⅰ)反应缩合(Ⅱ),经高碘酸钾进一步氧化成 6-巯基-5-三氮杂茂(4,3-b)-S-四氮杂苯(Ⅲ)紫红色化合物。该化合物的最大吸收波长为 550nm,吸光度值与甲醛浓度呈线性关系。反应方程式如下:

$$\text{（Ⅰ）} \xrightarrow[\text{碱}]{\text{HCHO}} \text{（Ⅱ）} \xrightarrow{\text{KIO}_4} \text{（Ⅲ）}$$

2. 采样 取焦亚硫酸钠和 EDTA,溶于水配成吸收液,用气泡吸收管采气 20L,记录采样时的气温和气压。

3. 样品处理 采样后,用吸收液定容,混匀。

4. 样品测定

(1)标准曲线的绘制:取适量甲醛标准溶液配制标准系列溶液,分别加入氢氧化钾溶液和 AHMT 溶液,混匀,室温下放置 20 分钟,加入高碘酸钾溶液,轻轻振摇 5 分钟后,在 550nm

波长下,用水作参比溶液,测定各标准系列溶液的吸光度值。用吸光度值对甲醛的含量绘制标准曲线。

(2)样品测定:按绘制标准曲线的测定条件和操作步骤,进行样品溶液显色,测定样品溶液的吸光度值(A),根据 A 值从标准曲线上查出样品溶液中甲醛的含量,并计算空气中甲醛的浓度。

5. 方法说明

(1)AHMT 分光光度法抗干扰能力强,灵敏度高,但显色随时间延长逐渐加深,需严格控制显色时间,标准溶液与样品溶液的显色时间必须严格一致。

(2)所用试剂需进口,且价格较昂贵,方法成本较高。因此本法适宜与酚试剂分光光度法配合使用,当进行仲裁分析或须复测时,才用 AHMT 法进行检验。

(3)本方法检出限为 $1\mu g/10ml$。若采样流量 1L/min,采样体积 20L 时,则测定浓度范围为 $0.03 \sim 0.40mg/m^3$。

(三)气相色谱法

1. 原理　在酸性条件下,空气中甲醛吸附在涂有 2,4-二硝基苯肼(2,4-DNPH)的 6201 担体上,生成稳定的甲醛腙。用二硫化碳洗脱后,经 OV-色谱柱分离,用氢焰离子化检测器测定,以保留时间定性,峰高(或峰面积)定量。

2. 采样　用涂有 2,4-DNPH 的 6201 担体为吸附剂,装入玻璃管中配制成采样管。采样时,取下采样管两端的塑料密封帽,取出进气端的玻璃棉,加 1 滴 2mol/L 盐酸溶液,然后再用玻璃棉封好。将加入盐酸溶液的一端垂直朝下,另一端与采样器进气口相连,以 0.5L/min 的速度,抽气 50L。采样后,用胶帽套好,并记录采样点的气温和气压。

3. 样品处理　将采样管中的吸附剂全部转入具塞试管中,加入二硫化碳,轻轻振摇,浸泡 30 分钟,洗脱甲醛,制备成样品溶液,待用。

4. 样品测定

(1)色谱条件:色谱柱长 2m,内径 3mm 的玻璃管,内装涂渍 OV-1 的 Shimalitew 担体;柱温 230℃;检测室温度 260℃;气化室温度 260℃;载气(N_2)流量:70ml/min;氢气流量:40ml/min;空气流量:450ml/min。

实际工作中,要根据气相色谱仪的型号和性能,确定分析的最佳测试条件。

(2)标准曲线的绘制:取 5 支未采过样的采样管,取下一端玻璃棉,直接向各管吸附剂表面滴加 1 滴 2mol/L 盐酸溶液。然后用微量注射器分别准确加入甲醛标准溶液,采样管中吸附剂上的甲醛含量控制在 $0\sim20\mu g$,制备成 5 个浓度点的标准系列管;回填玻璃棉,反应 10 分钟后,再将各标准管吸附剂分别移入 5 个具塞比色管中,加入二硫化碳,轻轻振摇,浸泡 30 分钟,洗脱甲醛,取各个浓度点标准管的洗脱液 $5.0\mu l$ 进样分析,重复三次。保留时间定性,取三次峰高(或峰面积)均值对甲醛含量绘制标准曲线。

(3)样品测定:按照绘制标准曲线的测定条件和方法测定样品。保留时间定性,用样品溶液峰高(或峰面积)标准曲线法计算样品溶液中甲醛的含量,并计算空气中甲醛的浓度。

5. 方法说明

(1)本法可以同时测定甲醛、乙醛、丙醛和丙烯醛的含量。

(2)二氧化硫和二氧化氮对测定无干扰。

(3)如果采用的色谱柱是涂渍 3% 硅油 OV-17、红色硅藻土、柱长 2m,用电子捕获检测器检测,方法灵敏度可提高 4~5 倍。

（4）向采样管中加入少量盐酸,可以催化甲醛与 2,4-二硝基苯肼发生缩合反应生成相应的腙。

（5）本法检出限为 0.2μg/5μl。若以 0.5L/min 流量采气 50L 时,检出下限浓度为 0.01mg/m³;其测定浓度范围为 0.02~1mg/m³。

（四）乙酰丙酮分光光度法

1. 原理　空气中的甲醛经水吸收后,在 pH=6 的乙酸-乙酸铵缓冲溶液中与乙酰丙酮作用,在沸水浴条件下,迅速生成稳定的黄色化合物 3,5-二乙酰基-2,4-二甲基-1,4-二氢卢剔啶(DDL),其最大吸收波长为 413nm,其吸光度值与甲醛含量正相关。反应方程式如下:

2. 采样　用一个内装 10ml 吸收液的气泡吸收管,以 0.5~1.0L/min 流量采气 5~40L。采集的样品于 2~5℃贮存,2 天内分析完毕,以防甲醛被氧化。

3. 测定方法　取一定量甲醛标准溶液,加入乙酰丙酮溶液的铵盐溶液,置沸水浴上加热 3 分钟,冷却至室温后,以水为参比,于 413nm 处测定吸光度值,用标准曲线法定量。

4. 说明方法

（1）本法最大的优点是乙醛、酚类物质不干扰测定;但是 SO_2 对测定有一定影响,使用 $NaHSO_3$ 作为保护剂则可以消除 SO_2 的干扰。

（2）本法操作简便,重现性好,但灵敏度较低,当采样体积为 40L 时,最低检出浓度为 0.013mg/m³。工业废气中和环境空气中甲醛的含量较高,可用本方法测定;室内空气中甲醛浓度一般较低,不能用该方法测定其含量,当室内空气中甲醛浓度较大(>0.5mg/m³)时,才可应用该方法测定。

第二节　苯、甲苯、二甲苯

一、概述

（一）理化性质

苯(benzene)、甲苯(toluene)、二甲苯(xylene)为同系物,都是无色、易挥发液体,具有芳香性气味,是煤焦油的分馏产物和石油的裂解产物;难溶于水,易溶于二硫化碳、三氯甲烷、丙酮、乙醚和乙醇等有机溶剂。当这三种物质在空气中的蒸气浓度达到一定范围(苯 1.2%~2.6%,甲苯 1.6%~6.8%,二甲苯 1%~5.3%)时,具有爆炸危险。二甲苯有邻位、对位和间位三种异构体,由于三者沸点相近,难以从煤焦油制备的产物中获得单一的异构体。工业用的二甲苯中,间-二甲苯占 45%~70%,对-二甲苯占 15%~25%,邻-二甲苯占 10%~15%。苯、甲苯、二甲苯的主要性质见表 7-1。

表 7-1 苯、甲苯、二甲苯的性质

化合物	相对分子量	密度 (d_4^{20})	熔点 (℃)	沸点 (℃)	蒸气密度 (对空气)	蒸气压 (kPa,20℃)
苯	78.11	0.879	5.5	80.1	2.71	9.96
甲苯	92.15	0.867	-94.5	110.6	3.14	2.94
二甲苯	106.16				3.66	1.4~2.2
对-二甲苯		0.861	13.2	138.3		
邻-二甲苯		0.880	-25.2	144.4		
间-二甲苯		0.864	-47.4	139.1		

苯、甲苯、二甲苯的苯环上,氢原子可被其他原子或官能团所取代,发生亲电取代反应,主要有卤代反应、硝化反应和磺化反应。因为甲苯和二甲苯苯环上的甲基是供电子基团,更易发生亲电取代反应,故亲电反应顺序为二甲苯>甲苯>苯。苯环比较稳定,难以氧化,而甲苯和二甲苯的侧链烃基则易被氧化生成羧酸。

（二）污染来源

苯、甲苯、二甲苯是合成橡胶、合成纤维、染料、化肥、农药、炸药、洗涤剂和香料等化学工业的基本原料,也是化学工业优良的有机溶剂,因此,许多化工生产过程中都可能存在苯、甲苯和二甲苯的污染。制药、油漆、油脂提炼等常以苯系物作溶剂;煤焦油的提炼、液体石油产品高温裂解产生苯、甲苯和二甲苯。目前,室内装饰材料中多用甲苯、二甲苯代替纯苯做各种胶、油漆、涂料和防水材料的溶剂或稀释剂,释放的苯、甲苯、二甲苯可能导致室内空气的严重污染。另外,烟草的烟雾中也含有一定量的苯和甲苯。

（三）危害

苯、甲苯、二甲苯主要以蒸气状态存在空气中,可经呼吸道进入人体。苯具有中等毒性,当空气中苯的浓度达到 2% 时,人呼吸 5~10 分钟可致死。苯的急性中毒主要表现为中枢神经系统损伤;长期低浓度接触可引发慢性中毒,不同程度地损害神经系统和造血系统,导致神经衰弱综合征,白细胞、红细胞和血小板减少等症状,还可能造成牙龈和鼻黏膜出血,并伴有头晕、头痛、乏力、记忆力减退,导致再生障碍性贫血、白血病等。甲苯和二甲苯属低毒类有机化合物,其毒性作用与苯相似,主要是对中枢神经系统和内脏神经系统的麻痹作用和对皮肤黏膜的刺激作用。甲苯对中枢神经的损害和刺激作用比苯强,而对造血系统损害比苯弱;二甲苯毒性作用比苯和甲苯小,但对黏膜的刺激作用比苯强,二甲苯的三种异构体毒性略有差异,以间二甲苯的毒性最强。

（四）卫生标准

GB/T18883-2002 室内空气质量标准的容许浓度（1h 均值）:苯为 0.11mg/m³,甲苯为 0.2mg/m³,二甲苯为 0.2mg/m³。GBZ 2.1-2007 规定它们在工作场所空气中的接触限值:时间加权平均容许浓度苯为 6mg/m³,甲苯为 50mg/m³,二甲苯为 50mg/m³;短时间接触容许浓度苯为 10mg/m³,甲苯为 100mg/m³,二甲苯为 100mg/m³。

二、常用测定方法

（一）测定方法概述

苯、甲苯、二甲苯通常共存于空气中,一次采样,可同时测定。我国以气相色谱法为标准检测方法,检测环境空气、工作场所空气和室内装修材料中的苯、甲苯和二甲苯,气相色谱法灵敏、简便、快速,具体方法较多,各方法之间的不同之处主要在于色谱分离柱和检测器两个方面。

1. 色谱柱　较早的方法中,采用5%阿皮松固定液(6201担体)非极性色谱柱,该柱的优点是能很好地分离甲苯和二甲苯,分离耗时短,分析一个样品仅用2分钟;缺点是不能分离二甲苯的异构体。有的方法也采用 SE-30 固定液(担体为 chromosorbWAW-DMCS),分离情况与上相同,保留时间比较长。HJ 583-2010 和 HJ 584-2010 推荐采用2.5%邻苯二甲酸二壬酯(DNP)和2.5%有机皂土-34(bentane)的 Chromsorb G·DMCS(80~100 目),柱温65℃,载气(氮气)流速 50ml/min,各组分分离良好,但不能完全分离对-二甲苯和间-二甲苯。

极性柱中采用20% PEG-1500(聚乙二醇1500)固定液(6201担体),苯、甲苯、邻-二甲苯、间-二甲苯分离良好,分析时间近7分钟;缺点是无法分离对-二甲苯和间-二甲苯,两者合并为一个色谱峰。近来采用 FFAP(聚乙二醇20M-2-硝基对苯二甲酸)固定液的分析方法增多,可较好地分离苯系物,但仍不能分开对-二甲苯和间-二甲苯。采用 DNP∶有机皂土 34∶Shimalite 担体 = 5∶5∶100 的固定相时,能很好地分离二甲苯的异构体。

采用毛细管柱分离苯系物分离效果好、柱效高。毛细管柱内涂加的非极性固定液主要有 SE-30、SE-52、SE-54、OV-101 和 DB-1 等;涂加的中等极性固定液主要有 OV-17、DB-5 和 DB-1701 等。近年来,多使用极性固定液毛细管柱,常用的固定液有聚乙二醇(PEG-20M)和 FFAP 等。用 PEG-20M 和 FFAP 制备的毛细管柱具有高通用性、高柱效、强极性、强惰性和耐水性多种特点,可用于分离苯系物,包括二甲苯异构体和乙苯。HJ 583-2010 和 HJ 584-2010 推荐使用 PEG-20M 毛细管柱,2013 年修订的 GBZ/T 160.42 推荐使用 FFAP 毛细管柱测定工作场所空气中的苯系物。

2. 检测器　在苯系物的气相色谱法测定中,最早采用热导池检测器,由于这种检测器的灵敏度低,现在很少使用。目前,火焰离子化检测器(flame ionization detector,FID)是气相色谱法测定苯系物最常用的检测器。

光离子化检测器(photo ionization detector,PID)是一种新型高灵敏度检测器,它对芳香族化合物响应敏感,其灵敏度比 FID 高 5~30 倍,大多数挥发性有机化合物都可被 PID 准确检出,适用于便携式气相色谱仪。

(二) 采样

采集空气中的苯、甲苯、二甲苯主要有两种方法:

1. 直接采样法　现场苯系物含量较高时,适用于直接采样法采样。一般用铝塑采气袋直接采集现场空气,再取 1ml 进行色谱测定。这种方法的优点是简单、方便、费用低。缺点是采集的样品放置时间短,必须在数小时之内完成测定。测定工作场所空气中的苯系物时,一般用铝塑采气袋或其他气体容器直接采集空气样品,不需经过其他处理,直接进行色谱分析。

2. 吸附采样法　对于低浓度的样品,需要用吸附剂吸附采集苯系物。先用吸附剂(活性炭或多孔聚合物等)制备采样管,在现场用采样管吸附空气中的苯系物,经过热解吸或有机溶剂解吸后,取解吸物进行色谱分析。溶剂洗脱(解吸)法操作简便,不需要特殊的仪器,但检出限较高;热解吸法需用热解吸仪,可使方法的检出限降低约 100 倍。

吸附采样法采集的样品稳定时间较长,但是苯系物的解吸效率可因实验室不同而有差异。不同批次的活性炭性能也有差别,在一定范围内,活性炭上吸附化合物的量不同,活性炭的性能也有所不同。若空气湿度太大,水蒸气可能在采样管中凝结,将严重影响采样效率。

2013年修订的GBZ/T 160.42推荐四种方法测定工作场所空气样品中的苯、甲苯、二甲苯:溶剂解吸-气相色谱法、无泵型采样-气相色谱法、热解吸-气相色谱法和直接进样-气相色谱法。HJ 583-2010和HJ 584-2010分别采用了溶剂解吸-气相色谱法和热解吸-气相色谱法测定苯系物。

(三)溶剂解吸-气相色谱法

1. 原理　用溶剂解吸型活性炭采样管采集空气样品,或用内装活性炭片的无泵型采样器采样。活性炭吸附空气中的苯、甲苯和二甲苯,用二硫化碳洗脱后进样,色谱柱分离,火焰离子化检测器检测,以保留时间定性,峰高(或峰面积)定量。

2. 采样　可选用"溶剂解吸型活性炭采样管"采样,或选用"无泵型采样器"采样。

(1)选用溶剂解吸型活性炭采样管采样时,在采样点取下活性炭管两端的塑料密封帽,将出气口一端垂直连接在空气采样器上。根据采样时间和流量选择短时间采样,或长时间采样。

短时间采样:以100ml/min流量,采集15分钟。

长时间采样:在采样点,打开活性炭管两端,以定点或个体采样方式,以50ml/min流量,采集2~8小时。

采样后,立即封闭活性炭管两端,置于洁净容器运输和保存。样品置于4℃冰箱冷藏,可保存14天。

(2)选用无泵型采样器采样时,根据采样时间和流量选择定点采样或个体采样。

定点采样:在采样点,将无泵型采样器悬挂在采样对象呼吸带高度的支架上,采集2~8小时。

个体采样:在采样点,将无泵型采样器佩戴在采样对象呼吸带高度处,采集2~8小时。

采样后,立即密封无泵型采样器,置于清洁容器内运输和保存。在室温下,样品可保存15天。

3. 样品处理　选用的采样方法不同,样品的处理方法有所不同。

(1)选用溶剂解吸型活性炭采样管采集的样品,处理时,先取出采样管前段和后段(见"方法说明2")的活性炭,分别放入溶剂解吸瓶中,各加适量二硫化碳,封闭,不时振摇,解吸30分钟,解吸液供测定用。

(2)对于用无泵型采样器采集的样品,处理时,先取出采样器中的活性炭片,再同前法解吸处理。

4. 样品测定

(1)色谱条件:根据气相色谱仪的型号和性能,制定分析苯、甲苯和二甲苯的最佳测试条件。以下测试条件可供参考:

1)填充柱:硬质玻璃柱或不锈钢柱,长2m,内径3~4mm,内填充涂附2.5%邻苯二甲酸二壬酯(DNP)和2.5%有机皂土-34(bentane)的Chromsorb G·DMCS(80~100目);载气流速:50ml/min;进样口温度:150℃;检测器温度:150℃;柱温:65℃。

2)毛细管柱:固定液为聚乙二醇(PEG-20M),30m×0.32mm×1.00μm或等效毛细管柱。柱温:65℃保持10分钟,以5℃/min速率升温到90℃,保持2分钟;柱流量:2.6ml/min;

进样口温度:150℃;检测器温度:250℃;尾吹气流量:30ml/min。

（2）标准曲线的绘制:苯系物的标准系列溶液可以购买,也可以用色谱纯二硫化碳溶解稀释苯系物标准品制得。参照仪器操作条件,将气相色谱仪调节至最佳测定状态,进样。测定标准系列溶液,每个浓度重复测定 3 次,以峰高(或峰面积)均值分别对相应的苯、甲苯和二甲苯浓度绘制标准曲线,或建立线性回归方程。

（3）样品测定:测定样品解吸液和空白解吸液的峰高(或峰面积),标准曲线法定量各苯系物的含量,计算空气中苯系物的浓度。

用溶剂解吸型活性炭采样管采集的样品,测定后按下式计算样品中苯系物的浓度。先用样品解吸液峰高(峰面积)与空白对照峰高(峰面积)的差值从标准曲线上查出前、后两段样液中苯系物的含量,再用下式计算空气中苯、甲苯、二甲苯的浓度:

$$\rho = \frac{(A_1 + A_2)V}{V_0 D}$$

式中,ρ 为空气中苯(甲苯、二甲苯)的浓度,mg/m³;V 为解吸液的体积,ml;A_1、A_2 分别为测得采样管前、后两段样液中苯系物的含量,μg/ml;D 为解吸效率,%;V_0 为标准状况下的采样体积,L。

用无泵型采样器采集的样品,测定后按下式计算样品中苯系物的浓度。先用样品解吸液峰高(峰面积)与空白对照峰高(峰面积)的差值从标准曲线上查出样液中苯系物的含量,再用下式计算空气中苯、甲苯、二甲苯的浓度:

$$\rho = \frac{cv}{kt} \times 1000$$

式中,ρ 为空气中苯、甲苯、二甲苯的时间加权平均接触浓度,mg/m³;c 为测得的样品解吸液中苯、甲苯、二甲苯的浓度(减去样品空白),μg/ml;v 为解吸液的体积,ml;k 为无泵型采样器的采样流量,ml/min;t 为采样时间,min。

5. 方法说明

（1）用溶剂解吸型活性炭采样管采样,苯、甲苯、二甲苯的最低检出浓度均为 1.5μg/m³。无泵型采样方法的性能指标与使用的无泵型采样器有关,苯、甲苯和二甲苯的最低检出浓度分别是 2mg/m³、6mg/m³ 和 18mg/m³。

（2）溶剂解吸型活性炭管制备方法:装管前,先将椰子壳活性炭(20～40 目)于 300～350℃下通氮气 3～4 小时,然后装管。活性炭管长 150mm,内径 3.5～4.0mm,外径约 6mm。将管分成两段装填,前段装 100mg,后段装 50mg,中间用 2mm 氨基甲酸酯泡沫隔开,在管的末端塞入 3mm 氨基甲酸酯泡沫,管的前端放入一束硅烷化玻璃毛,玻璃管两端熔封;也可以购买商品化采样管。

（3）每分析一批样品,必须测定样品空白。将活性炭管或无泵型采样器带至采样点,除不采集空气样品外,其余操作同样品。每组样品制备 2～10 个样品空白。

（4）每使用一批新的活性炭管时,需测苯系物在活性炭管的解吸效率,解吸效率应 >80%。

（5）当采样管后段活性炭中待测物测定值大于前段活性炭测定值 25% 时,应重新采样。

（6）采样时,无泵型采样器不能直对风扇或风机。采样时,采样量不能超过活性炭管的吸附容量。

（四）热解吸- 气相色谱法

1. 原理 用热解吸型活性炭管采样管采样,或选用聚 2,6- 二苯基对苯醚（Tenax GC）

采样管采样,采集空气中的苯、甲苯、二甲苯、乙苯、异丙苯;热解吸后进样,经色谱柱分离,火焰离子化检测器检测,以保留时间定性,峰高(或峰面积)定量。

2. 采样　同"溶剂解吸型活性炭采样管采样"。

3. 样品处理　将采过样的活性炭管放入热解吸器中,进气口一端与100ml注射器相连,另一端与载气(氮气)相连。载气流量50ml/min,350℃条件下解吸至100ml。解吸气供测定用。

4. 样品测定

(1)色谱条件同"(三)溶剂解吸气相色谱法"。

(2)标准曲线的绘制:一般有标准气体外标法和标准溶液外标法两种方法。

标准气体外标法:取1.0µl色谱纯苯、甲苯、邻二甲苯、间二甲苯和对二甲苯溶液,注入100ml注射器中,抽取适量清洁空气或氮气,于红外烤箱加热30~40分钟使之完全挥发,冷至室温后,再抽取清洁空气或氮气至100ml,混匀,配制成标准贮备气体。

配制标准系列气体时,以100ml注射器为容器,用微量注射器精确抽取不同量的标准贮备气体注入各容器中,再抽取洁净空气或氮气至100ml,混匀,配成标准系列气体,根据目标组分质量和响应值绘制标准曲线。

标准溶液外标法:取适量色谱纯的苯、甲苯、乙苯于一定体积的甲醇中,配制成标准贮备液。再分别取适量标准贮备液,用甲醇稀释成标准溶液系列。

将老化后的采样管连接于气相色谱仪的填充柱进样口,或类似气相色谱填充柱进样口功能的自制装置,设定进样口(装置)温度为50℃,用注射器注射1.0µl标准系列溶液,用100ml/min的流量通载气5分钟,迅速取下采样管,用聚四氟乙烯帽将采样管两端密封,得到标准曲线系列采样管。将标准曲线系列采样管按吸附标准溶液时气流相反方向连接热脱附仪,测定,根据目标组分质量和响应值绘制标准曲线。

(3)样品测定:按照标准系列的测定条件和方法,测定空气样品的保留时间和峰高(或峰面积),同时作空白对照实验。用保留时间定性,用样品峰高或者峰面积,标准曲线法计算空气中苯、甲苯、二甲苯的浓度。

5. 方法说明

(1)HJ 583-2010采用标准溶液外标法绘制标准曲线。该法采用毛细管气相色谱法时,苯、甲苯和二甲苯的最低检出浓度都是$5.0 \times 10^{-4}mg/m^3$。

(2)解吸效率与解吸温度有关,测定前必须选择合适的解吸温度;每批活性炭管在使用前都必须测定其解吸效率。

(3)样品解吸后应当天尽快测定。

(4)若工作场所空气中待测物浓度较高,可能发生穿透时,应串联两根热解吸型活性炭管采样。

(五) 直接进样-气相色谱法

1. 原理　用铝塑采气袋采集空气中的苯、甲苯和二甲苯,直接进样,经色谱柱分离,火焰离子化检测器检测,以保留时间定性,峰高(或峰面积)定量。

2. 采样　在采样点,打开铝塑采气袋的进气阀,用现场空气清洗铝塑采气袋3~5次,然后采集空气样品。每组样品制备2~10个样品空白。

3. 样品测定

(1)色谱条件:测定工作场所空气中苯系物的国家标准方法推荐选用以下色谱柱:

30m×0.53mm×0.2μm 毛细管色谱柱,内涂 FFAP 固定液;柱温:60℃,气化室温度:140℃,检测室温度:180℃;载气(氮气)流量:1ml/min,分流比:10∶1。

（2）标准系列的绘制:同"（四）"中标准气体外标法。

（3）样品测定:在色谱分析室中,按照标准系列气体的测定条件和方法,测定铝塑采气袋中空气样品苯系物的保留时间和峰高(或峰面积),同时作空白对照实验。用保留时间定性,用样品峰高与空白峰高差值定量,或用两者峰面积的差值定量,标准曲线法计算空气中苯、甲苯、二甲苯的浓度。若样品气中待测物浓度超过测定范围,应用清洁空气稀释后测定,计算时乘以稀释倍数。

4. 方法说明

（1）用本法测定苯、甲苯和二甲苯的最低检出浓度分别为 0.5mg/m^3、1mg/m^3 和 2mg/m^3。

（2）采样后要尽快分析,样品保存时间不得超过 24 小时,否则,样品含量改变。样品在运输和保存过程中,注射器要垂直放置,以防外部空气渗入注射器。

（3）本法主要用于事故(应急)检测,也可通过选用合适的铝塑采气袋容积、采样时间和采样流量,进行短时间采样或长时间采样。在应急检测时,也可用 100ml 注射器采样。

第三节　挥发性有机化合物

一、概述

（一）理化性质

空气中有机污染物的种类繁多。WHO 根据化合物的沸点不同,把空气中的有机化合物分为挥发性有机化合物(volatile organic compounds,VOCs)、半挥发性有机化合物(semivolatile organic compounds, SVOCs)、高挥发性有机化合物(very volatile organic compounds, VVOCs)和颗粒有机化合物(particulate organic matter,POM)。常压下,沸点为 50～250℃ 的各种有机化合物属于 VOCs,目前,已经鉴定出 300 多种。按其化学结构,VOCs 可进一步分为烷烃类、烯烃类、芳烃类、卤烃类、酯类和醛酮类等;最常见的有苯、甲苯、二甲苯、苯乙烯、三氯乙烯、三氯甲烷、三氯乙烷、二异氰酸酯(TDI)和二异氰酸苯甲酯等。

VOCs 是室内空气质量检测的重要指标之一。目前,国内外通常只测定空气中的一小部分 VOCs,主要测定苯、甲苯、乙苯、二甲苯、苯乙烯、乙酸正丁酯和正十一烷,其余的未知物则折算成甲苯的质量。GB/T 18883-2002 室内空气质量标准中规定,用 Tenax GC 或 Tenax TA 采样,经非极性色谱柱(极性指数小于 10)、热解吸/GC/FID 或 MSD 进行分析,保留时间在正己烷和正十六烷之间的所有 VOCs,称为总挥发性有机化合物(total volatile organic compounds,TVOC)。

（二）污染来源

一些工作场所的空气中,VOCs 的浓度常常达到比较高的水平,是工作场所空气污染治理的重点内容之一。在非工作场所(如室内环境中),由于大量使用建筑和装修材料、办公用品、生活日用品、杀虫剂、家用燃料以及吸烟等,室内空气也可能存在 VOCs 的污染。

VOCs 的种类、特点和来源见表 7-2。

表 7-2 VOCs 的种类、特点和来源

类别	污染物	特点	来源
烷烃	甲烷、乙烷、丙烷、正己烷、正辛烷、3-甲基戊烷等	形成光化学烟雾	城市空气中
烯烃	乙烯、丙烯、丁二烯、戊二烯、苯乙烯等	较活泼,形成光化学烟雾	城市空气中
卤代烃	氟利昂、三氯甲烷、四氯乙烯、氯苯等	消耗大气中的臭氧	制冷剂、灭火剂、金属清洗剂等
苯系物	苯、甲苯、二甲苯、4-乙基甲苯等	适用范围广,毒性大	汽油添加剂、电线、建筑及装饰材料
醛	甲醛、丙烯醛、戊醛、苯甲醛、二甲基苯甲醛等	适用范围广,毒性大	人为排放、光化学烟雾过程生成物
酮	丙酮、甲基乙基酮、甲基异丁基酮、苯乙酮等	由臭氧等氧化剂将烯烃氧化生成	人为排放、光化学烟雾过程生成物
醇酸酯	甲醇、异丙醇、乙酸、丙烯酸、乙酸乙酯等	蓄积及引起中毒	城市空气中检出,化工生产等排放
有机胺	一甲胺、三乙胺、苯胺等	恶臭及有毒物质	城市空气中检出,化工生产等排放
有机硫化合物	甲硫醇、甲硫醚、二硫化碳等	恶臭及有毒物质	城市空气中检出,化工生产等排放

(三)危害

大多数 VOCs 都具有毒性,可导致人体的过敏反应,造成感官异常刺激,严重时导致组织炎症,甚至中毒。目前认为 VOCs 与不良建筑综合征(sick buil ding syndrome,SBS)有关,但是由于它们的成分复杂,相互之间有协同或拮抗作用,对其危害性的认识还存在一定的局限性。

(四)卫生标准

目前,常用 TVOC 来评价室内空气中 VOCs 的总体水平,GB/T18883-2002 室内空气质量标准规定,室内空气中的 TVOC 不得超过 0.6mg/m³;HJ571-2010 规定,人造板及其制品中 TVOC 的释放率不得超过 0.50mg/(m²·h)(72 小时)。

二、常用测定方法

VOCs 的分子量较小,沸点不高,用气相色谱法测定 VOCs 可以得到满意的效果。根据气相色谱仪所用检测器的不同,常用的测定方法分为气相色谱法(火焰离子化检测器)、气

相色谱-质谱法和光离子化气相色谱法。GB/T 18883-2002 室内空气质量标准采用热解析-毛细管气相色谱法测定空气中的 TVOC;GBZ/T 160.126 采用溶剂解吸-气相色谱-质谱法测定工作场所空气中 35 种挥发性有机化合物(表 7-3)。

(一) 热解析-毛细管气相色谱法

1. 原理 用 Tenax GC 或 Tenax TA 吸附管采集一定体积的空气样品,空气中的 VOCs 保留在吸附管中;在热解吸装置中,吸附管受热解吸出 VOCs 气体,取适量解吸气进样,进行气相色谱仪分离、测定,以保留时间定性,峰高(或峰面积)定量。

2. 采样 用硅胶管连接吸附管和采样泵,打开采样泵,调节流量,以保证在适当的时间内获得所需的采样体积。进行个体采样时,采样管垂直安装在呼吸带。如果空气中 VOCs 的浓度较大,按照常规采样后样品中 VOCs 量将超过 1mg,则应减少采样体积。

3. 样品处理 将吸附管安装在热解吸仪上,加热,解吸吸附剂所吸附的挥发性有机物,并被载气流带入冷阱,进行预浓缩,然后,再以低流速快速从冷阱上解吸,经传输线进入毛细管气相色谱仪。

在以上样品处理过程中,预浓缩时,载气流的方向应与采样时气流的方向相反,以利提高热解吸效率;VOCs 被传输进入色谱仪时,传输线的温度应足够高,以防待测成分凝结。

4. 样品测定

(1)仪器测定条件:选择非极性色谱柱或弱极性色谱柱,其固定相可以是二甲基硅氧烷、7% 的氰基丙烷、7% 的苯基和 86% 的甲基硅氧烷。采用程序升温,初始温度 50℃,保持10 分钟,升温速度 5℃/min,最终温度 250℃。

(2)标准曲线的绘制:可以采用标准气体外标法和标准溶液外标法两种方法,绘制方法见"第二节 二甲苯热解吸-气相色谱法"。

(3)样品测定:按绘制标准溶液的操作步骤进行分析,保留时间定性,峰面积定量。

5. 方法说明

(1)采样量为 10L 时,本方法的检出限为 0.5μg/m³。

(2)样品和标准品应做三次平行测定,求出平均值,同时做空白实验。

(二) 溶剂解吸-气相色谱-质谱法

1. 原理 用活性炭管采集空气中的挥发性有机化合物蒸气,用二硫化碳解吸。以氟苯作内标,经毛细管气相色谱柱分离,质谱检测器检测,由保留时间和质谱图定性,定量离子的峰面积之比定量。

表 7-3 35 种挥发性有机物主要信息特征

序号	化合物	特征离子	定量离子	职业接触限值(mg/m³)		
				MAC	PC-TWA	PC-STEL
1	正己烷	56,57,86	57	—	100	180
2	正庚烷	43,57,71	43	—	500	1000
3	辛烷	43,57,114	43	—	500	—
4	壬烷	43,57,85	43	—	500	—
5	环己烷	56,69,84	84	—	250	—
6	甲基坏己烷	55,83,98	83	—	—	—

续表

序号	化合物	特征离子	定量离子	职业接触限值（mg/m³）		
				MAC	PC-TWA	PC-STEL
7	1,2-二氯乙烷	62,64,98	62	—	7	15
8	三氯甲烷	47,83,85	83	—	20	—
9	四氯化碳	117,119,121	117	—	15	25
10	三氯乙烯	95,130,132	130	—	30	—
11	四氯乙烯	129,164,166	166	—	200	—
12	苯	56,77,78	78	—	6	10
13	甲苯	65,91,92	91	—	50	100
14	对二甲苯 间二甲苯	91,106	91	—	50	100
15	邻二甲苯	91,106	91	—	50	100
16	乙苯	91,106	91	—	100	150
17	苯乙烯	78,103,104	104	—	50	100
18	氯苯	77,112,114	112	—	50	—
19	丙酮	42,43,58	43	—	300	450
20	丁酮	43,57,72	43	—	—	600
21	甲基异丁基甲酮	43,57,58	43	—	—	—
22	二异丁基甲酮	57,85,142	85	—	145	—
23	异佛尔酮	82,138	82	30	—	—
24	环己酮	55,69,98	98	—	50	—
25	乙酸甲酯	43,59,74	43	—	200	500
26	乙酸乙酯	43,61,88	43	—	200	300
27	乙酸丙酯	43,61,73	43	—	200	300
28	乙酸丁酯	43,56,73	43	—	200	300
29	乙酸异丁酯	43,56,73	43	—	200	300
30	乙酸戊酯	43,55,70	43	—	100	200
31	乙酸异戊酯	43,55,70	43	—	100	200
32	丙烯酸甲酯	55,85	55	—	20	—

续表

序号	化合物	特征离子	定量离子	职业接触限值(mg/m³)		
				MAC	PC-TWA	PC-STEL
33	丙烯酸乙酯	55,73,99	55	—	—	—
34	丙烯酸丙酯	55,73,85	55	—	—	—
35	丙烯酸正丁酯	55,56,73	55	—	25	—
36	甲基醚	141,142,170	170	—	7	14
内标	氟苯	96,70	96	—	—	—

2. 样品的采集和保存 在采样点,打开活性炭管两端,以定点或个体采样方式采样,并同时制备样品空白。采样后,立即封闭活性炭管两端,置于清洁容器内运输、保存。样品在冰箱中冷藏可保存 5 天。

3. 样品处理 采样后,将活性炭管前、后段的活性炭分别置于溶剂解吸瓶中,各加入二硫化碳和内标溶液,盖紧瓶盖,置于快速混匀器上混合,解吸,摇匀,解吸液供测定。

4. 样品测定

(1)仪器测定条件:

1)气相色谱仪操作参考条件:色谱柱:60m × 0.20mm × 1.12μm,VOCs 专用柱;柱温:38℃,保持 3 分钟,再依次以 5℃/min 升至 80℃,保持 5 分钟,以 5℃/min 升至 140℃,保持 1 分钟,以 40℃/min 升至 270℃,保持 6 分钟;气化室温度:270℃。

2)质谱仪操作参考条件:离子源:EI 源;离子源能量:70eV;离子源温度:230℃;四极杆温度:150℃;接口温度:270℃;扫描范围:35～350amu。

(2)标准曲线绘制:以二硫化碳为溶剂,稀释标准溶液,制备浓度为 0～250μg/ml 的待测物标准系列溶液,每毫升溶液中含内标溶液 2.0μl。参照仪器操作条件,将气相色谱-质谱仪调节至最佳测定状态,进样 1.0μl,测定标准系列溶液,每个浓度重复测定 3 次。

(3)样品测定:在标准系列溶液的操作条件下,测定样品解吸液和样品空白解吸液。

(4)定性分析:待测物的保留时间与其标准品的保留时间一致;将样品的测出峰扣除适当的空白后,直接应用计算机谱库 NIST 标准数据库检索定性待测物。也可通过样品与标准品之特征离子图谱比较定性。

(5)定量分析:计算各待测物定量离子与内标定量离子的峰面积之比,由标准曲线或回归方程查得样液中各待测物的浓度。

5. 方法说明

(1)标准储备液、内标溶液的保存:将标准储备液和内标溶液分别倒入有 PTFE 内衬附螺旋盖的玻璃瓶中,瓶内的液面顶空愈小愈好,储存于 -20～-10℃ 的冰箱中,避光保存,可使用 1 个月,当发现有问题时需重新配制。

(2)使用标准储备液和内标溶液时,先从冰箱取出,放至室温后,混匀,再使用。

(余 静)

第四节　苯并[a]芘

一、概述

(一) 理化性质

苯并[a]芘(benzo[a]pyrene,BaP)是一种由五个苯环构成的多环芳烃,分子式 $C_{20}H_{12}$,分子量 252.32,熔点 179℃,沸点 475℃,蒸气压 6.65×10^{-20} kPa(25℃),相对密度 1.35。纯品为淡黄色针状晶体。苯并[a]芘易溶于苯、甲苯、二甲苯、三氯甲烷、乙醚、丙酮和咖啡因水溶液等,微溶于乙醇、甲醇,难溶于水。碱性条件稳定,遇酸易发生化学变化。其结构式为:

(二) 污染来源

苯并[a]芘是一种天然有机化合物,来源于火山爆发、森林草原燃烧和生物合成;在人类活动中,苯并[a]芘主要来源于煤炭、石油、天然气燃烧产生的废气,每燃烧 1kg 煤,可产生 0.21mg 苯并[a]芘;汽车排放的炭黑中苯并[a]芘含量可达到 75.4μg/g;加工橡胶、烟草、熏制食品的烟气中也含有苯并[a]芘;有些工业生产过程也产生苯并[a]芘。

(三) 危害

苯并[a]芘是公认的高活性致癌物质,在 200 多种多环芳烃(polycyclic aromatic hydrocarbons,PAHs)类致癌化合物中,苯并[a]芘是强致癌物的代表性物质。动物实验证明,苯并[a]芘对动物有局部和全身致癌作用;经气管注入苯并[a]芘,可诱发大鼠患肺癌,经全身涂抹,可诱发小鼠患皮肤癌。流行病学资料证明,因沥青、煤焦油、矿物油等富含多环芳烃,密切接触者易发生职业性皮肤癌。空气中苯并[a]芘与肺癌有密切关系,是导致肺癌的重要因素之一,肺癌患病(死亡)率与空气中苯并[a]芘含量呈现明显正相关,一般把苯并[a]芘作为空气致癌物的代表。

苯并[a]芘虽是高活性致癌物,但并非直接致癌物,必须经细胞微粒体中的混合功能氧化酶激活才具有致癌性。苯并[a]芘可通过吸入、食入、皮肤吸收进入人体,而且在体内分解速度比较快。进入机体后,除少部分以原形随粪便排泄外,一部分经肝、肺细胞微粒体中的混合功能氧化酶激活而转化为数十种代谢产物,其中主要为环氧化物,特别是转化为7,8-环氧化物,再代谢产生 7,8-二氢二羟基-9,10-环氧化物,该代谢物质可能是最终致癌物。

(四) 卫生标准

GB 3095-2012 环境空气质量标准规定,环境空气中苯并[a]芘的浓度限值为 0.0025μg/m³(24h 平均)、0.001μg/m³(年平均);GB 16297-1996 中国空气污染综合排放标准规定,苯并[a]芘的最高容许排放浓度为 5.0×10^{-4} mg/m³;无组织排放监控浓度限值为 0.01μg/m³。

二、常用采样方法和提取方法

(一) 采样方法

GB 3095-2012 环境空气质量标准指出,空气理化检验中检测的苯并[a]芘是指存在于颗粒物(粒径小于等于 $10\mu m$)中的苯并[a]芘,因此,一般按照气溶胶的采样方法采集空气中的苯并[a]芘。

采样前,将玻璃纤维滤纸不重叠、平放于马弗炉内,350℃灼烧 2 小时,置于干燥器中保存。采样时,用该处理过的滤纸连续采样 24 小时。采样后,取出玻璃纤维滤纸,尘面向内折叠,用黑纸包好,塑料袋密封后迅速送回实验室,在低温冰箱中 -20℃以下保存。样品最好尽快处理,如特殊原因不能尽快处理,应限定 7 天内萃取,萃取液 30 天内分析完毕。

(二) 样品的提取方法

粒径小于等于 $10\mu m$ 的颗粒物中所含的有机物成分非常多,仅多环芳烃就有几百种。为了测定痕量的苯并[a]芘,必须先从共存的数十种相关多环芳烃中分离提取出苯并[a]芘。由于苯并[a]芘的性质与许多多环芳烃的性质非常相似,提取困难,因此,在苯并[a]芘的整个检测过程中,关键是苯并[a]芘的分离提取。

1. 索氏提取法　采样后,将玻璃纤维滤纸尘面向里小心放入索氏提取器的渗滤管中,加入环己烷,于沸水中连续回流提取 8 小时;把提取液转移至 K-D 浓缩器中,在 $70\sim80$℃水浴中减压浓缩至 $0.5\sim1.0ml$,浓缩液转移至 5ml 离心管内,离心 5 分钟,取上清液分析。减压浓缩时,不可蒸干,以防苯并[a]芘分解。

2. 超声波提取法　超声波破碎是一个物理过程,不会改变样品中待测物的分子结构。在常温下进行超声波提取,还可以防止样品分解。用超声波提取苯并[a]芘时,先剪去采样玻璃纤维滤纸边缘的无尘部分,再将滤纸等分成 n 份,取 1 份,剪碎,放入玻璃离心管中,加入乙腈-水或甲醇-水溶液,超声提取,离心,取上清液用 $0.45\mu m$ 滤纸过滤,保存滤液,待分析用。

3. 真空升华法　真空升华装置如图 7-1 所示。将采样后的玻璃纤维滤纸卷成筒状,放入升华管内,旋紧磨口塞,接口处用少量稀石膏密封。将升华管放在管状电炉中,连接好抽真空气路,将升华管抽真空,转动三通活塞,向管内充氮气,再抽真空,以除去管内的空气。然后,用电炉加热升温至 (300 ± 5)℃,升华 40 分钟,苯并[a]芘升华后,遇冷凝聚于毛细管中。待电炉温度降至室温且内外气压平衡后,关闭真空泵。取下升华管,用甲醇反复冲洗毛细管内壁。收集洗脱液,浓缩至 $0.1\sim0.5ml$,即为待测样品。

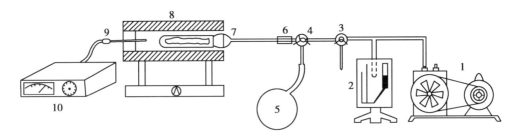

图 7-1　真空升华装置

1. 真空泵;2. 转动式真空规;3、4. 真空三通活塞;5. 氮气袋;6. 冷却冰块;

7. 升华管;8. 管状电炉;9. 热电偶;10. 控温仪

三、常用测定方法

苯并[a]芘的常用测定方法都是色谱法,分别是柱色谱法、纸色谱法、薄层色谱法、气相色谱法和高效液相色谱法。纸色谱、柱色谱和薄层色谱法设备简单,易于掌握和推广,但分离效果较差,不能完全排除多环芳烃异构体之间的干扰,难以准确定量,分析时间长。气相色谱法分析速度快、分辨率高,分析时选用极性大、沸点高的固定液,用火焰离子化检测器,对由3～5个苯环稠合的多环芳烃具有较好的测定效果。高效液相色谱法分离效果好,灵敏度高,是目前测定苯并[a]芘较为理想的方法,通常采用C_{18}色谱柱分离,用紫外或荧光检测器检测。

2013 年修订的 GBZ/T 160.142 采用高效液相色谱法测定工作场所空气中的苯并[a]芘;GB 3095-2012 环境空气质量标准也采用 GB/T 15439 中的高效液相色谱法测定环境空气中的苯并[a]芘,同时还采用了 GB 8971 中的乙酰化滤纸层析荧光分光光度法测定飘尘中的苯并[a]芘。气相色谱-质谱(GC-MS)联用技术结合了气相色谱法和质谱法的优点,弥补了各自的不足,是当今测定苯并[a]芘最有效的方法;HJ 646-2013 规定采用这一现代方法测定气相中和颗粒物中的苯并[a]芘等多环芳烃。

(一) 高效液相色谱-紫外检测法

1. 原理　用超细玻璃纤维滤纸采集苯并[a]芘,以乙腈-水或甲醇-水作溶剂,超声波提取法提取,取提取液进样,经色谱柱分离后,紫外检测器检测,用保留时间定性,用峰高(或峰面积)标准曲线法定量。

2. 样品测定　按照"二、常用采样、提取方法"采样,提取苯并[a]芘,制备样品溶液。

(1)色谱仪参考条件:C_{18}色谱柱,柱温为常温;乙腈-水为流动相,线性梯度洗脱,流动相流速 1ml/min;紫外检测器,检测波长为254nm。

(2)标准曲线的绘制:精确称取苯并[a]芘标准物质,乙腈溶解,配制苯并[a]芘标准贮备溶液,2～5℃避光保存。以乙腈为溶剂,取标准贮备溶液配制标准系列溶液。取标准系列溶液进样、测定,每个浓度点重复 3 次,测定苯并[a]芘峰的保留时间、峰高(或峰面积)。用峰高(或峰面积)的均值对标准溶液中苯并[a]芘的含量绘制标准曲线。

(3)样品测定:在测定标准溶液的条件下测定样品溶液,同时做空白试验,根据样品的峰高(或峰面积)的均值,从标准曲线上找出样品溶液中苯并[a]芘的浓度,按下式计算采样现场空气中苯并[a]芘的浓度:

$$\rho = \frac{m \times V_t \times 10^{-3}}{\frac{1}{n} \times V_i \times V_s}$$

式中,ρ 为空气中苯并[a]芘浓度,$\mu g/m^3$;m 为样品溶液中苯并[a]芘的质量(减去样品空白),ng;V_t 为提取液总体积,μl;V_i 为进样体积,μl;V_s 为标准状态下的采样体积,m^3;$1/n$ 为测定用滤纸在采样滤纸中所占比例。

3. 方法说明

(1)测定样品前,要用流动相冲洗系统 30 分钟以上,流动相的流速保持为 1.0ml/min;检测器预热 30 分钟以上,基线稳定后才能进样测定。

(2)每批样品都应做空白试验。取未采过样的玻璃纤维滤纸,与采过样的玻璃纤维滤纸平行操作,制备空白试样溶液。

(3)样品测定前,用浓度居中的标准系列溶液校正标准曲线,其响应值的变化应在 15%之内;如变异过大,则重新校正或用新配制的溶液重新绘制标准曲线。

(4)苯并[a]芘是强致癌物,操作中要特别小心,防止污染。称取固体苯并[a]芘时,需戴口罩和乳胶手套。实验结束后,所用的玻璃仪器要用重铬酸钾洗液浸泡洗涤。被苯并

[a]芘污染的容器可用紫外灯在364nm紫外光照射下消毒。

(5)多环芳烃的实验要避免阳光直射。

(6)标准溶液配好后,用封口膜封好瓶口,并用黑纸包裹,置2~5℃保存。

(二)高效液相色谱-荧光检测法

1. 原理　用玻璃纤维滤纸采样后,用环己烷提取苯并[a]芘,浓缩、进样,经 C_{18} 液相色谱柱分离,用荧光检测器检测,用保留时间定性,峰高(或峰面积)标准曲线法定量。

2. 苯并[a]芘的提取和浓缩　以环己烷为溶剂,用超声波提取法提取苯并[a]芘。在50℃以下,用 K-D 浓缩器或旋转蒸发器减压蒸馏,浓缩提取液,浓缩到一定体积,转移到离心管内,用环己烷定容至2.0ml;加入约0.2g碱性氧化铝,摇匀。离心5分钟,取上清液测定。

3. 样品测定

(1)色谱参考条件: C_{18} 柱(150mm×4.6mm×5μm);柱温25℃;流动相为甲醇:水=85:15(v/v),流速1ml/min;荧光检测器,激发波长365nm,发射波长405nm。

(2)标准曲线的绘制:用甲醇稀释标准溶液配制0~2.0μg/ml的苯并[a]芘标准系列溶液,绘制标准曲线。进样10.0μl,测定标准系列各溶液的峰高(或峰面积),每个浓度点重复测定3次,以测得的峰高(或峰面积)的均值对相应的苯并[a]芘的浓度绘制标准曲线或建立线性回归方程。

(3)样品测定:按照测定标准系列溶液的操作条件,取样品和样品空白的上清液,进样测定其峰高(或峰面积),由标准曲线或线性回归方程计算苯并[a]芘的浓度;再按下式计算空气样品中苯并[a]芘浓度:

$$\rho = \frac{2c}{V_0 D}$$

式中,ρ 为空气中苯并[a]芘的浓度,mg/m³;2为浓缩后样品溶液的体积,ml;c 为测得的样品上清液中苯并[a]芘的浓度(减去样品空白值),μg/ml;D 为洗脱效率;V_0 为标准采样体积,L。

4. 方法说明

(1)本法适用于测定工作场所空气中气溶胶态苯并[a]芘浓度。

(2)本法的检出限为0.01μg/ml,定量下限为0.033μg/ml,定量测定范围为0.033~1.0μg/ml,最低检出浓度为 5.0×10^{-5} mg/m³,最低定量浓度为 2.0×10^{-4} mg/m³(以采集375L空气样品计),相对标准偏差为3.1%~9.5%,平均洗脱效率>93%。

(3)实际检测时,应根据工作场所空气中待测物存在的浓度,确定测定范围,但不应超过本法测定范围的上限。

(三)乙酰化滤纸层析-荧光分光光度法

1. 原理　用玻璃纤维滤纸采集可吸入颗粒物,将采样滤纸浸泡环己烷中,水浴加热,连续提取颗粒物中的苯并[a]芘,浓缩后,经乙酰化滤纸层析分离,再用丙酮洗脱乙酰化滤纸上的苯并[a]芘斑点,荧光分光光度法定量测定丙酮洗脱液中苯并[a]芘含量。

2. 样品处理　以环己烷为提取液,索氏提取法连续回流、提取8小时;浓缩后,以无水乙醇+二氯乙烷(2+1)为展开剂,纸层析法分离展开。晾干后,在365nm紫外光下观察层析滤纸上苯并[a]芘蓝紫色荧光斑点,剪下荧光斑点,用苯酮洗脱斑点上苯并[a]芘,收集洗脱液备用。

3. 样品测定　在荧光分光光度计上,以 385nm 为激发波长,分别测定标准、样品和空白洗脱液在 400、405 和 408nm 三个波长下的荧光强度(F_{400nm}、F_{405nm} 和 F_{408nm}),按下式计算标准、样品和空白洗脱液的相对荧光强度(F_s,F_x 和 F_0):

$$F = F_{405nm} - \frac{(F_{400nm} - F_{408nm})}{2}$$

根据 F_s、F_x、F_0 和标准溶液点样量,按下式用比较法计算空气中苯并[a]芘浓度:

$$\rho = \frac{m \times (F_x - F_0)}{(F_s - F_0) \times V} \times R \times 100$$

式中,ρ 为大气可吸入颗粒物中苯并[a]芘浓度,$\mu g/100m^3$;m 为苯并[a]芘标准品点样量,μg;F_s、F_x、F_0 分别为标准斑点、样品斑点和空白洗脱液斑点的荧光强度;V 为标准姿态下的采样体积;R 为环己烷提取液总体积于浓缩时所取的环己烷提取液的体积比值。

4. 方法说明

(1)本方法适用于可吸入颗粒物中苯并[a]芘的测定。当采样体积为 40m³ 时,最低检出浓度为 0.002$\mu g/100m^3$。

(2)乙酰化滤纸的制备:将层析滤纸卷成筒状,放入高型烧杯中,在杯壁与滤纸间插入一根玻璃棒,杯中间放一根玻璃熔封的电磁搅拌铁芯。在通风橱内,沿杯内壁缓慢加入乙酰化溶液(250ml 乙酸酐 + 0.5ml 硫酸 + 750ml 苯混合液),在恒温磁力搅拌器上保持 50~60℃,连续反应 6 小时。取出乙酰化滤纸,依次用自来水、蒸馏水各漂洗 3~4 次,晾干。次日,用无水乙醇浸泡 4 小时,取出滤纸,晾干、备用。

（四）气相色谱-质谱联用法(GC-MS法)

HJ646-2013 用气相色谱-质谱联用法分离、测定气相和颗粒物中的苯并[a]芘等 16 种多环芳烃。

1. 原理　用采样筒和玻璃纤维滤膜分别采集气相和颗粒物中的多环芳烃,经乙醚/正己烷混合溶剂提取、浓缩后,用硅胶层析柱等方式净化浓缩液,取样液进行气相色谱-质谱联机(GC/MS)检测,根据保留时间、质谱图或特征离子进行定性,内标法定量。

2. 样品测定　将采样筒或采样滤膜直接放入索氏提取器中,用乙醚/正己烷提取液提取苯并[a]芘等多环芳烃,浓缩、净化并加入内标萘-d8。

(1)色谱参考条件:

1)石英毛细管色谱柱(30m×0.25mm×0.25m),固定相为 5% 苯基甲基聚硅氧烷,或其他等效的色谱柱;进样口温度250℃;不分流进样,在 0.75 分钟分流,分流比60:1;初始柱温70℃,经程序升温至 320℃;氦气流量为 1.0ml/min。

2)质谱参考条件:离子源为 EI 源;离子源温度230℃;离子化能量70eV;扫描方式为全扫描或选择性离子扫描(SIM),扫描范围 35~500amu;溶剂延迟 6.0 分钟;电子倍增电压与调谐电压一致;传输线温度280℃。

(2)标准曲线的绘制:用正己烷配制 PAHs 浓度分别为 0.4、1.0、2.0、4.0、8.0、10.0$\mu g/$ml 标准系列溶液,并加入 10μl 内标应用溶液,进样 1.0μl,依据不同浓度的多环芳烃标准溶液的质量色谱图,建立标准曲线。

(3)样品测定:将样品溶液放至室温后,取适量注入气相色谱-质谱仪,按照参考条件进行样品测定。根据苯并[a]芘和内标定量离子的峰面积计算样品中苯并[a]芘的浓度。

3. 方法说明　该方法测定苯并[a]芘的检出限为 0.12$\mu g/$ml,测定下限为 0.48$\mu g/$ml。

当以 100L/min 流速采集环境空气 24 小时时,采用全扫描方式测定,方法的检出限为$9.0 \times 10^{-4}\mu g/m^3$,测定下限为 $3.6 \times 10^{-3}\mu g/m^3$;当采集固定源废气 $1m^3$ 时,采用全扫描方式测定,方法的检出限为 $0.12\mu g/m^3$,测定下限为 $0.48\mu g/m^3$。

第五节　总烃和非甲烷烃

一、概述

国家环境保护标准 HJ604-2011 规定用直接进样-气相色谱法测定环境空气中的总烃,据此对总烃(total hydrocarbons)定义为:在标准规定条件下,用氢火焰检测器所测得气态碳氢化合物及其衍生物的总量,以甲烷计。对总烃也有过另外两种表示方法,一种是除甲烷以外的碳氢化合物;另一种是包括甲烷在内的碳氢化合物;通常将 $C_1 \sim C_9$ 烷烃和烯烃的混合物统称为总烃。

非甲烷烃(non-methane hydrocarbon)是除甲烷以外的烃类。

(一) 理化性质

烃类物质易燃、易爆,污染环境。甲烷的化学性质比较活泼,但光化学活性较低;非甲烷烃的光化学活性相对较高,是形成光化学烟雾的重要物质;非甲烷烃浓度增加,直接表明空气有机物污染程度增大。空气中烃类有机化合物是空气有机物污染检测的重要指标。

(二) 污染来源

甲烷是一种温室效应气体,对气候有重要影响。甲烷在空气中的浓度较高,可达到 $1.5 \sim 6mg/m^3$;80%的甲烷来自于地表生物源(如沼泽和稻田等),小部分来自于煤矿和天然气等生产场所。

非甲烷烃类碳氢化合物主要来源于石油的提炼、炼焦、汽车尾气及化工企业的生产排放,其中挥发性的碳氢化合物($C_2 \sim C_8$)对空气的污染更严重。空气受到烃类严重的污染时,大量增加的烃类物质往往是甲烷以外的烃类物质。因此,检测不包括甲烷的碳氢化合物,对空气污染的评价具有实际意义。

(三) 危害

烃类碳氢化合物形成光化学烟雾,对人体黏膜有强烈刺激作用,对人类的健康产生不良影响。

二、常用测定方法

测定烃类化合物的首选方法是气相色谱法。由于这些物质在空气中的浓度较低,通常需要先用填充柱采样管浓缩采样,再用气相色谱法测定其含量。有些现场空气中烃类化合物的浓度较大,不必浓缩采样,可以用大注射器直接采集环境空气样品,按照 HJ604-2011 规定的直接进样-气相色谱法测定总烃。

(一) 热解吸-气相色谱法(测定非甲烷烃)

1. 原理　室温条件下,用 GDX-102 和 TDX-01 吸附采样管采集空气样品中的非甲烷烃。经 240℃加热解吸,用氮气将非甲烷烃导入气相色谱仪,以火焰离子化检测器进行检测。根据用正戊烷绘制的标准曲线,以峰面积计算非甲烷烃的浓度。该法的检测下限为 $0.02mg/m^3$(折算为正戊烷)。

2. 采样　将吸附采样管的 TDX-01 一端与采样器连接,以 0.1~0.5L/min 的流量,采集适量空气样品,加密封套保存。

3. 样品处理　采集的样品密封保存,测定前加热解吸。

4. 样品测定

(1)仪器测定条件:色谱柱为 2m×4mm 不锈钢柱,内填玻璃微球;柱温 200℃;气化室、检测室温度 200~250℃;选用 N₂ 为载气,流量 35~40ml/min,氢气流量 40~45ml/min;空气流量 400ml/min。吸附采样管为 8mm×70mm 的不锈钢管,分段填充 40~60 目 GDX-102 及 TDX-10。

(2)标准曲线的绘制:用标准配气装置,配制正戊烷标准气体,色谱测定后绘制标准曲线。

(3)样品测定:用 50ml/min 流量的氮气吹洗解吸系统,去除残留的空气,排除氧气对测定的干扰。把吸附采样管与进样系统串联,加热解吸烃类物质,240℃时停止加热,旋转六通阀,利用氮气携带烃类物质进入气相色谱仪,柱内分离、检测后,产生色谱图。根据色谱峰面积,标准曲线法计算非甲烷烃的浓度。

5. 方法说明

(1)如环境中有烟尘,须在吸附采样管的前端串联一根玻璃纤维柱,防止烟尘污染采样管。

(2)GDX-102 和 TDX-01 采样管应先进行老化处理,存放于干燥器中。如有污染,应加热到 240℃,通氮气处理。加热解吸时温度不能超过 270℃。

(二) 直接进样-气相色谱法(测定总烃)

1. 原理　用注射器采集空气样品,取 1.00ml 直接注入气相色谱仪,经色谱柱分离后,经火焰离子化检测器检测,在保留时间 0.184 分钟、0.185 分钟处分别出现总烃色谱峰、氧气色谱峰,据此计算样品中总烃和氧气两者的总量(以甲烷计)。此后,再取 1.00ml 除烃空气进样,依据 0.185 分钟处氧气色谱峰计算氧气的含量(以甲烷计),两次测定结果之差即为空气样品中总烃的含量。

2. 采样　用 100ml 注射器抽取现场空气样品,冲洗注射器 3~4 次后,采集 100ml 气样,密封注射器口待测。避光保存,应当天分析完毕。

3. 样品处理　采样后,直接进样测定。

4. 样品测定

(1)仪器条件:填充柱材质为不锈钢或硬质玻璃(1~2m×5mm),内填充硅烷化玻璃微珠(60~80 目),或 15m×0.53mm 毛细管空柱,也可用其他等效毛细管空柱;进样口温度 70~100℃;柱温 70℃;检测器温度 150℃;通过填充柱的氮气流量 40~50ml/min,通过毛细管空柱的氮气流量 8~10ml/min;氢气流量约 30ml/min;助燃气为除烃净化空气,流量约 300ml/min,通过毛细管空柱的尾吹气(氮气)流量为 25ml/min。

(2)标准曲线的绘制:用高纯氮气将市售甲烷标准气体稀释,配制 5 个浓度梯度的甲烷标准系列气体,分别进样 1.0ml,获得到总烃和除烃空气(氧峰)的标准色谱图,测定峰面积,绘制标准曲线。

(3)样品测定:将样品注入气相色谱仪,按照标准系列气体测定条件进行测定,记录色谱图,测定样品中总烃和氧气两者的总量。

取相同体积除烃空气,按照样品测定的条件和步骤,测定其氧峰面积,计算气的含量。

应用两次测定结果之差,计算样品中总烃的浓度。

5. 方法说明

(1)要避光保存样品。

(2)进样体积为 1.0ml 时,本方法的检出限为 $0.04mg/m^3$,测定下限为 $0.16mg/m^3$。

(3)除烃净化空气装置:150mm × 10mm 的铜管,内填钯-6201 催化剂。置于 450℃ 高温管状电炉内制备无烃净化空气。

(4)钯-6201 催化剂的制备:加适量稀酸溶解氯化钯($PdCl_2$),加酸量以溶液能浸没 10g 60 ~ 80 目 6201 担体为宜。放置 2 小时,小心蒸干后,填入 U 形管内。将 U 形管置于电炉中,加热到 100℃,同时通入空气,烘干 30 分钟;再升温到 500℃,灼烧 4 小时。降温到 400℃,用氮气置换 10 分钟后,再通入氢气还原 9 小时。最后用氮气置换 10 分钟,得到黑褐色钯-6201 催化剂。

第六节 有机磷农药

一、概述

(一)理化性质

有机磷农药(organophosphorus pesticides)具有较高的挥发性、较低的极性和热稳定性,在中性、酸性介质中较稳定。常见的有机磷农药有甲胺磷、敌敌畏、乙酰甲胺磷、甲拌磷、乐果、对硫磷、马拉硫磷、异稻瘟净、内吸磷和毒鼠强等。

(二)污染来源

有机磷农药是农业和园林最广泛使用的杀虫剂和除草剂,居家和工作场所有时也使用有机磷农药。在生产、使用和运输等过程中,也会造成有机磷农药对空气的污染。

(三)危害

有机磷农药属高毒性农药,对人体具有较强的毒性;可通过消化道、呼吸道、皮肤和黏膜进入人体,导致中枢神经功能紊乱和疾病,主要表现为恶心、呕吐、腹痛、贫血、头疼和昏迷等,对人的致死量大多在 1g 以内。

(四)卫生标准

国内外对空气中有机磷农药的浓度都有严格限定,我国限定居住区空气中的对硫磷最高容许浓度为 $0.01mg/m^3$。根据 GBZ 2.1-2007 工作场所有害因素职业接触限值的规定,工作场所空气中马拉硫磷的时间加权平均容许浓度为 $2mg/m^3$,乐果的时间加权平均容许浓度为 $1mg/m^3$,内吸磷的时间加权平均容许浓度为 $0.05mg/m^3$,对硫磷的时间加权平均容许浓度为 $0.05mg/m^3$。

二、常用测定方法

空气中有机磷农药的测定方法主要有分光光度法、色谱法和酶化学法等。2013 年,国家修订了 GBZ/T 160.240 ~ 256 共 17 项农药理化检测标准,其中关于有机磷农药的检测方法主要是气相色谱法和高效液相色谱法,光度分析方法很少。

(一)溶剂解吸-气相色谱法测定甲基对硫磷

1. 原理 用硅胶采集空气中的甲基对硫磷,丙酮解吸后进样,经毛细管色谱柱分离,火焰光度检测器检测,以保留时间定性,峰高或峰面积定量。

2. 采样 取 700mm×8mm 玻璃管,管中填充 1mm 厚玻璃棉,将玻璃管分隔成两段,然后分别装填 20~40 目的硅胶,一端填加 600mg,另一端填入 200mg。采样时,以 600mg 端为进气口,以 0.5L/min 的速度,采气 15 分钟(短时间采样)。

3. 样品处理 将采样管两段硅胶分别倒入 10ml 比色管中,各加入 2ml 丙酮,浸泡 30 分钟待测。

4. 测定

(1)仪器测定条件:毛细管色谱柱(30m×0.32mm×0.25μm),固定相为 14% 氰丙基-86% 二甲基聚硅氧烷(RTX-1701);柱温 150℃ 保持 2 分钟,以 15℃/min 升到 260℃,保持 1 分钟;气化室温度 220℃;检测室温度 245℃;载气(氮气)流量:1.0ml/min;不分流。

(2)标准曲线的绘制:用丙酮稀释标准溶液成一定浓度范围的甲基对硫磷标准系列。进样 1.0μl,每个浓度重复测定 3 次,测定标准系列溶液,以测得的峰高(或峰面积)的均值对相应的甲基对硫磷浓度,绘制标准曲线或建立线性回归方程。

(3)样品测定:在标准系列测定的相同条件下,测定样品和样品空白的解吸液,根据测得的峰高(或峰面积)的均值,由标准曲线或线性回归方程计算甲基对硫磷的浓度。按下式计算空气样品中甲基对硫磷浓度:

$$\rho = \frac{2(c_1 + c_2)}{V_0 D}$$

式中,ρ 为空气中甲基对硫磷的浓度,mg/m³;c_1、c_2 为测得采样管前后段样品解吸液中甲基对硫磷的浓度(减去样品空白),μg/ml;2 为解吸液的体积,ml;V_0 为标准采样体积,L;D 为解吸效率,%。

5. 方法说明

(1)硅胶在使用前,须经浓硫酸和浓硝酸(1+1)煮沸 4 小时,用蒸馏水洗净后,于 110℃ 烘干,并于 360℃ 活化 3 小时。

(2)样品解吸量的测定方法:先测定采样管前段硅胶的样品解吸量,若解吸率没有超出硅胶的穿透容量,则可以不解吸、不测定后段硅胶的解吸量;若超出了硅胶的穿透容量,则再解吸、测定后段硅胶的解吸率。计算测定结果时,将前、后段的结果相加后作相应处理。若后段的待测物量大于前段的 20% 时,表示吸附剂管已超负荷,采样结果不能使用。

(3)该法的检测下限为 0.017μg/ml,最低检出浓度 0.0013mg/m³,采样效率为 92.1%~100%,解吸效率 93%~100%。

(二)盐酸萘乙二胺分光光度法测定甲基对硫磷

1. 原理 在酸性溶液中,甲基对硫磷被三氯化钛还原成氨基化合物,重氮化反应后,与盐酸萘乙二胺耦合,生成紫红色化合物,在 560nm 下测定吸光度。标准曲线法定量。

2. 采样 用慢速定量滤纸,以 5L/min 的流速,采集空气样品 500L。

3. 样品处理 采样后,将定量滤纸剪碎,置于 25ml 比色管中,加入 20% 乙醇,振摇,浸泡 10 分钟后待测。

4. 样品测定 取浸泡液,加三氯化钛溶液、盐酸,摇匀,静置 5 分钟后,加入亚硝酸钠溶液,放置 5 分钟,加入氨基磺酸铵溶液,振摇至无气泡。放置 5 分钟后,再加盐酸萘乙二胺溶液,静置 10 分钟显色,于 560nm 波长处测定其吸光度值。

5. 方法说明

（1）重氮化反应应在 35℃ 以下进行；溶液酸度控制在 pH = 0.6 ~ 1.0。否则，重氮化反应、耦合反应不完全，测定结果偏低。

（2）三氯化钛易被氧化成褐色，可用锌将其恢复成原色后继续使用。

（3）甲基对硫磷易水解，应临用新配。

（4）芳香伯胺类和过量的亚硝酸钠也会显色，干扰测定。

第七节　拟除虫菊酯类农药

一、概述

（一）理化性质

拟除虫菊酯（pyrethroid）是人工模拟植物中除虫菊素的化学结构生产的一类杀虫剂。大多数拟除虫菊酯类农药为黏稠状液体，呈黄色或黄褐色，溴氰菊酯等少数为白色结晶。目前，常用的品种有几十种，它们的结构主要由酸（如环丙烷羧酸）和醇（如环戊烯醇酮）两部分组成。拟除虫菊酯类农药的特点是杀虫作用快，对于高级动物和鸟类的毒性低，在酸性条件下稳定，对光和热的耐受性较差，在碱性条件下容易分解，对环境无长期污染。

（二）污染来源

拟除虫菊酯类农药广泛用于水稻、棉花、蔬菜和果树等农作物的杀虫，也被用来生产家用灭蚊杀虫产品。用于农业杀虫的拟除虫菊酯类农药多为含氰基的化合物，用于卫生杀虫剂则多不含氰基。在拟除虫菊酯的生产、使用和运输等过程中，可能造成对空气的污染。大多数拟除虫菊酯类农药以蒸气和雾的状态存在，或者吸附在尘粒上，也可能以几种状态共存于空气中。

（三）危害

拟除虫菊酯类农药属于神经毒物，常用的有胺菊酯、溴菊酯、氯菊酯、溴氰菊酯和氯氰菊酯等。根据它们分子结构上键合基团的不同，其毒性也不一样，通常对大鼠经口急性毒性试验 $LD_{50} > 100mg/kg$。它们对哺乳动物的中枢神经有兴奋作用，可使中毒动物产生流涎等，最终瘫痪。轻度中毒者全身症状为头痛、头昏、乏力、恶心、呕吐、食欲减退、精神萎靡或肌束震颤，部分患者口腔分泌物增多，多于 1 周内恢复。中度中毒者（如大量口服）则很快出现症状，主要为上腹部灼痛、恶心或呕吐等。此外，尚可有胸闷、肢端发麻、心慌及视物模糊、多汗等症状。部分中毒患者四肢肌肉出现粗大的肌束震颤。严重者出现意识模糊或昏迷，常有频繁的阵发性抽搐，抽搐时上肢屈曲痉挛、下肢挺直、角弓反张、意识模糊，重症患者还可出现肺水肿。

（四）卫生标准

工作场所空气中氰戊菊酯的时间加权平均容许浓度为 $0.05mg/m^3$，溴氰菊酯的时间加权平均容许浓度为 $0.03mg/m^3$。

二、常用测定方法

空气中拟除虫菊酯的测定方法主要有薄层色谱法、气相色谱法和高效液相色谱法。其中薄层色谱法的灵敏度较低，多种拟除虫菊酯共存时难以分离，不适合分析空气中微量拟除虫菊酯；采用毛细管气相色谱法可分离菊酯类农药的异构体；高效液相色谱法的样品处理比较简单,可以同时分析多组分菊酯类农药的残留。

2013 年修订的工作场所有毒物质测定方法中,主要用色谱法检测拟除虫菊酯类农药,其中 GBZ/T 160.78 推荐用气相色谱法测定溴氰菊酯,GBZ/T 160.250 推荐用高效液相色谱法测定氯氰菊酯,GBZ/T 160.251 推荐用高效液相色谱法测定丙烯菊酯。

(一) 气相色谱法测定胺菊酯

1. 原理 用硅胶采样管采集空气中的胺菊酯,经乙醇解吸后,经 OV-101 色谱柱或 DB-5MS 毛细管色谱柱分离,电子捕获检测器(ECD)检测。用保留时间定性,峰面积定量。

2. 采样 分别将 20mg 和 100mg 硅胶分段填入玻璃管中,中间用玻璃棉隔开,两端用玻璃棉塞好,火熔封口保存。采样时,锯开两端,将硅胶较少的一端接采样器。以 0.5L/min 的速度,采集 5~10L 空气,然后将两端密封。

3. 样品处理 分析测定前,将两段硅胶一起倒入 100ml 比色管中,加入 2ml 乙醇,浸泡 30 分钟,备用。

4. 测定

(1)仪器测定条件:DB-5MS 毛细管色谱柱或不锈钢色谱柱,柱内填充涂渍 OV-101 的 100 目 Chromosorb GHP 担体,液担比为 5:100;电子捕获检测器;柱温 240℃,气化室温度 280℃,检测器温度 280℃;氮气流量 80ml/min。

(2)标准曲线的绘制:用苯溶解胺菊酯标准品,配制浓度为 100.0μg/ml 的标准储备液,临用前用乙醇稀释成 0、1.0、2.0 和 4.0μg/ml 标准系列溶液,分别进样 2μl,以峰高(或峰面积)对浓度作图,绘制标准曲线。

(3)样品测定:按照标准系列溶液的测定方法,取样品待测液进样,记录色谱图。根据标准曲线求出样品的浓度。

5. 方法说明

(1)使用前,采样硅胶须经浓硫酸和浓硝酸(1+1)煮沸,蒸馏水洗净,于 110℃烘干,并于 400℃活化 4 小时。

(2)样品采集后,应在 5 天内分析。

(3)方法的检测下限为 0.1μg/ml,采样效率为 98%~100%,乙醇的解吸效率为 94.0%~98.6%。

(二) 气相色谱法测定溴氰菊酯

1. 原理 用聚氨酯泡沫塑料采集空气中蒸气态和气溶胶态的溴氰菊酯,正己烷解吸,进样,经色谱柱分离,电子捕获检测器检测,以保留时间定性,峰高或峰面积定量。

2. 采样 在长 60mm、内径 10mm 的玻璃管内,装两段聚氨酯泡沫塑料圆柱,使用前,先用洗净剂清洗,再用正己烷浸泡过夜,并洗涤至无干扰色谱峰,干燥后装入玻璃管内,密封两端,待用。

短时间采样:在采样点,打开采样管两端,以定点或个体采样方式,3L/min 流量采集 15 分钟空气样品。采样后,将采过样的聚氨酯泡沫塑料放入溶剂解吸瓶内运输和保存。室温下样品可保存 7 天。

3. 样品处理 将采样后的聚氨酯泡沫塑料解吸瓶中,加入 2.0mL 正己烷,用玻璃棒将聚氨酯泡沫塑料按入正己烷中,解吸 30 分钟,摇匀,解吸液供测定。

4. 测定

(1)仪器测定参考条件:不锈钢色谱柱(1.5m×4mm,柱内填充涂渍 OV-101 的 60~80

目 Chromosorb WAW DMCS 担体,液担比为 3:100);电子捕获检测器;柱温 240℃,气化室温度 250℃,检测器温度 310℃;氮气流量 50ml/min。

(2)标准曲线的绘制:用正己烷配制溴氰菊酯标准贮备液,使用前用正己烷稀释成浓度为 100.0μg/ml 的标准应用液。应用时用正己烷稀释成 0~0.1μg/ml 浓度范围的标准系列。进样 1.0μl,记录色谱图,以测得的峰高(或峰面积)均值对浓度作图,绘制标准曲线。

(3)样品测定:在标准系列的测定条件下,测定样品和样品空白的上清液,根据测得的峰高(或峰面积)均值,依据标准曲线(或线性回归方程)计算溴氰菊酯的浓度。

5. 方法说明

(1)本法也可采用等效的毛细管色谱柱测定。

(2)该法的最低定量浓度为 0.0003mg/m³(以采气 45L 计)。

(三)高效液相色谱法测定氯氰菊酯

1. 原理　用超细玻璃纤维滤纸采集空气中的气溶胶态氯氰菊酯,甲醇洗脱,进样,经 C_{18} 色谱柱分离,紫外检测器检测,以保留时间定性,峰面积定量。

2. 采样　用装有超细玻璃纤维滤纸的采样夹,以定点或个体采样方式采集空气样品。短时间采样时,以 3L/min 流量采集 15 分钟;长时间采样时,以 1L/min 流量采集 2~8 小时。采样后,将超细玻璃纤维滤纸的接尘面向内对折,放入具塞离心管中运输、保存。室温下样品可保存 7 天。

3. 样品处理　采样滤纸保存在具塞离心管中,加入甲醇,用玻璃棒将滤纸捣碎,浸泡 20 分钟,离心,上清液供测定。若上清液中氯氰菊酯的浓度超过测定范围,可用甲醇稀释后测定,计算时乘以稀释倍数。

4. 测定

(1)仪器测定参考条件:高效液相色谱仪,C_{18}柱(250mm×4.6mm×5μm);紫外光检测器,检测波长 254nm;流动相为甲醇:水 =95:5(v/v),流量 1.0ml/min。

(2)标准曲线的绘制:用甲醇稀释氯氰菊酯标准品,配制标准贮备液,使用前用甲醇稀释成 100.0μg/ml 标准应用液,应用时再用甲醇稀释成 0~25.0μg/ml 的氯氰菊酯标准系列溶液。进样 20.0μl,测定标准系列溶液,每个浓度重复测定 3 次,以测得的峰高(或峰面积)的均值对相应的氯氰菊酯浓度绘制标准曲线或建立线性回归方程。

(3)样品测定:在标准系列溶液的测定条件下,测定样品和样品空白的上清液,测得的峰面积值由标准曲线或线性回归方程计算氯氰菊酯的浓度。按下式计算空气中氯氰菊酯的浓度:

$$\rho = \frac{3\rho_1}{V_0}$$

式中,ρ 为空气中氯氰菊酯浓度,mg/m³;ρ_1 为测得的样品上清液中氯氰菊酯浓度(减去样品空白),μg/ml;3 为洗脱液的体积,ml;V_0 为标准采样体积,L。

5. 方法说明

(1)现场若有蒸气态氯氰菊酯存在时,不能用本法采样,否则,测定结果将偏低。

(2)本法的检出限为 0.11μg/ml,定量下限为 0.36μg/ml,定量测定范围为 0.36~25μg/ml,最低检出浓度为 0.007mg/m³,最低定量浓度为 0.023mg/m³(以采气 45L 计),采样效率为 100%,平均洗脱效率为 97.9%。

（四）高效液相色谱法测定丙烯菊酯

1. 原理 将装有超细玻璃纤维滤纸的采样夹与 XAD-2 管串联,采集空气中蒸气态和气溶胶态丙烯菊酯,甲醇洗脱,解吸,经 C_{18} 色谱柱分离,紫外检测器检测,以保留时间定性,峰面积定量。

2. 采样 在采样点,将装有超细玻璃纤维滤纸的采样夹(在前)与 XAD-2 管串联,以定点方式或个体采样方式采样。短时间采样时,以 5L/min 流量采集 15 分钟;长时间采样时,以 2L/min 流量采集 1~8 小时。采样后,将超细玻璃纤维滤纸的接尘面向内对折,放入具塞比色管内保存、运输;将 XAD-2 管两端密封,置于清洁容器内保存、运输。室温下样品可保存 14 天。

3. 样品处理 将采过样的超细玻璃纤维滤纸和 XAD-2 管中的 XAD-2 分别放入具塞比色管中,分别加入 2.0ml 和 1.0ml 甲醇,用玻璃棒将超细玻璃纤维滤纸按入甲醇中,洗脱、解吸 30 分钟,摇匀;洗脱液和解吸液供测定。若洗脱液或解吸液中丙烯菊酯的浓度超过测定范围,可用甲醇稀释后测定,计算时乘以稀释倍数。

4. 测定

(1)仪器测定参考条件:高效液相色谱仪,C_{18} 柱(150mm × 4.6mm × 5μm);紫外检测器,波长 230nm;柱温 20℃;流动相为甲醇:水 = 90:10(v/v),流量 1.0ml/min。

(2)标准曲线的绘制:用甲醇溶解丙烯菊酯标准品,配制 1.0mg/ml 标准贮备液。临用前用甲醇稀释成 100.0μg/ml 丙烯菊酯标准应用液。应用时用甲醇稀释成 0~20.0μg/ml 的丙烯菊酯标准系列溶液。进样 20.0μl,测定标准系列溶液,每个浓度重复测定 3 次,以测得的峰高(或峰面积)的均值对相应的丙烯菊酯浓度绘制标准曲线或建立线性回归方程。

(3)样品测定:在标准系列溶液的测定条件下,测定样品和样品空白的洗脱液和解吸液,测得峰面积值后,由标准曲线或线性回归方程计算丙烯菊酯的浓度。按下式计算空气中丙烯菊酯的浓度:

$$\rho = \frac{2(\rho_1 + \rho_2)}{V_0}$$

式中,ρ 为空气中丙烯菊酯的浓度,mg/m^3;ρ_1 为测得的样品洗脱液中丙烯菊酯的浓度(减去样品空白),$μg/ml$;ρ_2 为测得的样品解吸液中丙烯菊酯的浓度(减去样品空白),$μg/ml$;2 为洗脱液的体积,ml;V_0 为标准采样体积,L。

5. 方法说明

(1)采样时,串联的 XAD-2 管用于采集蒸气态的丙烯菊酯。若现场空气中不存在蒸气态丙烯菊酯,则不需要串联 XAD-2 管。XAD-2 管的内径要足够大,以满足 5L/min 流量的采样。

(2)现场采样时,要尽量避免日光和紫外线直射,防止样品分解。同样,在室内分析时,将样品置于高效液相色谱仪的样品盘内后,应立即关闭样品盘照明灯,防止样品分解。

(3)本法的检出限为 0.022μg/ml,定量下限为 0.07μg/ml,定量测定范围为 0.07~100μg/ml,最低检出浓度为 0.0006mg/m³,最低定量浓度为 0.002mg/m³(以采气 75L 计),平均采样效率为 98.4%,平均洗脱效率为 96.8%。

第八节　液化石油气

一、概述

（一）理化性质

液化石油气（liquefied petroleum gas）是炼油厂进行原油催化裂解与热裂解时所得到的副产品，其中主要成分是丙烷、丁烷，还含有少量的乙烯、丙烯、乙烷和丁烯等。液化石油气是无色的气体，或黄棕色油状液体，有特殊臭味，难溶于水，较易溶于乙醇和乙醚等，能溶解石油产品、动植物油和天然橡胶，可产生易燃的蒸气团。液化石油气的气态密度为 2.35kg/m³，液态密度 580kg/m³。液化石油气爆炸上限浓度为 9.65%，爆炸下限浓度为 1.7%，自燃点 446~480℃，最小引燃（引爆）能量 0.2~0.3mJ，遇热、明火、电火花易引起燃烧、爆炸，与氧化剂反应。

（二）污染来源

随着石油化学工业的发展，液化石油气作为一种化工基本原料和新型燃料，已越来越受到人们的重视。因此，与液化石油气相关的开采、加工、生产以及燃料燃烧是它的主要污染源。液化石油气可用作燃料，由于其热值高、无烟尘、无炭渣，操作使用方便，已经成为一些交通工具的重要燃料，广泛地进入人们的生活领域，因而，液化石油气的污染来源非常广泛。

（三）危害

在常温常压下，液化石油气非常容易气化，泄漏后对环境、水体、土壤和大气可造成污染污染空气。由于它的密度比空气的大、比水的小，泄漏后常常滞留聚积在地沟、下水道、草坑等低洼处，不易扩散；在平坦开阔地带，则沿主导风向的下风向大范围扩散。液化石油气极易燃烧，与空气混合能形成爆炸性混合物，遇热源和明火有燃烧爆炸的危险，与氟、氯等接触会发生剧烈的化学反应。

液化石油气具有麻醉作用，主要通过呼吸道侵入人体，急性中毒时表现为头晕、头痛、兴奋或嗜睡、恶心、呕吐、脉缓等；重症者可突然倒下，尿失禁，意识丧失，甚至停止呼吸。长期接触低浓度液化石油气，可出现头痛、头晕、睡眠不佳、易疲劳、情绪不稳以及自主神经功能紊乱等症状。

（四）卫生标准

工作场所空气中液化石油气的时间加权平均容许浓度为 1000mg/m³，短时间接触容许浓度 1500mg/m³。

二、直接进样-气相色谱测定方法

（一）原理

用铝塑采气袋采集空气中的蒸气态液化石油气，直接进样，经色谱柱分离，氢火焰离子化检测器检测，以保留时间定性，峰高（或峰面积）定量。

（二）采样

在采样点，打开铝塑采气袋的进气阀，用现场空气清洗铝塑采气袋 3~5 次后，采集空气样品。采样后，立即封闭进气阀，置于清洁容器内运输和保存。样品在 24 小时内测定。

（三）样品处理

一般不需要进一步处理,若样气中液化石油气浓度超过测定范围时,用清洁空气稀释后测定,计算时乘以稀释倍数。

（四）测定

1. 仪器条件　色谱柱(2m×4mm),玻璃微球;氢火焰离子化检测器;柱温70℃;气化室温度150℃;检测室温度150℃;载气(氮气)流量:40ml/min。

2. 标准曲线的绘制　以"正戊烷"为标准气源,配制液化石油气标准气体,20℃时,1μl正戊烷的质量为0.6253mg,临用前,用微量注射器抽取一定量的正戊烷,注入100ml注射器中,用清洁空气稀释至100ml,配制标准储备气体。再取该储备气,用清洁空气稀释成0~1.0μg/ml的液化石油气标准系列气体。进样测定,每个浓度重复测定3次。以测得的峰高(或峰面积)的均值对相应的液化石油气浓度绘制标准曲线或建立线性回归方程。

3. 样品测定　在标准系列的测定条件下,测定样品气和样品空白气,用测得的峰高(或峰面积)的均值,由标准曲线或线性回归方程计算液化石油气的浓度。

（五）方法说明

1. 在本方法的色谱条件下,液化石油气虽然是烷烃和烯烃的混合物,但只出现一个色谱峰,其保留时间和响应值与正戊烷相同。

2. 工作场所空气中可能共存的芳烃、醇、酯、酮等不干扰测定。

3. 本法也可采用等效的色谱柱测定。

4. 本法主要用于事故(应急)检测,也可通过选用合适的铝塑采气袋容积、采样时间和采样流量,进行短时间采样或长时间采样,用于其他类型的检测。在应急情况下,也可用100ml注射器采样。

5. 本法的最低检出浓度为2.4mg/m³,最低定量浓度为8mg/m³,定量测定范围为8~1000mg/m³,相对标准偏差为1.2%~6.3%。

（常　薇）

本 章 小 结

本章介绍了空气中常见有机污染物的样品采集、样品处理和检测方法。

空气中的甲醛测定方法主要有 AHMT 分光光度法、酚试剂分光光度法、乙酰丙酮分光光度法和气相色谱法。酚试剂法灵敏度高,但乙醛、丙醛的存在会干扰测定。AHMT 法灵敏度也较高,SO_2、NO_2 共存时不干扰测定,但必须严格控制显色时间。乙酰丙酮法操作简单,重现性好,干扰因素少,但灵敏度较低。

苯、甲苯、二甲苯主要以蒸气态存在空气,浓度高时选用直接采样法采样,浓度低时选用吸附剂采样法采样。采用气相色谱法进行测定,火焰离子化检测器检测。

VOCs 的分子量较小,且沸点不高,可采用热解析-毛细管气相色谱法测定空气中的TVOC,也可采用溶剂解吸-气相色谱-质谱法测定空气中各种挥发性有机化合物。

一般按照气溶胶的采样方法采集空气中的苯并[a]芘,选用萃取法、超声波法或真空升华法等提取出苯并[a]芘,然后进行定量分析。气相色谱法分析速度快、分辨率高,对测定3~5 个环的多环芳烃效果较好。高效液相色谱法不仅分离效果好而且灵敏度高,是测定苯并[a]芘较为理想的方法。气相色谱-质谱(GC-MS)联用技术结合了气相色谱法和质谱法的优点,弥补了各自的缺点,是检测苯并[a]芘最有效的手段。

气相色谱法是测定烃类化合物的首选方法。由于这些物质在空气中的浓度低,通常需要选用填充柱采样管浓缩采样,再选用热解吸-气相色谱法测定非甲烷烃。有些工作场所空气中,烃类化合物浓度较高,可用大注射器直接采样,直接进样-气相色谱法测定总烃。

空气中有机磷农药的测定方法主要有分光光度法、色谱法和酶化学法等,其中色谱法应用更多。

用硅胶采样管采集空气中的胺菊酯,乙醇解吸后,经气相色谱 OV-101 色谱柱或 DB-5MS 毛细管色谱柱分离,电子捕获检测器(ECD)检测。用玻璃纤维滤纸采集空气中气溶胶态的溴氰菊酯和氯氰菊酯,高效液相色谱法 C_{18} 色谱柱分离检测。用装有超细玻璃纤维滤纸的采样夹和 XAD-2 管串联采集空气中蒸气态和气溶胶态的丙烯菊酯,甲醇洗脱、解吸后,经 C_{18} 色谱柱分离检测。

用铝塑采气袋采集空气中蒸气态液化石油气,直接进样,经色谱柱分离,火焰离子化检测器检测,气相色谱法分析定量。

思考题

1. 空气中甲醛的测定方法有哪些? 各有何优缺点?

2. 试述 AHMT 分光光度法和酚试剂分光光度法测定甲醛的原理。

3. 试述空气中苯、甲苯、二甲苯的采样方法和采样原理。

4. 直接进样-气相色谱法、溶剂解吸-气相色谱法和热解吸-气相色谱法都可用于测定空气中苯、甲苯、二甲苯。试比较三种方法的优缺点。

5. 什么是挥发性有机化合物? 它们可以分为哪几类? 测定方法有哪些?

6. 总挥发性有机化合物(TVOC)是什么?

7. 气相色谱法测定甲基对硫磷时,如何解吸吸附剂管中样品?

8. 当空气中同时存在蒸气态和气溶胶态丙烯菊酯时,简述采样和样品处理过程。

第八章 空气中有毒物质的快速测定

第一节 概　　述

　　空气理化检验的常规方法一般是先在现场采集空气样品,然后带回实验室分析待测物质的含量,分析时间较长,不能立即获得现场空气中有害物质的浓度。快速测定(rapid analysis)是一种应用简便的分析方法或便携式的简易仪器,在现场短时间内检测出空气中有害物质浓度的测定方法。当发生有害气体泄漏等突发性环境污染事故时,需要及时了解现场空气中有毒物质的瞬间浓度和危害程度时,需要简便快捷的分析测定方法,以满足现场快速测定的需要。因此,在实际工作中,快速测定是处理突发污染事故和公共卫生事件的常用检验手段,具有重要的意义。

　　与实验室常规测定方法相比,快速测定方法有其自身的特点。一方面快速测定着重于现场快速分析,因此,它必须具备设备简单、易于操作、便于携带、反应快速、采样量少等特点,测定结果具有一定的准确性。另一方面,受现场条件的限制,快速测定方法的灵敏度和准确度难以达到常规测定方法要求,通常是定性或半定量测定方法。

　　随着精密制造技术和光电技术的快速发展,应用于空气中有害物质快速测定的手段和方法越来越多,从经典的简易比色法、检气管法发展到很多便携式仪器测定方法,快速测定方法的灵敏度、准确度也在不断提高,如有些便携式气相色谱仪与普通气相色谱仪在性能上已无明显的差别。

　　随着环境空气状况的恶化,人们的环境意识不断提高,社会对空气中有害物质的快速测定技术提出了更高的要求,需要对环境空气进行长期、连续和自动监测,推动了城市乃至更广大区域空气质量动态监测系统的快速发展。

第二节　简易比色法

　　用目视比较样品溶液或采样后试纸浸渍后颜色与标准色板的颜色,以确定待测组分含量的方法称为简易比色法,是目前空气中有害物质快速测定最简单可行的方法,主要包括试纸法和溶液法。

一、试纸法

(一)试纸法的原理和特点

　　试纸法是一种以试纸为反应介质,利用空气中待测物质与显色剂在试纸上发生化学反应而产生颜色变化,再与标准色板比色定量的快速测定方法。

　　试纸法有两种测定方式:一种是将滤纸浸渍显色剂制成试纸条,采样时,待测物质在滤纸上与显色剂迅速发生化学反应,产生颜色变化,与标准色板比色定量。气态、蒸气态、雾状物质与显色剂反应迅速,适合用这种方式快速测定。另一种方式是,先用空白滤纸吸附、阻留空气中的待测物质,采样后,再在纸上滴加或喷射显色剂,反应产生颜色变化,然后与标准色板比色定量。烟、尘状态的有毒物质可被试纸吸附、阻留,可用第二种方法测定。

试纸比色法的特点是操作简便、快速、仪器简单,便于携带;但它的测定误差较大,是一种半定量的方法。由于试纸比色法是以滤纸为介质进行化学反应,故滤纸的质量、致密度对测定的结果有很大的影响。纸质要均匀,一般可用中速或慢速定量滤纸,也可用层析纸。

(二)试纸法的应用

试纸法经济、简便、容易掌握,广泛应用于常见有毒气体的快速测定。表 8-1 中列举了常用试纸法测定的有毒物质。

表 8-1　常用试纸法测定的有毒物质

有毒物质	试剂	颜色变化	灵敏度 (mg/m³)	抽气速度 (ml/min)	抽气量 (ml)	干扰物
二氧化硫	硝普钠、氨水、硫酸锌	玫瑰色→红色	2.5	360	360	$H_2S > 0.02mg/L$ $HCl > 0.2mg/L$ $CS_2 > 15mg/L$
	碘化钾、碘酸钾淀粉溶液	无色→紫色	10			易与碘化物、碘酸盐淀粉起反应的物质
硫化氢	乙酸铅、甘油	无色→棕黑色	0.14	100	50~400	硫醇类
砷化氢	氯化汞	无色→棕色	0.2			H_2S、SO_2、苛性碱类的雾,某些金属(Sn、Pb)的气溶胶
氰化氢	硫酸亚铁、氢氧化钾(采样后浸于硫酸中)	无色→蓝色	1.2	360	1000	Cl_2、H_2S、SO_2
氟化氢	对-二甲胺基偶氮苯胂酸、二氯氧化锆	棕色→红色	1	750	变色为止	氟化物、光气(0.3mg/L)
	茜素磺酸钠、盐酸、硝酸锆	红色→无色	0.5 (暴露4h)	2500		氯(0.1mg/L)
氯	联苯胺、甘油	无色→蓝色	0.1	70	100	氧化剂

续表

有毒物质	试剂	颜色变化	灵敏度（mg/m³）	抽气速度（ml/min）	抽气量（ml）	干扰物
汞蒸气	荧光黄、溴化钾、碳酸钾、甘油	黄色→玫瑰色	1		直至变色	能使溴化钾析出溴的物质
	硫酸铜、碘化钾、亚硫酸钠、乙醇	奶黄→黄色→玫瑰色	测定范围0.01~0.7		暴露于空气中直至变色	

二、溶液法

（一）溶液法的原理和特点

溶液法的原理和第二章介绍的溶液吸收法的原理相同,当空气样品通过吸收管时,空气中待测物质被吸收液吸收,然后与显色液作用,显色后与标准色管或标准色板目测比色定量。

溶液法有两种方式:一种是吸收液兼作显色剂,当待测空气通过吸收液时,边吸收边显色,根据颜色的深浅与标准色管比较,在现场测出待测物质的浓度;另一种是待测物质的显色反应速度慢,不能在吸收的同时完成显色反应,或不宜在采样时显色。可先用吸收液将待测物质吸收,然后加入显色剂显色,再比色定量。

溶液法多用小体积的吸收液及微量吸收管。当待测物质溶解度大、反应较快时,使用体积为0.5~1.0ml的气泡式微量吸收管;当待测物质溶解度小或反应较慢时,使用体积为2~2.5ml微量多孔板式吸收管。

溶液法的灵敏度和准确度均比试纸法高,采样量少,反应速度快。现场快速测定要求设备简单,所以溶液法一般用目测比色,标准色管或标准色板长时间存放有可能变色,应定时更新。

（二）溶液法的应用

对空气中常见的有毒物质来说,溶液快速测定法适应性广,是一种行之有效的快速测定方法。常用溶液法测定的有毒物质见表8-2。

表8-2　常用溶液法测定的有毒物质

有毒物质	灵敏度	颜色变化	试剂
二氧化硫	3μg/ml	蓝→无	碘、碘化钾、氯化钠、淀粉
硫化氢	1μg/0.5ml	无→黄褐	硝酸银、淀粉
氯化氢	15μg/5ml	紫→蓝→绿→黄→橙	溴甲酚紫、溴甲酚绿、甲基橙
苯乙烯	20μg/3ml	无→黄	浓硫酸
丙　酮	20μg/3ml	蓝紫→黄红	盐酸羟胺、溴酚蓝

第三节 检气管法

一、检气管法的原理和特点

（一）检气管法的原理

检气管又称为气体检测管。选用适当的试剂浸泡载体颗粒,制备成指示粉后装入玻璃管中,当待测空气以一定流速通过检气管时,待测组分与试剂发生显色反应,根据生成有色化合物颜色的深浅或变色柱的长度确定待测组分的浓度。

常用几种检气管的工作原理如下:

1. H_2S 检测管   以硅胶为载体,乙酸铅为显色剂,当空气样品通过检测管时,硫化氢与显色剂反应,生成黑色的硫化铅。

$$(CH_3COO)_2Pb + H_2S \longrightarrow 2CH_3COOH + PbS \downarrow$$

2. CO_2 检测管   以氧化铝为载体,NaOH 和百里酚酞为显示剂,当待测空气通过检测管时,CO_2 与 NaOH 反应使其 pH 值变化,蓝色的显色剂褪色。

3. 苯检测管   以硅胶为载体,发烟硫酸和多聚甲醛为显色剂,当含有苯的空气通过检测管时,苯与多聚甲醛聚合,显色剂变为紫褐色。

检气管法适用于测定空气中的气态或蒸气态物质,但因为指示粉颗粒会将气溶胶粒子阻留在检气管的一端,难以与管内指示剂接触反应,所以检气管法不适合测定气溶胶状态的物质。常用的载体有硅胶、素陶瓷、活性氧化铝等。

（二）检气管的种类

检气管有比色型和比长型两种,见图 8-1。比色型检气管根据指示粉的颜色或颜色深浅的变化进行定量。用于精密测定时,需要对照色度-浓度对照表读取测定值。比长型检气管根据指示粉的变色柱长度进行定量,管上印有浓度刻度,可直接读取浓度值。两者都可在现场进行定性、定量测定。比长型检气管读数误差小、使用方便,是检气管技术的发展方向。

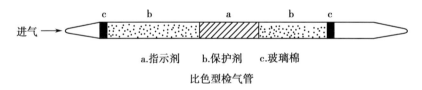

a.指示剂   b.保护剂   c.玻璃棉

比色型检气管

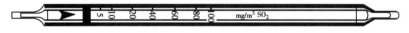

比长度型检气管

图 8-1   检气管的种类

（三）检气管的使用方法

检气管一般要存放在阴凉避光的环境中。使用前应认真阅读说明书,用专用工具或锉刀将检气管两端锯开,按照检气管上指示的气流方向、抽气速度和抽气量采样,采样后立即读取浓度值。

检气管专用采样器有检气管插入口和自动设定流速、流量的功能,使用很方便。空气采样器也适用于检气管采样,使用前应进行流量校准。如果使用100ml手抽气筒或玻璃注射器抽气,应在测定地点先用现场空气将注射器、连接用的橡皮管抽洗2~3次,再抽取待测空气,在规定的时间内按照规定的速度推入检气管。

　　如果显示剂与待测物质的反应速度很慢,难以观察到检测管内明显的显色界限时,可以一定的速度往检测管内送气直至可观察到检测管内明显的显色界限,根据送入试样空气的体积求出待测物质浓度。

　　对比色型检气管,向检测管内输送待测空气,直至获得一定色度的显色层为止,叫做比色容积法。对比长型检气管,向检测管内输送待测空气,直至获得一定长度的显色层为止,叫做测长容积法。

(四) 检气管法的特点

1. 操作步骤简单,容易掌握。
2. 测定迅速,可以在几分钟之内测出有害物质的浓度。
3. 灵敏度较高,最高可达 0.01mg/m^3。
4. 采气量小,一般采样体积在几十毫升到几百毫升。
5. 应用范围广,可用于评价有害气体急性中毒的可能性,也可测定无机和有机污染物,用于空气污染研究。

二、影响检气管变色柱长度的因素

　　影响检气管变色柱长度的因素包括抽气速度、采样体积、采样温度、采样器以及装管技术等。每种检气管都有一定测定范围、采样体积、抽气速度和使用期限,需严格按规定进行操作才能保证测定的准确性。

(一) 抽气速度的影响

　　对于比长型检气管,在其他条件相同的情况下,抽气速度的快慢将影响变色柱的长短、影响变色界限的清晰程度。当空气通过检气管时,待测组分与显色剂反应具有时间效应。抽气速度快,待测物质来不及与显色剂反应,变色柱加长,界限不清楚;抽气速度慢时,变色界限清楚,但变色柱变短。

　　由于采样速度直接影响测定结果,因此必须按照标准浓度表上规定的速度进行操作,采样速度误差不超过标定值的10%。

(二) 采样体积的影响

　　采样体积增加,则待测物质含量增加,变色柱长度随之增加,反之减少。但变色柱长度与待测物质浓度、采样体积不一定呈线性关系,所以当待测物质的浓度不在检测管测定范围内时,不能随意增加或减少采样体积,而应按规定的采样体积进行采样测定。当实际浓度超过可测范围时,正确的方法是将空气样品加以稀释后再用检气管测定,将测出的浓度乘以稀释倍数。

(三) 温度的影响

　　温度对检气管的测定结果有重要影响。如果现场测定温度与检气管标定温度不同,可导致吸附平衡过程、化学反应速度和气体密度三个方面的变化。当温度升高时,平衡吸附常数改变,气体密度变小,化学反应速度加快,同时载体的物理吸附能力降低,这些变化都会影响测定的结果。因此,当实际测定时的温度与制备标准浓度表或标准比色板时的温度不一致时,需要按照检气管说明书校正测定结果。

三、检气管法的应用

由于检气管法具有使用简便、测量快速、便于携带并具有较高的灵敏度和一定的准确度等优点,是空气中有毒物质的主要快速测定方法。检气管法可广泛用于检查生产设备、管道泄漏情况;用于空气环境监测和工业设备污染监测;也可在汽车尾气排放、饭店的工作场所和室内污染环境的卫生监测中使用。

理论上讲,空气中的各种待测成分,只要可以发生显色反应,都能作成相应的检气管。检气管法可以测定空气中近100种无机、有机污染物,包括各种金属离子。近十年来,检气管法的应用有了较大的发展,目前市场上可以买到上百种测定空气中有害物质的检气管。表8-3列举了常用检气管法测定的有毒物质。

表8-3 常用检气管法测定的有毒物质

有毒物质	载体	显色剂	颜色变化	灵敏度 mg/m³	抽气量 ml	定量方法
一氧化碳	硅胶	硫酸钼、钼酸铵、硫酸	黄色→绿色→蓝色	20	450~500	比色
二氧化碳	氧化铝	百里酚酞、氢氧化钠	蓝色→白色	400	100	比长度
二氧化硫	素陶瓷	硝普钠、氯化锌、六亚甲基四胺	棕黄色→红色	10	400	比长度
硫化氢	素陶瓷	乙酸铅、氯化钡	白色→褐色	10	200	比长度
氯气	硅胶	荧光素、溴化钾、碳酸钾、氢氧化钾	黄色→红色	2	100	比长度
氨气	硅胶	百里酚酞、乙醇、硫酸	红色→黄色	10	100	比长度
二氧化氮	硅胶	邻联甲苯胺	无色→绿色	10	100	比长度
汞	硅胶	碘化亚铜	浅黄色→浅橙色	0.1	500	比长度
苯	硅胶	发烟硫酸、多聚甲醛	白色→紫褐色	10	100	比长度
甲醛	硅胶	AHMT、高碘酸钾、氢氧化钾	白色→红色	1	400	比长度

(一)空气中一氧化碳的测定

1. 概述 一氧化碳与血红蛋白的亲和力较氧气大300倍,因此,一氧化碳经呼吸道进入血液后,很快形成碳氧血红蛋白,使血红蛋白丧失输氧的能力,以致全身组织,尤其是中枢神经系统严重缺氧,发生中毒现象。我国 GB 3095-2012 环境空气质量标准中规定,居住区空气中一氧化碳的最高容许浓度为 9.00mg/m³,日平均浓度为 3.00mg/m³;工作场所空气中一氧化碳的最高容许浓度为 30mg/m³。

炼钢、炼焦和窑炉等工业生产中若防护不严、煤气管道泄漏、汽车尾气排放,都可逸出大量的一氧化碳,危及人体健康。城市居民因煤气管道泄漏和煤炉的不完全燃烧而发生一氧化碳中毒事故时有发生。在常规监测和紧急事故检测中,空气中一氧化碳的快速测定都具有重要的意义。

空气中一氧化碳的检气管法,有硫酸钯-钼酸铵检气管比色法和发烟硫酸-五氧化二碘检气管比长法。

2. 硫酸钯-钼酸铵比色型检气管法

(1)原理:当含有一氧化碳的空气通过由硅胶、钼酸铵和硫酸钯制备的指示粉时,钯离子被一氧化碳还原成新生态钯。新生态钯进一步将钼酸铵还原成钼蓝,使指示粉变色。根据空气中一氧化碳浓度的大小,指示粉从黄色变为黄绿、绿、蓝绿至绿蓝,以变色色度与标准色板比较,确定一氧化碳的浓度。本方法灵敏度为 $10mg/m^3$(通气时间 300秒)。

$$PdSO_4 + CO \longrightarrow PdSO_4 \cdot CO$$

$$2PdSO_4 \cdot CO + 3(NH_4)_2MoO_4 + 2H_2SO_4 \longrightarrow Mo_3O_8 + PdSO_4 + 3(NH_4)_2SO_4 + 2H_2O + 2CO$$

(2)测定方法:在测定地点用现场空气将 100ml 注射器抽洗 2~3 次,再抽取待测空气。用锉刀将检气管的两端锯断,一端用橡皮管与注射器连接,以 70~100ml/min 的速度将待测空气推入检气管中,通气时间随温度不同而异(表 8-4)。抽气完毕,根据指示粉颜色深浅,立即与标准色板比较,查表 8-5,确定一氧化碳的浓度。

表 8-4　不同温度的通气时间表

温度(℃)		5	10	15	20	25	30	35
	A	70	40	30	25	23	21	20
通气时间(s)	B	140	80	60	50	46	42	40
	C	210	120	90	75	69	63	60
	D	325	180	135	112	103	94	90

表 8-5　一氧化碳标准色列表

标准色列(mg/m^3)		0 黄	Ⅰ 黄绿	Ⅱ 淡绿	Ⅲ 绿	Ⅳ 黄绿	Ⅴ 蓝
	A	0	90	180	360	720	1800
一氧化碳浓度	B	0	45	90	180	360	900
(mg/m^3)	C	0	30	60	120	240	600
	D	0	20	40	80	160	400

例如,设现场温度为 15℃,查表 8-4,通气时间为 30 秒,若指示粉颜色为"淡绿"色,由表 8-5 即可查出空气中一氧化碳的浓度为 $180mg/m^3$。如果采气 30 秒,指示粉还不变色,可继续采气 30 秒,前后连续采气共 60 秒,如果此时指示粉颜色为"黄绿"色,查表 8-5,一氧化碳浓度为 $45mg/m^3$。

(3)分类:比色型一氧化碳检气管有甲、乙、丙三种类型(图 8-2),不同类型的检气管内,装有不同的干扰物质去除剂,以适应普通环境和特殊干扰物质环境中一氧化碳的测定。

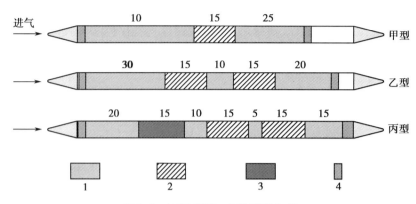

图 8-2　不同类型一氧化碳检气管

1. 白色保护剂;2. 黄色指示粉;3. 橙红色二氧化氮去除剂;4. 玻璃棉

甲型:管内装有两段白色保护剂,一段黄色指示粉。因为空气中的水分对反应有影响,所以在指示粉前后装有干燥剂(白色保护剂),以避免湿气及一些碳氢化合物对指示粉的影响。适用于空气中不含乙烯和二氧化氮等干扰物质的场所。

乙型:管内装有三段白色保护剂,一段黄色指示粉,一段黄色乙烯去除剂(指示粉)。适用于焦化厂等空气中含有乙烯的场所。

丙型:管内装有四段白色保护剂,一段黄色指示粉,一段黄色乙烯去除剂,一段橙红色二氧化氮去除剂(用铬酸、硫酸浸泡过的硅胶)。适用于爆破作业的场所。

3. 发烟硫酸-五氧化二碘检气管比长度法

(1)原理:当含有一氧化碳的空气通过由硅胶、五氧化二碘和发烟硫酸制成的指示粉时,五氧化二碘被还原成游离碘,碘与三氧化硫作用,生成绿色配合物,根据指示粉变色柱长度,确定空气中一氧化碳浓度。本方法灵敏度为 $20mg/m^3$(通气 100ml)。

$$I_2O_5 + 5CO \longrightarrow I_2 + 5CO_2$$

(2)测定方法:在测定地点用现场空气将 100ml 注射器抽洗 2~3 次,再抽取待测空气。用锉刀将检气管的两端锯断,一端用橡皮管与注射器连接,以 90ml/min 的抽气速度将 100ml 待测空气推入检气管中,3 分钟后用浓度标尺量取变色柱长度,确定空气中一氧化碳的浓度。

气温对显色长度有影响,但 3~30℃ 范围内的影响较小,可忽略不计;气湿对显色长度有影响,可用保护剂除去;二氧化硫和二氧化氮不干扰测定;硫化氢对测定有干扰,可用保护剂除去;乙烯浓度在 0.1% 以下时,通过保护剂后影响很小;一氧化氮浓度小于 0.1% 时,可用铬酸-硫酸浸泡过的硅胶除去。

(二)空气中甲醛的测定

甲醛是主要的室内空气污染物之一,新装修的房屋室内空气中甲醛含量常常高于卫生标准限值,严重污染室内空气。检气管法是快速检测空气中甲醛含量的常用方法之一。

1. 原理　甲醛检气管是由 AHMT 光度法改进制备的检气管。在碱性条件下,空气中的甲醛与 AHMT 反应,经高碘酸钾氧化生成红色化合物。甲醛检气管的检测范围为 1~$10mg/m^3$。

2. 测定方法　参照说明书使用,注意气体进入检气管的方向。将检测管两端切开,若按送入方式进气,应把检气管的进气口与采样器的出气口相连接;若按吸入方式进气,应把检气管的出气口与采样器的进气口相连接,用 100ml 抽气筒吸气或玻璃注射器送气。如果采用送气方式,应先用现场空气冲洗注射器和橡皮管 3 次。70 秒内使气样通过检测管,重复 4 次,共进气 400ml,从红色环柱上沿所指示的刻度读数。

第四节　便携式仪器测定法

随着各种传感器、精密制造技术、微电子技术的不断发展和完善,从 20 世纪 80 年代开始,应用于环境空气中有害物质测定的便携式快速检测仪越来越多,自动化、智能化程度也越来越高,为实时掌握环境空气质量状况、突发公共卫生事件现场检测提供了有力工具。与简易比色法和检气管法相比,便携式仪器测定法在灵敏度、准确度和现场使用的简便方面都有独特的优越性。

便携式快速检测仪针对待测物质的物理性质或物理化学特性测定待测物,主要根据待测物质在光、电、色、热等方面的特性进行检测,测定的基本原理与实验室分析仪器的工作原理基本相同。为了能在现场直接测定有害物质,快速检测仪器就必须进行小型化设计,其检测灵敏度和准确度一般低于实验室分析仪器,但有些专门项目的现场检测仪器可以达到很高的灵敏度和准确度。

仪器测定法主要用于三个方面:一是现场直接指示有害物质的浓度,判断作业场所是否存在发生急性中毒的可能性,保证工人的安全和健康;二是对能造成慢性中毒而不易觉察的有害物质,如汞蒸气等,进行连续或快速测定,检测作业场所是否超过卫生标准所规定的限值;三是对严重危害生命的有害气体,如一氧化碳,进行连续监测和自动报警。

目前常用的和发展较快的便携式快速检测仪器包括可燃气体测定器、便携式红外光谱气体测定仪、电化学式气体传感器、便携式光离子化气体检测仪、便携式可吸入粉尘测定仪、便携式气相色谱仪等。

一、可燃气体测定器

可燃气体测定器是利用待测气体燃烧时所产生的热量进行检测,一般使用催化燃烧式传感器,其核心为惠斯登电桥,其中一桥臂上有催化剂,当与可燃气体接触时,可燃气体在有催化剂的电桥上燃烧而产生热能,气温的变化导致该桥臂的电阻值发生改变,此时电桥产生不平衡电压,由微安表指出可燃气体的含量,或由电桥不平衡电压启动报警信号。

可燃气体测定器可以探测空气中的许多种类的气体或蒸气,包括甲烷、一氧化碳、硫化氢、乙炔和氢气。但是它只能测量可燃性气体或可燃气体的混合气体,不能分辨其中单独的化学成分。

便携式可燃气体测定器的特点是结构简单、体积小、价格低、可靠性较高,适应现场测试、检漏和车间、家庭安全监控应用。使用干电池电源,可以方便地安装在室内或其他有可燃气体泄漏危险的场所。安装位置应距离气源 5m 范围内,离地面或者天花板距离不超过 1m,不能安装在墙角等空气不易流通的位置,要防止水、水蒸气和油烟污染。为了保证工作的可靠性,应定期(3 个月或 6 个月)进行性能测试。如果灵敏度下降,就要及时清洗或更换不锈钢网罩和半导体敏感元件。

二、便携式红外光谱气体测定仪

便携式红外光谱气体测定仪用于测定对一定波长红外线有强烈吸收能力的有害物质，根据待测物质最大吸收波长的不同，可分别采用不同波长红外线进行多种有害物质的测定。便携式红外光谱气体测定仪是对空气中有害物质进行快速检测的重要工具，在突发事件中，是应急监测的重要工具，它能对未知气体进行识别，大多数待测物质的检出限都低于 $1mg/m^3$。

便携式红外光谱气体测定仪的工作方式主要分为红外分光光度式检测和不分光红外式检测两种。

1. 红外分光光度式气体测定仪　这类仪器是基于不同气体对红外线具有选择性的吸收，并遵循朗伯-比尔定律的原理设计的，见图8-3。红外光源发出红外线强度为 I_0，它通过一个长度为 L 的气室之后，能量变为 I_1，如果气室中没有吸收红外线能量的气体时，可以认为 $I_0 = I_1$，如果气室中吸收红外线能量的气体种类一定时，则 K 值就一定。K 是气体吸收特征的一个系数。当气室长度 L 一定时，I_1 的大小仅与气体浓度有关，测量 I_1 的大小就等于测量出气体浓度的变化。

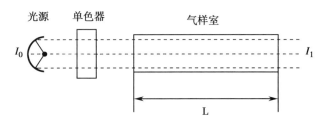

图8-3　分光光度式红外气体测定器原理图

几种空气污染物的特征红外吸收波长为：二氧化硫 $7.4\mu m$，一氧化氮 $5.3\mu m$，二氧化氮 $4.70\mu m$、$7.80\mu m$，一氧化碳 $4.6\mu m$，二氧化碳有 $1.40\mu m$、$1.60\mu m$ 等多个中心波长，臭氧有 $4.80\mu m$、$9.60\mu m$、$14.00\mu m$ 等多个中心波长；石油产品和油烟的中心波长为 $3.30\mu m$、$3.38\mu m$、$3.41\mu m$。水的特征红外吸收波长为 $1.45\mu m$、$1.94\mu m$ 及 $2.95\mu m$。这些气态化合物的特征红外吸收波长，是准确测定它们在空气中含量的理论基础。

由于各种气体对红外光的选择性吸收都分布在 $2\sim12\mu m$ 波长范围，为提高选择性、减少其他气体的干扰，经棱镜或滤镜分光系统可得到单色红外光，为进一步提高选择性，还可用双波长测量，如测 NO_2 可选 $4.70\mu m$、$7.80\mu m$。对于测定多种气体的分析仪，则用滤光片不同组合切换的方式，进行单波长或双波长的选择。许多红外分光光度式气体测定仪设计了双光路检测系统，以提高检测灵敏度。为了进一步提高检测灵敏度，还可采用红外光多次折返的测量池，增加待测气体的吸收光程。

因为不需要添加反应试剂或对待测空气样品进行任何特殊处理，红外分光光度式气体测定仪的结构简单，非常适合做现场检测的便携式检测仪，因而发展迅速。这类仪器的特点是测量范围宽，稳定性、选择性和抗震性好，可制成微型便携式个体监测器，可用于工作场所、公共场所中各种有害气体浓度的快速卫生检测。使用中应注意光学部件的防尘、防潮，避免气样剧烈的冷热变换，以防水蒸气在检测池内凝集。现已有多种单一气体测定仪或多用气体测定仪，用于连续分析 CO、CO_2、SO_2、NO、NO_2、NH_3、CH_4 等 23 种气体在混合物中的含量。部分气体的最小检测范围是:CO_2、NO,0～40mg/L;CO、CH_4、SO_2,0～600mg/L。

目前,红外便携式空气二氧化碳测定仪已经广泛用于医院、商场、影剧院等公共场所的空气质量监测。

2. 压差式红外气体测定仪 压差式红外线气体测定仪是一种不分光红外检测的方法,原理如图8-4所示。检测时,仪器从同一红外光源发射出的两束平行的红外线,被同步电动机带动的切光片不断交替切断,调制成每秒数十周的交变辐射。一路光束通过参考气室到达检测室的一侧,另一路光束则通过样品气室后到达检测室。由于待测气体吸收了红外线,发热膨胀,导致检测室两侧产生压力差,此压力差与待测物质的浓度成正比。薄膜电容器将其转换为电信号后,经放大、记录,指示出有害物质的浓度。

压差式红外线气体测定仪不需要精密分光的红外光源,参考气是不含待测物质的空气,从而消除了其他气体成分的干扰。压差式红外气体测定仪具有非常高的检测灵敏度,主要用于精密测定空气中微量 CO、CO_2 气体的浓度。

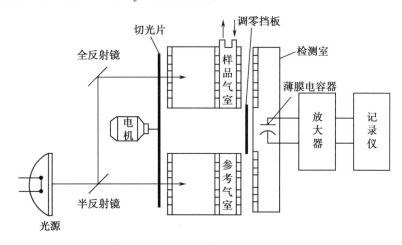

图8-4 压差式红外气体测定仪原理图

三、便携式电化学气体测定仪

便携式电化学气体测定仪是利用电化学现象实现对空气中待测物质的检测。根据工作原理可分为电导式气体测定仪、库仑式气体测定仪和定电位电解式气体测定仪等多种类型,它们具有各自的检测特点、适用对象和工作条件要求等。

1. 电导式气体测定仪 电导式气体测定仪可用于测定 CO、CO_2、SO_2 等气体。其基本测定原理是,吸收液吸收空气中的待测物质后,溶液电导率发生改变,根据电导率的改变量测定出待测物质的浓度。例如,二氧化硫检测仪的工作原理是,当空气中的 SO_2 通过微酸性的稀 H_2O_2 吸收液时,SO_2 被 H_2O_2 氧化成 H_2SO_4,H_2SO_4 的离解使溶液的导电性增加,其电导率与 SO_2 的浓度呈线性关系,检测仪直接显示 SO_2 的浓度。

2. 库仑式气体测定仪 库仑式气体测定仪主要用于测定能与 Br_2 或 I_2 产生氧化还原反应的有害物质,根据反应产生电流的大小进行定量。空气中 Cl_2、SO_2、H_2S、NO_2 等都可以用此法测定,便携式微量硫化氢检测仪就属于库仑式气体测定仪。

3. 定电位电解式气体测定仪 定电位电解式气体测定仪的工作原理是,使电极与电解质溶液的界面保持一定电位进行电解,通过改变其设定电位,有选择地使待测气体进行氧化或还原,从而定量检测该种气体。某一具体气体的设定电位,由其固有的氧化还原电位(即极谱电位)决定,但又随电极的材质、电解质的种类不同而变化。电解电流受电解质溶液中电解的气体浓度 c、气体扩散面积 A、扩散系数 D 和扩散层的厚度 δ 的影响,在同一测定仪中,A、D 及 δ 是一定的,所以电解电流与气体浓度 c 成正比。

定电位电解法可以根据待测气体精确地设定电解电位,因此具有氧化还原性质的气体物质都可检测。现已有检测 F_2、HCl、NH_3、CO、H_2S、SO_2、甲醛、乙烯等有害气体的便携式测定仪,其中许多已经制成小型或微型检测仪,用于现场监控。在对现场有害气体进行快速测定中,通常还要测定空气中氧的浓度。便携式氧气浓度检测仪就属于定电位电解式气体测定仪。

图 8-5 是电化学甲醛测定仪的工作原理示意图。当空气中的甲醛透过聚四氟乙烯膜电极(涂上贵金属催化剂烧成)时,通过电解液发生电化学反应(电解)。此时,在工作电极上进行甲醛的氧化反应,在对电极上进行氧的还原反应,最终反应产物为 CO_2。反应得失电子数在两边电极上是一致的,并与甲醛浓度成比例,通过测定电流就可测得甲醛的浓度。

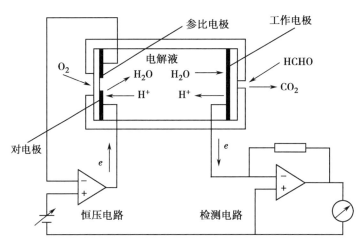

图 8-5　甲醛电化学测定仪示意图

测定甲醛时,首先把采气管插入仪器的吸气口,检查采气管有无堵塞;然后在采气管进气端连接专用过滤器,在采样点将现场气体过滤成零气,当读数显示稳定后,用调零旋钮将其调节到显示零值;再取下过滤器,开动气泵,使分析仪处在取样气方式,仪器稳定后,显示的量值即为甲醛气体的浓度值,取样流量大约为 1L/min。

在检测环境中存在高浓度的甲苯、二甲苯、乙醇等物质时,显示值会比实际值高,要尽量消除干扰气体的发生源。车辆废气、香烟烟雾、香水等酒精类、涂料等挥发性有机化合物、高浓度臭气等也会干扰测定。如果用清洁空气调零,应注意保证清洁空气和检测场所的温度、湿度一致。

便携式甲醛测定仪的主要技术指标为:检测范围 $0 \sim 4.02mg/m^3$,分辨率 $0.0134mg/m^3$,检测时间 ≥5 分钟(90% 响应),检测误差 ±10%。可用市电或电池作电源。

四、便携式光离子化气体检测仪

便携式光离子化气体检测仪是一种可连续测量、线性范围宽、体积小的现场检测分析仪器。该仪器采用了光离子化检测器(photo ionization detection, PID)。图 8-6 是 PID 的工作原理示意图,使用 1 支 11.7eV(或 10.6eV、9.5eV、8.3eV)光子能量的紫外灯作为光源,当待测空气样品通过 PID 离子化腔(传感器)时,PID 的紫外光会使电离电位小于紫外灯能量的待测物质电离,产生正负离子,电子测量计测量离子化后的气体电荷并将其转为电流信号,经放大、记录,测得待测物质的浓度。被检测后,气体离子又重新复合为原来的状态,所以该测定方法不具有破坏性。PID 对 400 多种挥发性有机化合物(volatile organic compounds, VOCs)和 NH_3、H_2S、AsH_3、PH_3、Cl_2、Br_2 及 NO 等无机有毒气体都有响应,便携式光离子化气体检测仪已经广泛应用于 VOCs 和军事毒剂的检测中。

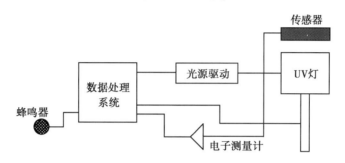

图 8-6　便携式光离子化检测仪的工作原理示意图

便携式光离子化气体检测仪的主要检测特点是:检测响应快速,一般为数秒,可连续测定,适合快速应急监测需要;可检测 $\mu g/m^3$ 到 1% 浓度范围的待测气体,具有较高的灵敏度和宽的线性范围,适应性广;仪器体积小、重量轻、可便携测量;同大多数其他传感器不同,PID 不会被高浓度的待测物质损坏(中毒),它的恢复时间同反应时间一样,仅为数秒,可以随时达到实时浓度测量。

PID 不是一种具有选择性的检测仪器,它区分不同化合物的能力比较差,一般使用 PID 进行检测时,需先估计现场可能存在的待测气体物质。但是,PID 也不是一种通用的气体检测仪,它不能检测空气的 N_2、O_2、CO_2、H_2O 成分和 CO、HCN、SO_2、CH_4、HCl、HF、HNO_3、O_3 及非挥发性有机物等。

五、便携式可吸入粉尘测定仪

便携式可吸入粉尘测定仪是利用光散射法原理、直读式测定可吸入颗粒物 PM_{10} 和 $PM_{2.5}$ 的便携式测尘仪。光散射法的测定原理是,悬浮颗粒物对光具有散射作用,其散射光强度与颗粒物浓度成正比。图 8-7 为基于光散射法的便携式可吸入粉尘测定仪的工作原理示意图,由抽风机以一定流量将空气经 PM_{10} 或 $PM_{2.5}$ 切割器抽入气室,空气中 PM_{10} 或 $PM_{2.5}$ 在暗室中检测器的灵敏区(图中斜线部分)与由光源经透镜射出的平行光作用,产生散射光,散射光被光电转换器接收,经积分、放大后,转换成每分钟脉冲数,再用标准方法校正成质量浓度显示出来。

便携式可吸入粉尘测定仪的主要技术指标为:测量范围 $0.001\sim10mg/m^3$,可吸入颗粒物径分辨率 $0.3\sim10\mu m$,灵敏度 $0.001mg/m^3$,相对误差 $\leqslant15\%$。

本仪器具有测定快速、准确稳定、操作简单、维护方便、无噪声污染、交直流两用等特点,可用于疾病预防与控制、卫生监督、环境监测等部门实时监测空气中 PM_{10} 和 $PM_{2.5}$ 浓度。

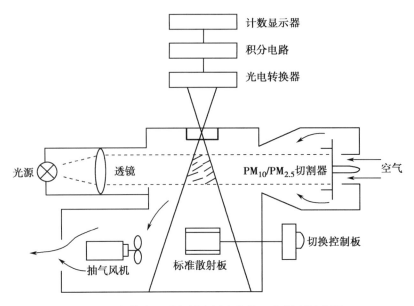

图 8-7　便携式可吸入粉尘测定仪的工作原理示意图

六、便携式气相色谱仪

随着新型灵敏的广谱型检测器的出现,高效毛细管柱的广泛使用以及电子技术的快速发展,高性能的便携式气相色谱仪已经研制成功并得到推广应用,可在现场对含复杂混合物的环境空气样品进行分离分析。便携式气相色谱仪体积小、重量轻,可以手提携带,特别适用于野外或现场的快速分析测定。

便携式气相色谱仪进样方式可通过内部泵实现自动抽气进样,也可手动进样针进样,检测器一般配置氢火焰离子化检测器、电子捕获检测器、光离子化检测器、热导检测器和微氩离子检测器。用普通气相色谱仪可能检测的挥发性和半挥发性有机污染物一般都可以用便携式气相色谱仪测定。美国国立职业安全与卫生研究所(National Institute for Occupational Safety and Health,NIOSH)《NIOSH 分析方法指南》中已有便携式气相色谱法测定苯、三氯乙烯、四氯乙烯、环氧乙烷等挥发性有机化合物的方法。

第五节　空气质量自动监测系统

环境空气中各种有害物质的分布和浓度是随时间、空间、气象条件及污染源排放情况等因素的变化而不断改变的,定点、定时人工采样的测定结果难以确切地反映有害物质的动态变化、无法实现空气质量的预测预警。为了及时获取有害物质的变化信息,正确评价污染现状,研究有害物质的扩散、迁移、转化规律,保证人们的健康、舒适和安全,需要对环境空气质量进行长期的、大量的、连续的自动监测。

一、空气质量自动监测系统

空气质量自动监测系统(air quality monitoring system,AQMS)是指在监测位点,采用连续自动监测仪器对环境空气质量进行连续的样品采集、监测、处理和分析的过程。随着科学技术的快速发展,特别是传感器、电子、自动控制、计算机和通信技术的发展,为实现空气质量连续自动监测和远程监控创造了条件。从 20 世纪 70 年代初开始,一些国家或地区相继建立了常年连续工作的空气质量自动监测系统,对城市乃至更广大区域的空气质量进行长期监测,实时报告主要污染物的浓度,并可进行短期空气质量预报。例如,美国现有 6000 多个监测站点,荷兰共有 220 个监测站点。1984 年,北京市环境监测中心建立了中国第一个环境空气自动监测系统。2001 年,我国已有 60 多个城市建立了空气质量自动监测系统。至 2013 年底,国家空气质量监测系统已完成覆盖 190 个城市,116 个城市增加 440 个监测点的目标,总数增加到 950 个。到 2015 年底,我国所有地级以上城市都将建立能够自动监测 $PM_{2.5}$ 等指标的空气质量自动监测网络,约有 1500 个城市将建立监测站点。北京已经建立了 35 个空气质量自动监测子站,在全国是站点数量最多的城市。

目前,我国的空气质量自动监测系统的监测项目包括气象参数和污染参数两大类型。气象参数包括温度、湿度、气压、风速、风向及日照等,污染监测项目包括 SO_2、氮氧化物、可吸入颗粒物 PM_{10} 和 $PM_{2.5}$、O_3、CO、烃(甲烷和非甲烷烃)等。空气质量自动监测系统是一整套区域性空气质量的实时监测网络,配以自动监测仪器,以城市区域组成监测网,再进行全国联网组成监测系统。它的组成有各种形式,自动化、实时化和标准化程度可有所不同,但基本结构是相似的。一般由一个中心计算机室、若干个监测子站、质量保证实验室和系统支持实验室四部分组成。该系统是在严格的质量控制下连续运行的,无人值守。

二、空气质量自动监测仪器

(一) 仪器选型

空气质量连续自动监测仪器是准确获取环境空气质量信息的关键设备,必须具备连续运行能力强、灵敏、准确、易维修和可靠等性能。用于自动监测的技术主要有湿法、干法和差分吸收光谱法。

1. 湿法 这是 20 世纪 70 年代以日本为代表发展起来的监测技术。湿法测定原理是将空气样品用吸收液吸收后,用电化学方法测定污染物浓度,如 SO_2 经过 H_2O_2 溶液吸收后测定电导率变化来间接测定 SO_2 浓度。这种方法的装置较便宜,但故障率高,系统维护工作量大,属于被淘汰的监测技术。

2. 干法 这是 20 世纪 80 年代以来,以美国、德国为代表发展起来的监测技术。干法测量原理是基于物理光学测量,针对不同的污染物采用不同的分析方法,如 SO_2 用紫外荧光法、NO_x 用化学发光法、CO 用非色散红外吸收法、O_3 用紫外吸收法等。干法测量是当前空气质量自动监测的主要监测技术,目前我国主要采用此类方法。

3. 差分吸收光谱法(differential optical absorption spectroscopy,DOAS) 这是 20 世纪 90 年代以来,国外开始研究发展的监测技术,可以在大约 100~1000m 距离范围内测定一条线上的污染物浓度,光谱扫描范围 180~600nm,可以同时测量 SO_2、NO_x、O_3、苯、甲苯、二甲苯、甲醛等多种污染成分。

各国所选用的仪器类型不尽相同,即使在同一个国家也没有做到完全统一。基于光学测定的干法结构简单,测定结果准确可靠,维护工作量小,已经取代了湿法测定。由于 DOAS 法能够分时测量多种污染物,是未来空气质量自动监测技术的发展方向。空气质量自动监测系统配置监测仪器的分析方法见表 8-6。

表 8-6　空气质量连续监测系统推荐选择的分析方法

监测项目	监测方法
SO_2	紫外荧光光谱法
NO_x	化学发光分析法
CO	非色散红外吸收法、红外气体相关光谱法
O_3	紫外吸收法
PM_{10}	β 射线吸收法、微量振荡天平法
$PM_{2.5}$	β 射线吸收法、微量振荡天平法
SO_2、NO_x、O_3、C_6H_6 等	差分吸收光谱法

（二）自动监测仪器

1. 脉冲荧光法 SO_2 监测仪　该仪器的原理是用脉冲紫外光($190 \sim 230nm$)激发 SO_2 分子,处于激发态的 SO_2 分子返回基态时发出荧光($240 \sim 420nm$),其荧光强度与 SO_2 浓度呈线性关系。

紫外光源采用脉冲技术,可直接获得交流信号,保证零点和测定值的稳定性,同时可延长紫外灯的使用寿命。该法响应快,灵敏度高,最低检出限可达 $3\mu g/m^3$,在 $<1380\mu g/m^3$ 的量程范围内具有良好的线性关系,对温度、流量的波动不敏感,稳定性好。

该法的主要干扰物质是水分和有机物,水分子使荧光淬灭造成负误差,芳烃等有机物产生荧光造成正误差。仪器采用氟塑料半透膜气相渗透法除去水分的干扰,采用装有特殊吸附剂的过滤器,仅吸附芳烃而允许 SO_2 分子通过,以除去芳烃的干扰。

2. 化学发光法 NO_x 监测仪　该仪器的工作原理是基于 NO 和 O_3 进行化学发光反应,生成的激发态二氧化氮(NO_2^*)在返回基态时,产生中心波长为 $1200nm$ 的化学发光,发光强度与 NO 浓度成正比。用红敏光电倍增管接收,即可测出 NO 的浓度。

测定总氮氧化物 NO_x($NO_x = NO + NO_2$)时,须先经转换器,将 NO_2 定量转换成 NO,再与 O_3 反应,测定 NO_x 浓度,以上两次测定的差值($NO_x - NO$),即为 NO_2 浓度。

化学发光法 NO_x 测定仪灵敏度高、选择性好、响应快,最低检出限达 $2\mu g/m^3$,响应时间 <1 分钟。只要选用高灵敏光电倍增管,应用制冷器使光电管降低噪声,该方法就能获得良好的稳定性。

3. β 射线吸收法 $PM_{10}/PM_{2.5}$ 颗粒监测仪　仪器的工作原理如图 8-8 所示,在大流量采样器的入口有一个 PM_{10} 或 $PM_{2.5}$ 的切割器。将低能量的 β 射线源(C^{14}),首先照射到清洁的滤纸带上,用盖克(Geiger)计数器测定透过滤纸的 β 射线强度,采用加法计数器记下照射时间 a 分钟内的脉冲数为空白值。停止照射,将滤纸带移至空气样品进口处取尘样,取样结束后,将吸有尘粒的滤纸带移至 β 射线源处再进行照射,采用减法计数器,从空白值的总脉冲数逐渐减去直到指示为零。由于灰尘对 β 射线的吸收,显然透过吸尘滤纸带的射线脉冲数将比空白值少,减至零所需的时间 b 与空白所需时间 a 将出现差值($a - b = n$),此时间差与样品灰尘浓度成正比。将时间信号标定为浓度值($\mu g/m^3$),即可测出 PM_{10} 或 $PM_{2.5}$ 的浓度。

4. 紫外光度法 O_3 监测仪　该法利用 O_3 对波长 $254nm$ 紫外光的吸收,直接测定紫外光通过 O_3 后减弱的程度,根据朗伯-比尔定律求出 O_3 浓度。

首先,用无 O_3 的零气通过仪器的吸收池,读数为 I_0,然后通过含 O_3 的空气,读数为 I,可

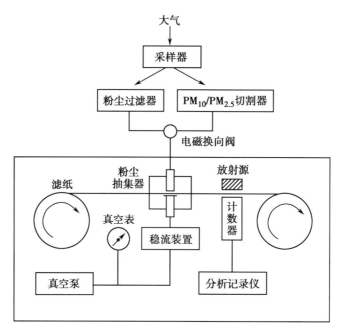

图 8-8　β 射线吸收法 $PM_{10}/PM_{2.5}$ 颗粒监测仪原理图

测出 I/I_0，由计算机对温度、压力进行修正，计算出 O_3 浓度。

该法设备简单，没有试剂和气体消耗，避免了乙烯化学发光法测 O_3 的不安全因素；灵敏度高、响应快，最低检出限可达 $2\mu g/m^3$，在 $2mg/m^3$ 范围内有良好的线性，适合低浓度 O_3 的连续监测。

5. 红外气体相关光谱法 CO 监测仪　该法是一种改进的不分光红外光度法，采用了气体滤光器相关技术，其基本原理是在有干扰气体存在下，比较样品气中待测 CO 红外吸收光谱的精细结构，达到测定 CO 浓度的目的。图 8-9 是红外气体相关光谱法 CO 监测仪的工作原理示意图。

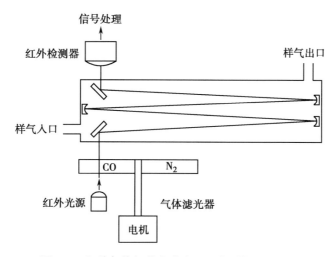

图 8-9　红外气体相关光谱法 CO 监测仪工作原理

仪器中装有一个可转动的气体滤光器转轮,此滤光器一半充入纯 CO,另一半充入纯 N_2。当红外线通过气体滤光器转轮 CO 一侧时,高浓度的 CO 吸收了所有相关波长的红外光,作为参比光束;红外线通过 N_2 一侧时,CO 相关波长没有被吸收,作为样品光束。气体滤光器转轮后接一个多次反射光程吸收池(池长 40cm,反射 32 次,光程 12.8cm),以获得足够的灵敏度。气体滤光器转轮按一定频率旋转,从时间上分割为交替的样品光束和参比光束,这样吸收池可获得交变信号,以利于放大处理。而对干扰气来说,样品光束和参比光束是相同的,可以相互抵消。该法的灵敏度可达 $10\mu g/m^3$,仪器设备结构简单,由于采用固态检测器,避免了薄膜电容检测器易受震动影响的缺点,使仪器运行稳定可靠。

6. 差分吸收光谱监测仪 前面介绍的自动监测仪都只能检测一种有害物质,DOAS 监测仪可测定空气中多种有害物质,已在空气自动监测系统中用于 SO_2、NO_x、O_3 等的同时测定,具有监测范围广、测定周期短、响应快、属非接触性测定等特性。其工作原理为,从氙灯发射出的紫外可见光束,在其光程中的 SO_2、NO_x、O_3 等待测气体分子会对光产生特征吸收,形成各自的特征吸收光谱,例如,SO_2 和 O_3 对 200 ~ 350nm 波长光有很强的吸收,NO_2 在 440nm 附近吸收很强,甲醛在 340nm、苯在 250nm 附近吸收很明显。通过对特征吸收光谱的鉴别和朗伯-比尔定律,进行差分拟合计算,得到整个光程范围内各种待测物质的平均浓度。

图 8-10 是一种差分吸收光谱监测仪的工作原理。光源(高压氙灯)发出的光(200 ~ 500nm)被凹面镜反射出一束平行光,通过待测空气到达接收器,再被凹面镜反射聚焦在光导纤维的一端,传输到光谱仪进行分析。光谱仪内有一个受步进电机控制的光栅,步进电机根据计算机的指令选择光栅的位置,使经过光栅分光得到的待测物质的特征吸收光谱被凹面镜反射聚焦于检测器,测得待测物质的浓度。

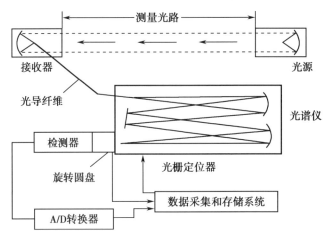

图 8-10 差分吸收光谱监测仪的工作原理

三、空气质量自动监测系统结构和运行方式

建立空气质量自动监测系统,需要在全国组成监测网,连接各省、市监测中心站。各监测中心站又连接一系列的监测子站(监测点),监测子站与中心站之间保持自动的信息联系,并接受中心站的控制。

1. 监测点布局 设立监测站的目的可分为二类:一是评价某地区整体的空气质量状况;二是掌握汽车排气和固定污染源的污染状况;三是为某一地区的特定目的而进行监测。

监测点的位置应在选择地区范围内具有代表性,即应能反映该地区范围内空气污染物的浓度及其变化趋势。对人体的健康关系而言,监测点所在地的待测空气样品应能代表居民所呼吸的空气。可采用同心圆布点法、几何图形布点法,或者按照工业区、居民稠密区、商业繁华区、交通频繁区、公园游览区等分别设置监测点的功能分区布点法。

2. 子站　监测子站设在各选定的监测点,主要由样品采集设备、各种空气自动监测仪、气象参数传感器、动态自动校准系统、数据采集和传输系统以及条件保证系统等组成。

空气样品采集设备主要有采样泵和过滤装置、带有 $10\mu m$ 和 $2.5\mu m$ 切割器分离器的大容量采样器。空气自动监测仪主要有 SO_2、NO_x、O_3、CO、$PM_{10}/PM_{2.5}$ 颗粒监测仪。气象参数传感器包括温度、湿度、气压、风向和风速等测定仪器。

对自动监测仪的自动校准通过动态自动校准系统完成,该系统包括动态自动校准仪、零气发生器、标准气源。

子站数据采集和传输系统主要有专用计算机及数据通信接口、调制解调器、有线电话或无线电台等通信设备。其结构如图 8-11 所示。

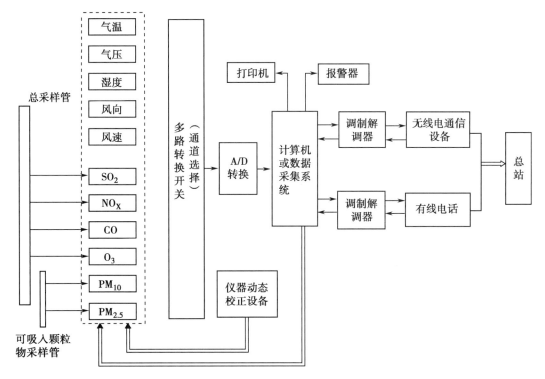

图 8-11　子站结构框图

子站运行方式:子站内各台监测仪器自动从空气采样系统采集空气样品,并连续监测出当地污染物浓度及气象参数的实时数据。子站内的计算机每 1/10 秒一次向各台仪器采集监测数据,经校准修正,算出 5 分钟平均值,存贮于计算机中。当子站数据传输系统收到控制中心的轮询指令时,即向中心发送最新的分组 5 分钟均值,采集存贮新的数据,等待下一周期的轮询。

子站按照中心的校准指令,自动进行各台仪器的零点校正、跨度校正或执行某台仪器的停止或启动等动作。同时,将子站运行状态、环境状态等状态信息及报警信息(如站房气温、电源电压、仪器流量等)向中心站发送,以保持中心站对子站运行状态的实时监控。

一般情况下,子站在中心站控制下按被动工作方式运行。当中心站的计算机或通信系统出现故障,为使数据不丢失,子站计算机即进入自主工作方式,承担采集、存贮数据等功能。子站计算机至少应能存贮 16 小时以上的 5 分钟数据,待中心站或通信系统恢复正常后,将子站存贮的数据传至中心,从而使数据损失减至最小。

3. 中心站 中心站配有较强功能的专用计算机、系统软件和通信设备,实现对各监测子站的数据采集、保存、数据处理、对子站的远程测控和故障诊断,以及其他扩展功能。

中心站运行方式:中心站的计算机通过数据通信对各子站的运行进行实时控制。中心站控制人员可向各子站发出各种指令,如调取子站任一时刻的瞬时监测数据、修改子站参数、发出零点、跨度校准指令,指令某子站开始、停止工作等。定时向各子站发送轮询指令,以一定时间间隔、顺序轮询各子站,将存贮的监测数据传至中心。

中心站对收集到的监测数据进行处理,从积累的 5 分钟数据文件,算出相应的小时均值,建立小时数据文件。中心计算机根据收集、存贮的监测数据,完成各种报表和检索。通常报表的形式有各监测项目的时报表、日报表、月报表、超标率统计表和污染物浓度变化曲线等。检索内容有一个月内任一时段的污染物超标数据、最大值数据及相应的气象条件等。

建立空气质量自动监测系统不仅能够掌握区域环境空气质量状况、监测系统覆盖区域内空气污染最严重的地点和时间、区域内人群暴露水平,而且能够收集空气背景及其趋势数据,由所积累的长期监测数据,结合流行病学调查,为制定、修改环境空气质量标准和环境空气污染治理提供可靠的科学依据。

(梅素容)

本 章 小 结

快速测定法有溶液法、试纸法、检气管法和便携式仪器测定法四大类方法,本章概述了快速测定的定义、目的、特点和意义。介绍了经典的简易比色法(溶液法和试纸法)、检气管法和仪器法进行快速检测的原理、特点和应用。对目前常用的几种便携式仪器的现场快速检测方法进行了详细介绍。简述了空气质量自动监测系统的基本情况、仪器选型、结构、运行方式和发展趋势。

复习思考题

1. 快速测定有什么意义和特点?
2. 快速测定常用的方法有哪些特点?
3. 比较试纸法和溶液法有哪些异同之处?
4. 检气管的快速检测原理是什么?它的准确性与哪些因素有关?
5. 简述应用检气管的比色容积法和测长容积法。
6. 仪器快速测定法有哪几种类型,它们各适合用于哪些物质的检测?
7. 空气质量自动监测的主要对象有哪些?

附　录

附录一　环境空气质量标准（GB 3095-2012）

附表1　环境空气污染物基本项目浓度限值

序号	污染物项目	平均时间	浓度限值		单位
			一级	二级	
1	二氧化硫（SO_2）	年平均	20	60	$\mu g/m^3$
		24 小时平均	50	150	
		1 小时平均	150	500	
2	二氧化氮（NO_2）	年平均	40	40	
		24 小时平均	80	80	
		1 小时平均	200	200	
3	一氧化碳（CO）	24 小时平均	4	4	mg/m^3
		1 小时平均	10	10	
4	臭氧（O_3）	日最大 8 小时平均	100	160	
		1 小时平均	160	200	
5	颗粒物（粒径≤10μm）	年平均	40	70	$\mu g/m^3$
		24 小时平均	50	150	
6	颗粒物（粒径≤2.5μm）	年平均	15	35	
		24 小时平均	35	75	

附表2　环境空气污染物其他项目浓度限值

序号	污染物项目	平均时间	浓度限值		单位
			一级	二级	
1	总悬浮颗粒物（TSP）	年平均	80	200	
		24 小时平均	120	300	

序号	污染物项目	平均时间	浓度限值		单位
			一级	二级	
2	氮氧化物(NO$_x$)	年平均	50	50	$\mu g/m^3$
		24 小时平均	100	100	
		1 小时平均	250	250	
3	铅(Pb)	年平均	0.5	0.5	
		季平均	1	1	
4	苯并[a]芘(BaP)	年平均	0.001	0.001	
		24 小时平均	0.0025	0.0025	

附录二　一些国家和组织的大气质量标准

国家或组织	污染物名称	浓度限值(mg/m^3)		
		1h 平均	日平均	年平均
美国	PM$_{10}$		0.15	0.05
	PM$_{2.5}$		0.035	0.015
	SO$_2$		0.365	0.08
	NO$_2$			0.1
	O$_3$	0.235	0.157(8h 平均)	
	CO	40	10(8h 平均)	
	Pb		0.0015(季度平均)	
WHO	PM$_{10}$		0.05	0.02
	PM$_{2.5}$		0.025	0.01
	SO$_2$		0.02	0.5(10min 平均)
	NO$_2$	0.2		0.04
	O$_3$		0.100(8h 平均)	
	CO	30	10(8h 平均)	
	Pb			0.0005
欧盟	PM$_{10}$		0.05	0.04
	PM$_{2.5}$			0.025
	SO$_2$	0.35	0.125	
	NO$_2$	0.2		0.04
	O$_3$		0.120(8h 平均)	
	CO		10(8h 平均)	
	Pb			0.0005

附录三　工作场所空气中化学物质容许溶度

序号	中文名	英文名	化学文摘号（CAS No.）	OELs(mg/m³)			备注
				MAC	PC-TWA	PC-STEL	
1	安妥	Antu	86-88-4	-	0.3	-	-
2	氨	Ammonia	7664-41-7	-	20	30	-
3	2-氨基吡啶	2-Aminopyridine	504-29-0	-	2	-	皮[d]
4	氨基磺酸铵	Ammonium sulfamate	7773-06-0	-	6	-	-
5	氨基氰	Cyanamide	420-04-2	-	2	-	-
6	奥克托今	Octogen	2691-41-0	-	2	4	-
7	巴豆醛	Crotonaldehyde	4170-30-3	12	-		-
8	百草枯	Paraquat	4685-14-7	-	0.5	-	-
9	百菌清	Chlorothalonile	1897-45-6	1	-	-	G2B[c]
10	钡及其可溶性化合物（按 Ba 计）	Barium and soluble compounds, as Ba	7440-39-3 (Ba)	-	0.5	1.5	-
11	倍硫磷	Fenthion	55-38-9	-	0.2	0.3	皮
12	苯	Benzene	71-43-2	-	6	10	皮,G1[a]
13	苯胺	Aniline	62-53-3	-	3	-	皮
14	苯基醚（二苯醚）	Phenyl ether	101-84-8	-	7	14	-
15	苯硫磷	EPN	2104-64-5	-	0.5	-	皮
16	苯乙烯	Styrene	100-42-5	-	50	100	皮,G2B
17	吡啶	Pyridine	110-86-1	-	4	-	-
18	苄基氯	Benzyl chloride	100-44-7	5	-	-	G2A[b]
19	丙醇	Propyl alcohol	71-23-8	-	200	300	-
20	丙酸	Propionic acid	79-09-4	-	30	-	-
21	丙酮	Acetone	67-64-1	-	300	450	-
22	丙酮氰醇（按 CN 计）	Acetone cyanohydrin, as CN	75-86-5	3	-	-	皮
23	丙烯醇	Allyl alcohol	107-18-6	-	2	3	皮
24	丙烯腈	Acrylonitrile	107-13-1	-	1	2	皮,G2B
25	丙烯醛	Acrolein	107-02-8	0.3	-	-	皮
26	丙烯酸	Acrylic acid	9-10-7	-	6	-	皮
27	丙烯酸甲酯	Methyl acrylate	96-33-3	-	20	-	皮,敏[e]
28	丙烯酸正丁酯	n-Butyl acrylate	141-32-2	-	25	-	敏

序号	中文名	英文名	化学文摘号 (CAS No.)	OELs (mg/m³)			备注
				MAC	PC-TWA	PC-STEL	
29	丙烯酰胺	Acrylamide	79-06-1	-	0.3	-	皮, G2A
30	草酸	Oxalic acid	144-62-7	-	1	2	-
31	抽余油(60~220℃)	Raffinate(60~220℃)		-	300	-	-
32	臭氧	Ozone	10028-15-6	0.3	-	-	-
33	滴滴涕(DDT)	Dichlorodiphenyltri-chloroethane(DDT)	50-29-3	-	0.2	-	G2B
34	敌百虫	Trichlorfon	52-68-6	-	0.5	1	-
35	敌草隆	Diuron	330-54-1	-	10	-	-
36	碲化铋 (按 Bi₂Te₃ 计)	Bismuth telluride, as Bi₂Te₃	1304-82-1	-	5	-	-
37	碘	Iodine	7553-56-2	1	-	-	-
38	碘仿	Iodoform	75-47-8	-	10	-	-
39	碘甲烷	Methyl iodide	74-88-4	-	10	-	皮
40	叠氮酸蒸气	Hydrazoic acid vapor	7782-79-8	0.2	-	-	-
41	叠氮化钠	Sodium azide	26628-22-8	0.3	-	-	-
42	丁醇	Butyl alcohol	71-36-3	-	100	-	-
43	1,3-丁二烯	1,3-Butadiene	106-99-0	-	5	-	-
44	丁醛	Butylaldehyde	123-72-8	-	5	10	-
45	丁酮	Methyl ethyl ketone	78-93-3	-	300	600	-
46	丁烯	Butylene	25167-67-3	-	100	-	-
47	毒死蜱	Chlorpyrifos	2921-88-2	-	0.2	-	皮
48	对苯二甲酸	Terephthalic acid	100-21-0	-	8	15	-
49	对二氯苯	p-Dichlorobenzene	106-46-7	-	30	60	G2B
50	对茴香胺	p-Anisidine	104-94-9	-	0.5	-	皮
51	对硫磷	Parathion	56-38-2	-	0.05	0.1	皮
52	对特丁基甲苯	p-Tert-butyltoluene	98-51-1	-	6	-	-
53	对硝基苯胺	p-Nitroaniline	100-01-6	-	3	-	皮
54	对硝基氯苯	p-Nitrochlorobenzene	100-00-5	-	0.6	-	皮
55	多次甲基多苯基多异氰酸酯	Polymetyhlene polyphenyl isocyanate (PMP-PI)	57029-46-6	-	0.3	0.5	-
56	二苯胺	Diphenylamine	122-39-4	-	10	-	-

续表

序号	中文名	英文名	化学文摘号（CAS No.）	OELs(mg/m³) MAC	OELs(mg/m³) PC-TWA	OELs(mg/m³) PC-STEL	备注
57	二苯基甲烷二异氰酸酯	Diphenylmethane diisocyanate	101-68-8	-	0.05	0.1	-
58	二丙二醇甲醚	Dipropylene glycol methyl ether	34590-94-8	-	600	900	皮
59	2-N-二丁氨基乙醇	2-N-Dibutylamin-oethanol	102-81-8	-	4	-	皮
60	二噁烷	1,1,4-Dioxane	123-91-1	-	70	-	皮
61	二氟氯甲烷	Chlorodifluoromethane	75-45-6	-	3500	-	-
62	二甲胺	Dimethylamine	124-40-3	-	5	10	-
63	二甲苯(全部异构体)	Xylene(all isomers)	1330-20-7; 95-47-6; 108-38-3	-	50	100	-
64	二甲苯胺	Dimethylanilne	121-69-7	-	5	10	皮
65	1,3-二甲基丁基醋酸酯(仲-乙酸己酯)	1,3-Dimethylbutyl acetate(sec-hexylacetate)	108-84-9	-	300	-	-
66	二甲基二氯硅烷	Dimethyl dichlorosilane	75-78-5	2	-	-	-
67	二甲基甲酰胺	Dimethylformamide (DMF)	68-12-2	-	20	-	皮
68	3,3-二甲基联苯胺	3,3-Dimethylbenzidine	119-93-7	0.02	-	-	皮,G2B
69	N,N-二甲基乙酰胺	Dimethyl acetamide	127-19-5	-	20	-	皮
70	二聚环戊二烯	Dicyclopentadiene	77-73-6	-	25	-	-
71	二硫化碳	Carbon disulfide	75-15-0	-	5	10	皮
72	1,1-二氯-1-硝基乙烷	1,1-Dichloro-1-nitro-ethane	594-72-9	-	12	-	-
73	1,3-二氯丙醇	1,3-Dichloropropanol	96-23-1	-	5	-	皮
74	1,2-二氯丙烷	1,2-Dichloropropane	78-87-5	-	350	500	-
75	1,3-二氯丙烯	1,3-Dichloropropene	542-75-6	-	4	-	皮,G2B
76	二氯二氟甲烷	Dichlorodifluoromethane	75-71-8	-	5000	-	-
77	二氯甲烷	Dichloromethane	75-09-2	-	200	-	G2B
78	二氯乙炔	Dichloroacetylene	7572-29-4	0.4	-	-	-
79	1,2-二氯乙烷	1,2-Dichloroethane	107-06-2	-	7	15	G2B
80	1,2-二氯乙烯	1,2-Dichloroethylene	540-59-0	-	800	-	-
81	二缩水甘油醚	Diglycidyl ether	2238-07-5	-	0.5	-	-

续表

序号	中文名	英文名	化学文摘号 (CAS No.)	OELs(mg/m³)			备注
				MAC	PC- TWA	PC- STEL	
82	二硝基苯 (全部异构体)	Dinitrobenzene (all isomers)	528-29-0; 99-65-0; 100-25-4	-	1	-	皮
83	二硝基甲苯	Dinitrotoluene	25321-14-6	-	0.2	-	皮,G2B (2,4-二硝 基甲苯;2, 6-二硝基 甲苯)
84	4,6-二硝基邻苯 甲酚	4,6-Dinitro-o-cresol	534-52-1	-	0.2	-	皮
85	二硝基氯苯	Dinitrochlorobenzene	25567-67-3	-	0.6	-	皮
86	二氧化氮	Nitrogen dioxide	10102-44-0	-	5	10	-
87	二氧化硫	Sulfur dioxide	7446-09-5	-	5	10	-
88	二氧化氯	Chlorine dioxide	10049-04-4	-	0.3	0.8	-
89	二氧化碳	Carbon dioxide	124-38-9	-	9000	18 000	-
90	二氧化锡(按 Sn 计)	Tin dioxide,as Sn	1332-29-2	-	2	-	-
91	2-二乙氨基乙醇	2-Diethylaminoethanol	100-37-8	-	50	-	皮
92	二亚乙基三胺	Diethylene triamine	111-40-0	-	4	-	皮
93	二乙基甲酮	Diethyl ketone	96-22-0	-	700	900	-
94	二乙烯基苯	Divinyl benzene	1321-74-0	-	50	-	-
95	二异丁基甲酮	Diisobutyl ketone	108-83-8	-	145	-	-
96	二异氰酸甲苯酯 (TDI)	Toluene-2,4-diisocy- anate(TDI)	584-84-9	-	0.1	0.2	敏,G2B
97	二月桂酸二丁基锡	Dibutyltin dilaurate	77-58-7	-	0.1	0.2	皮
98	钒及其化合物 (按 V 计)	Vanadium and com- pounds,as V	7440-62-6 (V)				
	五氧化二钒烟尘	Vanadium pentoxide fume、dust		-	0.05	-	-
	钒铁合金尘	Ferrovanadium alloy dust		-	1	-	-
99	酚	Phenol	108-95-2	-	10	-	皮
100	呋喃	Furan	110-00-9	-	0.5	-	G2B
101	氟化氢(按 F 计)	Hydrogen fluoride,as F	7664-39-3	2	-	-	

续表

序号	中文名	英文名	化学文摘号 （CAS No.）	OELs（mg/m³）			备注
				MAC	PC- TWA	PC- STEL	
102	氟化物（不含氟化氢）（按 F 计）	Fluorides（except HF），as F	-	-	2	-	-
103	锆及其化合物（按 Zr 计）	Zirconium and compounds，as Zr	7440-67-7（Zr）	-	5	10	-
104	镉及其化合物（按 Cd 计）	Cadmium and compounds，as Cd	7440-43-9（Cd）	-	0.01	0.02	G1
105	汞-金属汞（蒸气）	Mercury metal（vapor）	7439-97-6	-	0.02	0.04	皮
106	汞-有机汞化合物（按 Hg 计）	Mercury organic compounds，as Hg		-	0.01	0.03	皮
107	钴及其氧化物（按 Co 计）	Cobalt and oxides，as Co	7440-48-4（Co）	-	0.05	0.1	G2B
108	光气	Phosgene	75-44-5	0.5	-	-	-
109	癸硼烷	Decaborane	17702-41-9	-	0.25	0.75	皮
110	过氧化苯甲酰	Benzoyl peroxide	94-36-0	-	5	-	-
111	过氧化氢	Hydrogen peroxide	7722-84-1	-	1.5	-	-
112	环己胺	Cyclohexylamine	108-91-8	-	10	20	-
113	环己醇	Cyclohexanol	108-93-0	-	100	-	皮
114	环己酮	Cyclohexanone	108-94-1	-	50	-	皮
115	环己烷	Cyclohexane	110-82-7	-	250	-	-
116	环氧丙烷	Propylene Oxide	75-56-9	-	5	-	敏，G2B
117	环氧氯丙烷	Epichlorohydrin	106-89-8	-	1	2	皮，G2A
118	环氧乙烷	Ethylene oxide	75-21-8	-	2	-	G1
119	黄磷	Yellow phosphorus	7723-14-0	-	0.05	0.1	-
120	己二醇	Hexylene glycol	107-41-5	100	-	-	-
121	1,6-己二异氰酸酯	Hexamethylene diisocyanate	822-06-0	-	0.03		-
122	己内酰胺	Caprolactam	105-60-2	-	5	-	-
123	2-己酮	2-Hexanone	591-78-6	-	20	40	皮
124	甲拌磷	Thimet	298-02-2	0.01	-	-	皮
125	甲苯	Toluene	108-88-3	-	50	100	皮
126	N-甲苯胺	*N*-Methyl aniline	100-61-8	-	2	-	皮
127	甲醇	Methanol	67-56-1	-	25	50	皮

序号	中文名	英文名	化学文摘号 （CAS No.）	OELs（mg/m³）			备注
				MAC	PC-TWA	PC-STEL	
128	甲酚（全部异构体）	Cresol（all isomers）	1319-77-3; 95-48-7; 108-39-4; 106-44-5	-	10	-	皮
129	甲基丙烯腈	Methylacrylonitrile	126-98-7	-	3	-	皮
130	甲基丙烯酸	Methacrylic acid	79-41-4	-	70	-	-
131	甲基丙烯酸甲酯	Methyl methacrylate	80-62-6	-	100	-	敏
132	甲基丙烯酸缩水甘油酯	Glycidyl methacrylate	106-91-2	5	-	-	-
133	甲基肼	Methyl hydrazine	60-34-4	0.08	-	-	皮
134	甲基内吸磷	Methyl demeton	8022-00-2	-	0.2	-	皮
135	18-甲基炔诺酮 （炔诺孕酮）	18-Methyl norgestrel	6533-00-2	-	0.5	2	-
136	甲硫醇	Methyl mercaptan	74-93-1	-	1	-	-
137	甲醛	Formaldehyde	50-00-0	0.5	-	-	敏,G1
138	甲酸	Formic acid	64-18-6	-	10	20	-
139	甲氧基乙醇	2-Methoxyethanol	109-86-4	-	15	-	皮
140	甲氧氯	Methoxychlor	72-43-5	-	10	-	-
141	间苯二酚	Resorcinol	108-46-3	-	20	-	-
142	焦炉逸散物 （按苯溶物计）	Coke oven emissions, as benzene soluble matter		-	0.1	-	G1
143	肼	Hydrazine	302-01-2	-	0.06	0.13	皮,G2B
144	久效磷	Monocrotophos	6923-22-4		0.1	-	皮
145	糠醇	Furfuryl alcohol	98-00-0	-	40	60	皮
146	糠醛	Furfural	98-01-1		5	-	皮
147	考的松	Cortisone	53-06-5	-	1	-	-
148	苦味酸	Picric acid	88-89-1	-	0.1	-	-
149	乐果	Rogor	60-51-5	-	1	-	皮
150	联苯	Biphenyl	92-52-4	-	1.5	-	-
151	邻苯二甲酸二丁酯	Dibutyl phthalate	84-74-2	-	2.5	-	-
152	邻苯二甲酸酐	Phthalic anhydride	85-44-9	1	-	-	敏
153	邻二氯苯	o-Dichlorobenzene	95-50-1	-	50	100	

续表

序号	中文名	英文名	化学文摘号 （CAS No.）	OELs（mg/m³）			备注
				MAC	PC- TWA	PC- STEL	
154	邻茴香胺	o-Anisidine	90-04-0	-	0.5	-	皮,G2B
155	邻氯苯乙烯	o-Chlorostyrene	2038-87-47	-	250	400	-
156	邻氯苄叉丙二腈	o-Chlorobenzylidene malononitrile	2698-41-1	0.4	-	-	皮
157	邻仲丁基苯酚	o-sec-Butylphenol	89-72-5	-	30	-	皮
158	磷胺	Phosphamidon	13171-21-6	-	0.02	-	皮
159	磷化氢	Phosphine	7803-51-2	0.3	-	-	-
160	磷酸	Phosphoric acid	7664-38-2	-	1	3	-
161	磷酸二丁基苯酯	Dibutyl phenyl phosphate	2528-36-1	-	3.5	-	皮
162	硫化氢	Hydrogen sulfide	7783-06-4	10	-	-	-
163	硫酸钡（按Ba计）	Barium sulfate,as Ba	7727-43-7	-	10	-	-
164	硫酸二甲酯	Dimethyl sulfate	77-78-1	-	0.5	-	皮,G2A
165	硫酸及三氧化硫	Sulfuric acid and sulfur trioxide	7664-93-9	-	1	2	G1
166	硫酰氟	Sulfuryl fluoride	2699-79-8	-	20	40	-
167	六氟丙酮	Hexafluoroacetone	684-16-2	-	0.5	-	皮
168	六氟丙烯	Hexafluoropropylene	116-15-4	-	4	-	-
169	六氟化硫	Sulfur hexafluoride	2551-62-4	-	6000	-	-
170	六六六	Hexachlorocyclohexane	608-73-1	-	0.3	0.5	G2B
171	γ-六六六	γ-Hexachlorocyclohexane	58-89-9	-	0.05	0.1	皮,G2B
172	六氯丁二烯	Hexachlorobutadine	87-68-3	-	0.2	-	皮
173	六氯环戊二烯	Hexachlorocyclopentadiene	77-47-4	-	0.1	-	-
174	六氯萘	Hexachloronaphthalene	1335-87-1	-	0.2	-	皮
175	六氯乙烷	Hexachloroethane	67-72-1	-	10	-	皮
176	氯	Chlorine	7782-50-5	1	-	-	-
177	氯苯	Chlorobenzene	108-90-7	-	50	-	-
178	氯丙酮	Chloroacetone	78-95-5	4	-	-	皮
179	氯丙烯	Allyl chloride	107-05-1	-	2	4	-

续表

序号	中文名	英文名	化学文摘号 （CAS No.）	OELs（mg/m³）			备注
				MAC	PC-TWA	PC-STEL	
180	β-氯丁二烯	Chloroprene	126-99-8	-	4	-	皮，G2B
181	氯化铵烟	Ammonium chloride fume	12125-02-9	-	10	20	-
182	氯化苦	Chloropicrin	76-06-2	1	-	-	-
183	氯化氢及盐酸	Hydrogen chloride and chlorhydric acid	7647-01-0	7.5	-	-	-
184	氯化氰	Cyanogen chloride	506-77-4	0.75	-	-	-
185	氯化锌烟	Zinc chloride fume	7646-85-7	-	1	2	-
186	氯甲甲醚	Chloromethyl methyl ether	107-30-2	0.005	-	-	G1
187	氯甲烷	Methyl chloride	74-87-3	-	60	120	皮
188	氯联苯（54%氯）	Chlorodiphenyl（54% Cl）	11097-69-1	-	0.5	-	皮，G2A
189	氯萘	Chloronaphthalene	90-13-1	-	0.5	-	皮
190	氯乙醇	Ethylene chlorohydrin	107-07-3	2	-	-	皮
191	氯乙醛	Chloroacetaldehyde	107-20-0	3	-	-	-
192	氯乙酸	Chloroacetic acid	79-11-8	2	-	-	皮
193	氯乙烯	Vinyl chloride	75-01-4	-	10	-	G1
194	α-氯乙酰苯	α-Chloroacetophenone	532-27-4	-	0.3	-	-
195	氯乙酰氯	Chloroacetyl chloride	79-04-9	-	0.2	0.6	皮
196	马拉硫磷	Malathion	121-75-5	-	2	-	皮
197	马来酸酐	Maleic anhydride	108-31-6	-	1	2	敏
198	吗啉	Morpholine	110-91-8	-	60	-	皮
199	煤焦油沥青挥发物（按苯溶物计）	Coal tar pitch volatiles, as Benzene soluble matters	65996-93-2	-	0.2	-	G1
200	锰及其无机化合物（按 MnO_2 计）	Manganese and inorganic compounds, as MnO_2	7439-96-5（Mn）	-	0.15	-	-
201	钼及其化合物（按 Mo 计）	Molybdeum and compounds, as Mo	7439-98-7（Mo）				
	钼，不溶性化合物	Molybdeum and insoluble compounds		-	6	-	-
	可溶性化合物	soluble compounds		-	4	-	-

续表

序号	中文名	英文名	化学文摘号（CAS No.）	OELs（mg/m³）			备注
				MAC	PC-TWA	PC-STEL	
202	内吸磷	Demeton	8065-48-3	-	0.05	-	皮
203	萘	Naphthalene	91-20-3	-	50	75	皮,G2B
204	2-萘酚	2-Naphthol	2814-77-9	-	0.25	0.5	-
205	萘烷	Decalin	91-17-8	-	60	-	-
206	尿素	Urea	57-13-6	-	5	10	-
207	镍及其无机化合物（按Ni计）	Nickel and inorganic compounds,as Ni					
	金属镍与难溶性镍化合物	Nickel metal and insoluble compounds	7440-02-0（Ni）	-	1	-	G2B
	可溶性镍化合物	Soluble nickel compounds		-	0.5	-	-
208	铍及其化合物（按Be计）	Beryllium and compounds,as Be	7440-41-7（Be）	-	0.0005	0.001	G1
209	偏二甲基肼	Unsymmetric dimethylhydrazine	57-14-7	-	0.5	-	皮,G2B
210	铅及其无机化合物（按Pb计）	Lead and inorganic Compounds,as Pb	7439-92-1（Pb）				G2B(铅),G2A(铅的无机化合物)
	铅尘	Lead dust		-	0.05	-	
	铅烟	Lead fume		-	0.03	-	
211	氢化锂	Lithium hydride	7580-67-8	-	0.025	0.05	-
212	氢醌	Hydroquinone	123-31-9	-	1	2	-
213	氢氧化钾	Potassium hydroxide	1310-58-3	2	-	-	-
214	氢氧化钠	Sodium hydroxide	1310-73-2	2	-	-	-
215	氢氧化铯	Cesium hydroxide	21351-79-1	-	2	-	-
216	氰氨化钙	Calcium cyanamide	156-62-7	-	1	3	-
217	氰化氢（按CN计）	Hydrogen cyanide,as CN	74-90-8	1	-	-	皮
218	氰化物（按CN计）	Cyanides,as CN	460-19-5（CN）	1	-	-	皮
219	氰戊菊酯	Fenvalerate	51630-58-1	-	0.05	-	皮
220	全氟异丁烯	Perfluoroisobutylene	382-21-8	0.08	-	-	-
221	壬烷	Nonane	111-84-2	-	500	-	-

续表

序号	中文名	英文名	化学文摘号（CAS No.）	OELs（mg/m^3）			备注
				MAC	PC-TWA	PC-STEL	
222	溶剂汽油	Solvent gasolines		-	300	-	-
223	乳酸正丁酯	n-Butyl lactate	138-22-7	-	25	-	-
224	三次甲基三硝基胺（黑索今）	Cyclonite（RDX）	121-82-4	-	1.5	-	皮
225	三氟化氯	Chlorine trifluoride	7790-91-2	0.4	-	-	-
226	三氟化硼	Boron trifluoride	7637-07-2	3	-	-	-
227	三氟甲基次氟酸酯	Trifluoromethyl hypofluorite		0.2	-	-	-
228	三甲苯磷酸酯	Tricresyl phosphate	1330-78-5	-	0.3	-	皮
229	1,2,3-三氯丙烷	1,2,3-Trichloropropane	96-18-4	-	60	-	皮,G2A
230	三氯化磷	Phosphorus trichloride	7719-12-2	-	1	2	-
231	三氯甲烷	Trichloromethane	67-66-3	-	20	-	G2B
232	三氯硫磷	Phosphorous thiochloride	3982-91-0	0.5	-	-	-
233	三氯氢硅	Trichlorosilane	10025-28-2	3	-	-	-
234	三氯氧磷	Phosphorus oxychloride	10025-87-3	-	0.3	0.6	-
235	三氯乙醛	Trichloroacetaldehyde	75-87-6	3	-	-	-
236	1,1,1-三氯乙烷	1,1,1-trichloroethane	71-55-6	-	900	-	-
237	三氯乙烯	Trichloroethylene	79-01-6	-	30	-	G2A
238	三硝基甲苯	Trinitrotoluene	118-96-7	-	0.2	0.5	皮
239	三氧化铬、铬酸盐、重铬酸盐（按Cr计）	Chromium trioxide Chromate dichromate, as Cr	7440-47-3（Cr）	-	0.05	-	G1
240	三乙基氯化锡	Triethyltin chloride	994-31-0	-	0.05	0.1	皮
241	杀螟松	Sumithion	122-14-5	-	1	2	皮
242	砷化氢(胂)	Arsine	7784-42-1	0.03	-	-	G1
243	砷及其无机化合物（按As计）	Arsenic and inorganic compounds, as As	7440-38-2（As）	-	0.01	0.02	G1
244	升汞(氯化汞)	Mercuric chloride	7487-94-7	-	0.025	-	-
245	石蜡烟	Paraffin wax fume	8002-74-2	-	2	4	-
246	石油沥青烟（按苯溶物计）	Asphalt（petroleum）fume, as benzene soluble matter	8052-42-4	-	5	-	G2B

续表

序号	中文名	英文名	化学文摘号 (CAS No.)	OELs(mg/m³)			备注
				MAC	PC-TWA	PC-STEL	
247	双(巯基乙酸)二辛基锡	Bis(marcaptoacetate) dioctyltin	26401-97-8	-	0.1	0.2	-
248	双丙酮醇	Diacetone alcohol	123-42-2	-	240	-	-
249	双硫醒	Disulfiram	97-77-8	-	2	-	-
250	双氯甲醚	Bis(chloromethyl) ether	542-88-1	0.005	-	-	G1
251	四氯化碳	Carbon tetrachloride	56-23-5	-	15	25	皮,G2B
252	四氯乙烯	Tetrachloroethylene	127-18-4	-	200	-	G2A
253	四氢呋喃	Tetrahydrofuran	109-99-9	-	300	-	-
254	四氢化锗	Germanium tetrahydride	7782-65-2	-	0.6	-	-
255	四溴化碳	Carbon tetrabromide	558-13-4	-	1.5	4	-
256	四乙基铅(按 Pb 计)	Tetraethyl lead, as Pb	78-00-2	-	0.02	-	皮
257	松节油	Turpentine	8006-64-2	-	300	-	-
258	铊及其可溶性化合物(按 Tl 计)	Thallium and soluble compounds, as Tl	7440-28-0 (Tl)	-	0.05	0.1	皮
259	钽及其氧化物(按 Ta 计)	Tantalum and oxide, as Ta	7440-25-7 (Ta)	-	5	-	-
260	碳酸钠(纯碱)	Sodium carbonate	3313-92-6	-	3	6	-
261	羰基氟	Carbonyl fluoride	353-50-4	-	5	10	-
262	羰基镍(按 Ni 计)	Nickel carbonyl, as Ni	13463-39-3	0.002	-	-	G1
263	锑及其化合物(按 Sb 计)	Antimony and compounds, as Sb	7440-36-0 (Sb)	-	0.5	-	-
264	铜(按 Cu 计)	Copper, as Cu	7440-50-8				
	铜尘	Copper dust		-	1	-	
	铜烟	Copper fume		-	0.2	-	
265	钨及其不溶性化合物(按 W 计)	Tungsten and insoluble compounds, as W	7440-33-7 (W)	-	5	10	-
266	五氟氯乙烷	Chloropentafluoroethane	76-15-3	-	5000	-	-
267	五硫化二磷	Phosphorus pentasulfide	1314-80-3	-	1	3	-
268	五氯酚及其钠盐	Pentachlorophenol and sodium salts	87-86-5	-	0.3	-	皮

续表

序号	中文名	英文名	化学文摘号 (CAS No.)	OELs(mg/m³)			备注
				MAC	PC-TWA	PC-STEL	
269	五羰基铁 (按 Fe 计)	Iron pentacarbonyl, as Fe	13463-40-6	-	0.25	0.5	-
270	五氧化二磷	Phosphorus pentoxide	1314-56-3	1	-	-	-
271	戊醇	Amyl alcohol	71-41-0	-	100	-	-
272	戊烷(全部异构体)	Pentane (all isomers)	78-78-4; 109-66-0; 463-82-1	-	500	1000	-
273	硒化氢(按 Se 计)	Hydrogen selenide, as Se	7783-07-5	-	0.15	0.3	-
274	硒及其化合物(按 Se 计)(不包括六氟化硒、硒化氢)	Selenium and compounds, as Se (except hexafluoride, hydrogen selenide)	7782-49-2 (Se)	-	0.1	-	-
275	纤维素	Cellulose	9004-34-6	-	10	-	-
276	硝化甘油	Nitroglycerine	55-63-0	1	-	-	皮
277	硝基苯	Nitrobenzene	98-95-3	-	2	-	皮,G2B
278	1-硝基丙烷	1-Nitropropane	108-03-2	-	90	-	-
279	2-硝基丙烷	2-Nitropropane	79-46-9	-	30	-	G2B
280	硝基甲苯 (全部异构体)	Nitrotoluene (all isomers)	88-72-2; 99-08-1; 99-99-0	-	10	-	皮
281	硝基甲烷	Nitromethane	75-52-5	-	50	-	G2B
282	硝基乙烷	Nitroethane	79-24-3	-	300	-	-
283	辛烷	Octane	111-65-9	-	500	-	-
284	溴	Bromine	7726-95-6	-	0.6	2	-
285	溴化氢	Hydrogen bromide	10035-10-6	10	-	-	-
286	溴甲烷	Methyl bromide	74-83-9	-	2	-	皮
287	溴氰菊酯	Deltamethrin	52918-63-5	-	0.03	-	-
288	氧化钙	Calcium oxide	1305-78-8	-	2	-	-
289	氧化镁烟	Magnesium oxide fume	1309-48-4	-	10	-	-
290	氧化锌	Zinc oxide	1314-13-2	-	3	5	-
291	氧乐果	Omethoate	1113-02-6	-	0.15	-	皮
292	液化石油气	Liquified petroleum gas(L. P. G.)	68476-85-7	-	1000	1500	-

续表

| 序号 | 中文名 | 英文名 | 化学文摘号
(CAS No.) | OELs(mg/m³) | | | 备注 |
				MAC	PC- TWA	PC- STEL	
293	一甲胺	Monomethylamine	74-89-5	-	5	10	-
294	一氧化氮	Nitric oxide (Nitrogen monoxide)	10102-43-9	-	15	-	-
295	一氧化碳	Carbon monoxide	630-08-0				
	非高原	Not in high altitude area		-	20	30	-
	高原	In high altitude area					
	海拔2000~3000m	2000~3000m		20	-	-	-
	海拔>3000m	>3000m		15	-	-	-
296	乙胺	Ethylamine	75-04-7	-	9	18	皮
297	乙苯	Ethyl benzene	100-41-4	-	100	150	G2B
298	乙醇胺	Ethanolamine	141-43-5	-	8	15	-
299	乙二胺	Ethylenediamine	107-15-3	-	4	10	皮
300	乙二醇	Ethylene glycol	107-21-1	-	20	40	-
301	乙二醇二硝酸酯	Ethylene glycol dini-trate	628-96-6	-	0.3	-	皮
302	乙酐	Acetic anhydride	108-24-7	-	16	-	-
303	N-乙基吗啉	N-Ethylmorpholine	100-74-3	-	25	-	皮
304	乙基戊基甲酮	Ethyl amyl ketone	541-85-5	-	130	-	-
305	乙腈	Acetonitrile	75-05-8	-	30	-	皮
306	乙硫醇	Ethyl mercaptan	75-08-1	-	1	-	-
307	乙醚	Ethyl ether	60-29-7	-	300	500	-
308	乙硼烷	Diborane	19287-45-7	-	0.1	-	-
309	乙醛	Acetaldehyde	75-07-0	45	-	-	G2B
310	乙酸	Acetic acid	64-19-7	-	10	20	-
311	乙酸(2-甲氧基乙基酯)	2-Methoxyethyl ace-tate	110-49-6	-	20	-	皮
312	乙酸丙酯	Propyl acetate	109-60-4	-	200	300	-
313	乙酸丁酯	Butyl acetate	123-86-4	-	200	300	-
314	乙酸甲酯	Methyl acetate	79-20-9	-	200	500	-
315	乙酸戊酯 (全部异构体)	Amyl acetate (all isomers)	628-63-7	-	100	200	-
316	乙酸乙烯酯	Vinyl acetate	108-05-4	-	10	15	G2B

续表

序号	中文名	英文名	化学文摘号（CAS No.）	OELs(mg/m³)			备注
				MAC	PC-TWA	PC-STEL	
317	乙酸乙酯	Ethyl acetate	141-78-6	-	200	300	-
318	乙烯酮	Ketene	463-51-4	-	0.8	2.5	-
319	乙酰甲胺磷	Acephate	30560-19-1	-	0.3	-	皮
320	乙酰水杨酸（阿司匹林）	Acetylsalicylic acid（aspirin）	50-78-2	-	5		
321	2-乙氧基乙醇	2-Ethoxyethanol	110-80-5	-	18	36	皮
322	2-乙氧基乙基乙酸酯	2-Ethoxyethyl acetate	111-15-9	-	30	-	皮
323	钇及其化合物（按 Y 计）	Yttrium and compounds（as Y）	7440-65-5	-	1	-	-
324	异丙胺	Isopropylamine	75-31-0	-	12	24	-
325	异丙醇	Isopropyl alcohol（IPA）	67-63-0	-	350	700	-
326	N-异丙基苯胺	N-Isopropylaniline	768-52-5	-	10	-	皮
327	异稻瘟净	Kitazin o-p	26087-47-8	-	2	5	皮
328	异佛尔酮	Isophorone	78-59-1	30	-	-	-
329	异佛尔酮二异氰酸酯	Isophorone diisocyanate（IPDI）	4098-71-9	-	0.05	0.1	-
330	异氰酸甲酯	Methyl isocyanate	624-83-9	-	0.05	0.08	皮
331	异亚丙基丙酮	Mesityl oxide	141-79-7	-	60	100	-
332	铟及其化合物（按 In 计）	Indium and compounds,as In	7440-74-6（In）	-	0.1	0.3	-
333	茚	Indene	95-13-6	-	50	-	-
334	正丁胺	n-butylamine	109-73-9	15	-	-	皮
335	正丁基硫醇	n-butyl mercaptan	109-79-5	-	2	-	-
336	正丁基缩水甘油醚	n-butyl glycidyl ether	2426-08-6	-	60		-
337	正庚烷	n-Heptane	142-82-5	-	500	1000	-
338	正己烷	n-Hexane	110-54-3	-	100	180	皮
339	重氮甲烷	Diazomethane	334-88-3	-	0.35	0.7	-

a-c:化学物质的致癌性标识按国际癌症组织（IARC）分级,作为参考性资料:

――――G1 确认人类致癌物（carcinogenic to humans）;

――――G2A 可能人类致癌物（probably carcinogenic to humans）;

――――G2B 可疑人类致癌物（possibly carcinogenic to humans）。

d:表示可经完整的皮肤吸收。

e:表示为致敏物

附录四　工作场所空气中粉尘容许浓度

序号	中文名	英文名	化学文摘号 （CAS No.）	PC-TWA （mg/m³）		备注
				总尘	呼尘	
1	白云石粉尘	Dolomite dust		8	4	-
2	玻璃钢粉尘	Fiberglass reinforced plastic dust		3	-	-
3	茶尘	Tea dust		2	-	-
4	沉淀 SiO₂（白炭黑）	Precipitated silica dust	112926-00-8	5	-	-
5	大理石粉尘	Marble dust	1317-65-3	8	4	-
6	电焊烟尘	Welding fume		4	-	G2B
7	二氧化钛粉尘	Titanium dioxide dust	13463-67-7	8	-	-
8	沸石粉尘	Zeolite dust		5	-	-
9	酚醛树酯粉尘	Phenolic aldehyde resin dust		6	-	-
10	谷物粉尘 （游离 SiO₂ 含量 <10%）	Grain dust（free SiO₂ <10%）		4	-	-
11	硅灰石粉尘	Wollastonite dust	13983-17-0	5	-	-
12	硅藻土粉尘 （游离 SiO₂ 含量 <10%）	Diatomite dust（free SiO₂ < 10%）	61790-53-2	6	-	-
13	滑石粉尘 （游离 SiO₂ 含量 <10%）	Talc dust（free SiO₂ <10%）	14807-96-6	3	1	-
14	活性炭粉尘	Active carbon dust	64365-11-3	5	-	-
15	聚丙烯粉尘	Polypropylene dust		5	-	-
16	聚丙烯腈纤维粉尘	Polyacrylonitrile fiber dust		2	-	-
17	聚氯乙烯粉尘	Polyvinyl chloride （PVC）dust	9002-86-2	5	-	-
18	聚乙烯粉尘	Polyethylene dust	9002-88-4	5	-	-
19	铝尘	Aluminum dust：	7429-90-5			
	铝金属、铝合金粉尘	Metal & alloys dust		3	-	-
	氧化铝粉尘	Aluminium oxide dust		4	-	-
20	麻尘 （游离 SiO₂ 含量 <10%）	Flax, jute and ramie dusts （free SiO₂ <10%）				
	亚麻	Flax		1.5	-	-
	黄麻	Jute		2	-	-
	苎麻	Ramie		3	-	-
21	煤尘 （游离 SiO₂ 含量 <10%）	Coal dust（free SiO₂ <10%）		4	2.5	-
22	棉尘	Cotton dust		1	-	-
23	木粉尘	Wood dust		3	-	-

序号	中文名	英文名	化学文摘号（CAS No.）	PC-TWA（mg/m³）		备注
				总尘	呼尘	
24	凝聚 SiO_2 粉尘	Condensed silica dust		1.5	0.5	-
25	膨润土粉尘	Bentonite dust	1302-78-9	6	-	-
26	皮毛粉尘	Fur dust		8	-	-
27	人造玻璃质纤维	Man-made vitreous fiber				
	玻璃棉粉尘	Fibrous glass dust		3	-	-
	矿渣棉粉尘	Slag wool dust		3	-	-
	岩棉粉尘	Rock wool dust		3	-	-
28	桑蚕丝尘	Mulberry silk dust		8	-	-
29	砂轮磨尘	Grinding wheel dust		8	-	-
30	石膏粉尘	Gypsum dust	10101-41-4	8	4	-
31	石灰石粉尘	Limestone dust	1317-65-3	8	4	-
32	石棉(石棉含量 >10%)	Asbestos(Asbestos >10%)	1332-21-4			
	粉尘	dust		0.8	-	G1
	纤维	Asbestos fibre		0.8f/ml	-	-
33	石墨粉尘	Graphite dust	7782-42-5	4	2	-
34	水泥粉尘（游离 SiO_2 含量 <10%）	Cement dust (free SiO_2 <10%)		4	1.5	-
35	炭黑粉尘	Carbon black dust	1333-86-4	4	-	G2B
36	碳化硅粉尘	Silicon carbide dust	409-21-2	8	4	-
37	碳纤维粉尘	Carbon fiber dust		3	-	-
38	矽尘	Silica dust	14808-60-7			
	10% ≤ 游离 SiO_2 含量 ≤50%	10% ≤free SiO_2 ≤50%		1	0.7	G1（结晶型）
	50% < 游离 SiO_2 含量 ≤80%	50% < free SiO_2 ≤80%		0.7	0.3	
	游离 SiO_2 含量 >80%	free SiO_2 >80%		0.5	0.2	
39	稀土粉尘（游离 SiO_2 含量 <10%）	Rare - earth dust (freeSiO_2 <10%)		2.5	-	-
40	洗衣粉混合尘	Detergent mixed dust		1	-	-
41	烟草尘	Tobacco dust		2	-	-
42	萤石混合性粉尘	Fluorspar mixed dust		1	0.7	-
43	云母粉尘	Mica dust	12001-26-2	2	1.5	-
44	珍珠岩粉尘	Perlite dust	93763-70-3	8	4	-
45	蛭石粉尘	Vermiculite dust		3	-	-
46	重晶石粉尘	Barite dust	7727-43-7	5	-	-
47	其他粉尘[a]	Particles not otherwise regulated		8	-	-

a:指游离 SiO_2 低于10%,不含石棉和有毒物质,而尚未制定容许浓度的粉尘。表中列出的各种粉尘(石棉纤维尘除外),凡游离 SiO_2 高于10%者,均按矽尘容许浓度对待

附录五　室内空气质量标准（GB/T 18883-2002）

序号	参数类别	参数	单位	标准值	备注
1		温度	℃	22～28	夏季空调
				16～24	冬季采暖
2	物理性	相对湿度	%	40～80	夏季空调
				30～60	冬季采暖
3		空气流速	m/s	0.3	夏季空调
				0.2	冬季采暖
4		新风量	$m^3/(h \cdot 人)$	30[a]	
5	化学性	二氧化硫 SO_2	mg/m^3	0.50	1 h 均值
6		二氧化氮 NO_2	mg/m^3	0.24	1 h 均值
7		一氧化碳 CO	mg/m^3	10	1 h 均值
8		二氧化碳 CO_2	%	0.10	日平均值
9		氨 NH_3	mg/m^3	0.20	1 h 均值
10		臭氧 O_3	mg/m^3	0.16	1 h 均值
11		甲醛 HCHO	mg/m^3	0.10	1 h 均值
12		苯 C_6H_6	mg/m^3	0.11	1 h 均值
13		甲苯 C_7H_8	mg/m^3	0.20	1 h 均值
14		二甲苯 C_8H_{10}	mg/m^3	0.20	1 h 均值
15		苯并[a]芘 B(a)P	ng/m^3	1.0	日平均值
16		可吸入颗粒 PM_{10}	mg/m^3	0.15	日平均值
17		总挥发性有机物 TVOC	mg/m	0.60	8 h 均值
18	生物性	细菌总数	cfu/m^3	2500	依据仪器定[b]
19	放射性	氡 Rn	Bq/m^3	400	年平均值（行动水平[c]）

a：新风量要求不小于标准值，除温度、相对湿度外的其他参数要求不大于标准值；

b：见该标准的附录 D；

c：到达此水平建议采取干预行动以降低室内氡浓度

参考文献

1. 白志鹏,王宝庆,王秀艳,等.空气颗粒物污染与防治[M].北京:化学工业出版社,2011.

2. 崔九思.室内空气污染监测方法[M].北京:化学工业出版社,2002.

3. 郭二果,王成,彭镇华,等.城市空气悬浮颗粒物的理化性质及其健康效应[J].生态环境,2008,17(2):851-857.

4. 环境保护总局.HJ664-2013 环境空气质量监测点位布设技术规范(试行)[S].北京:中国环境出版社,2013.

5. 环境保护部.HJ93-2013 环境空气颗粒物(PM$_{10}$和PM$_{2.5}$)采样器技术要求及检测方法[S].北京:中国环境出版社,2013.

6. 环境保护部.HJ653-2013 环境空气颗粒物(PM$_{10}$和PM$_{2.5}$)连续自动监测系统技术要求及检测方法[S].北京:中国环境出版社,2013.

7. 环境保护总局.HJ/T194-2005 环境空气质量手工监测技术规范[S].北京:中国环境出版社,2005.

8. 环境保护总局.HJ/T 193-2005 环境空气质量自动监测技术规范[S].北京:中国环境出版社,2005.

9. 环境保护部.HJ654-2013 环境空气气态污染物(SO$_2$、NO$_2$、O$_3$、CO)连续自动监测系统技术要求及检测方法[S].北京:中国环境出版社,2013.

10. 环境保护部.HJ542-2009 环境空气 汞的测定 巯基棉富集-冷原子荧光分光光度法[S].北京:中国环境科学出版社,2010.

11. 环境保护部.HJ646-2013 环境空气和废气 气相和颗粒物中多环芳烃的测定 气相色谱-质谱法[S].北京:中国环境科学出版社,2013.

12. 环境保护部.HJ604-2011 环境空气 总烃的测定 气相色谱法[S].北京:中国环境科学出版社,2011.

13. 环境保护部.HJ 584-2010 环境空气 苯系物的测定 活性炭吸附/二硫化碳解吸-气相色谱法[S].北京:中国环境科学出版社,2010.

14. 吕昌银,毋福海.空气理化检验[M].北京:人民卫生出版社,2006.

15. 黎源倩,杨正文.空气理化检验[M].北京:人民卫生出版社,2000.

16. 李国刚.环境空气和废气污染物分析测试方法[M].北京:化学工业出版社,2012.

17. 马广大.大气污染控制技术手册[M].北京:化学工业出版社,2010.

18. 乔玉霜,王静,王建英.城市大气可吸入颗粒物的研究进展[J].中国环境监测,2011,27(2):22-26.

19. 魏凤玉,陈天明,马鹏举,等.香烟烟丝和烟雾中甲醛的测定[J].应用化工,2009,38(3):449-451.

20. 徐东群.居住环境空气污染与健康[M].北京:化学工业出版社,2005.

21. 奚旦立,孙裕生.环境监测[M].第4版.北京:高等教育出版社,2010.

22. 杨克敌.环境卫生学[M].第7版.北京:人民卫生出版社,2012.

23. 严龑.空气中苯的监测技术与其发展概况[J].科技资讯,2013,33:127-128.

24. 中华人民共和国环境保护部.2013年中国环境状况公报.2014.

25. 中华人民共和国环境保护部,国家质量监督检验检疫总局.GB3095-2012 环境空气质量标准[S].北京:中国环境科学出版社,2012.

26. 中华人民共和国国家质量监督检验检疫总局,卫生部.GB/T18883-2002 室内空气质量标准[S].北京:中国标准出版社,2003.

27. 中华人民共和国住房和城乡建设部,中华人民共和国国家质量监督检验检疫总局.GB50325-2010 民用建筑工程室内环境污染控制规范[S].北京:中国标准出版社,2010.

28. 朱增银,李冰,赵秋月,等.对国内外 $PM_{2.5}$ 研究及控制对策的回顾与展望[J].环境科技,2013,26(1):70-74.

29. 翟崇志.环境空气自动监测技术[M].重庆:西南师范大学出版社,2013.

30. 赵起越,常淼,赵红帅,等.使用最新环境保护标准进行空气中苯系物测定有关问题的探讨[J].环境研究与监测,2013,26(4):29-31.

中英文名词对照索引